Kleinstäuber • Bleichhardt • Gottschalk • Rief

Therapie-Tools
Somatoforme Störungen

AF694367

E-Book inside auf psychotherapie.tools

Mit dem untenstehenden Download-Code erhalten Sie dieses Buch als E-Book im PDF-Format. Hierfür ist eine Registrierung auf www.psychotherapie.tools notwendig:

1. www.psychotherapie.tools/e-book-inside öffnen.
2. Code eingeben.
3. Auf »Freischalt-Code einlösen« klicken. Der Code ist einmal gültig.
4. Im Warenkorb auf »Zur Kasse« klicken und Vorgang nach Login abschließen.

Das E-Book steht Ihnen in Ihrem Kundenkonto unter »Mein Material« zur Verfügung. Es ist ausschließlich für den persönlichen Gebrauch einer einzelnen Person bestimmt.

Für Institutionen und Teams bieten wir gestaffelte Mehrplatz-Lizenzen an, die sich an der Zahl Ihrer Nutzer:innen orientieren. Kontaktieren Sie uns unter vertrieb-psychotherapie.tools@beltz.de und sichern Sie sich Ihre Mehrplatz-Lizenz!

AXPHMBJY42

Für Annelies und Dr. Gerd Kleinstäuber
(M. K.)

Maria Kleinstäuber • Gaby Bleichhardt
Japhia-Marie Gottschalk • Winfried Rief

Therapie-Tools Somatoforme Störungen

Mit E-Book inside und Arbeitsmaterial

BELTZ

Anschrift der Autoren:
PD Dr. Maria Kleinstäuber
Department of Psychological Medicine
University of Auckland
2 Park Rd
Grafton, Auckland 1023
maria.kleinstaeuber@staff.uni-marburg.de

Dr. Gaby Bleichhardt
Psychotherapie-Ambulanz Marburg
AG Klinische Psychologie & Psychotherapie
Philipps-Universität Marburg
Gutenbergstr. 18
35032 Marburg
bleichha@staff.uni-marburg.de

Dr. Japhia-Marie Gottschalk
Calvinstr. 1
35037 Marburg
japhiagottschalk@googlemail.com

Prof. Dr. Winfried Rief
Psychotherapie-Ambulanz Marburg
AG Klinische Psychologie & Psychotherapie
Philipps-Universität Marburg
Gutenbergstr. 18
35032 Marburg
rief@staff.uni-marburg.de

Das Werk einschließlich aller seiner Teile ist urheberrechtlich geschützt. Jede Verwertung ist ohne Zustimmung des Verlags unzulässig. Das gilt insbesondere für Vervielfältigungen, Übersetzungen, Mikroverfilmungen und die Einspeicherung und Verarbeitung in elektronische Systeme. Die Beltz Verlagsgruppe behält sich die Nutzung ihrer Inhalte für Text und Data Mining im Sinne von § 44b UrhG ausdrücklich vor.
Trotz sorgfältiger inhaltlicher Kontrolle übernehmen wir keine Haftung für die Inhalte externer Links. Für den Inhalt der verlinkten Seiten sind ausschließlich deren Betreiber verantwortlich.

MIX
Papier | Fördert gute Waldnutzung
FSC® C089473

Dieses Buch ist erhältlich als:
ISBN 978-3-621-28375-5 Print
ISBN 978-3-621-28376-2 E-Book (PDF)

1. Auflage 2018

© 2018 Programm Beltz Psychotherapie & Psychologie
Beltz Verlagsgruppe GmbH & Co. KG
Werderstraße 10, 69469 Weinheim
service@beltz.de
Alle Rechte vorbehalten

Lektorat: Anne-Marie Stöhr
Bildnachweis: Enya Meuche
Herstellung: Lelia Rehm
Satz: Reemers Publishing Services GmbH
Druck und Bindung: Beltz Grafische Betriebe, Bad Langensalza
Beltz Grafische Betriebe ist ein Unternehmen mit finanziellem Klimabeitrag (ID 15985-2104-1001).
Printed in Germany

Weitere Informationen zu unseren Autoren und Titeln finden Sie unter: www.beltz.de

Inhalt

Geleitwort

Patienten mit anhaltenden belastenden Körperbeschwerden stellen für das gesamte Gesundheitswesen eine große Herausforderung dar. Sie leiden meist nicht nur an den Beschwerden und den dadurch bedingten Aktivitätseinschränkungen, sondern auch an dem Gefühl, nicht ernstgenommen, womöglich als »eingebildeter Kranker« behandelt zu werden. Die somatische Medizin verlängert und verstärkt allzu oft dieses Leiden durch unangemessen redundante Diagnostik und inadäquate Therapieansätze – aber auch Psychotherapeuten fühlen sich diesen notorisch »schwierigen«, anfangs oft misstrauischen und wenig motivierten Patienten gegenüber häufig ziemlich hilflos.

Angesichts dieser klinischen Problemlage kommt ein Buch, das nützliche und leicht umsetzbare »Therapie-Tools« anbietet, besonders gut gelegen. Werkzeuge und damit auch therapeutische Skills an die Hand zu bekommen, ist im Umgang mit Patienten mit somatoformen Störungen – das legt der Hinweis auf die häufige Hilflosigkeit nahe – vielleicht noch wichtiger als im Umgang mit anderen Patientengruppen. Aber natürlich kommt es nicht nur auf die gute Strukturierung der zu vermittelnden »Tools« und »Skills« an, sondern auch auf die Qualität der jeweiligen Inhalte. Beim hier vorliegenden Band mit Therapie-Tools zu somatoformen Störungen ist diese besonders hoch, denn der Band ist nicht von »irgendwem« geschrieben. Angeführt von der in diesem Feld bereits sehr profilierten klinischen Forscherin PD Dr. Maria Kleinstäuber sind es vier Autoren aus der »Marburger Gruppe« um Winfried Rief, die den Band gestaltet haben. Diese Gruppe ist in Deutschland führend in der Erforschung und in der Entwicklung psychotherapeutischer Verfahren bei Patienten mit somatoformen Störungen – und sie blickt auf gute Traditionen in der Vermittlung ihres Wissens in Büchern, Fortbildungen und mit anderen Mitteln zurück.

Damit garantieren die vier Autoren Maria Kleinstäuber, Gaby Bleichhardt, Japhia Gottschalk und Winfried Rief auch für den hier vorliegenden Band die hohe Qualität der Informationen. Entsprechend dem Gesamtkonzept der Reihe, die eine quasi verhaltenstherapeutische Vermittlung verhaltenstherapeutischen Know-hows mithilfe von vielen Arbeitsblättern und Übungen vorsieht, haben Frau Kleinstäuber und ihre Koautoren das Wissensmaterial sehr gut strukturiert. Es zeugt von der klinischen Erfahrung der Kollegen, dass sie dabei die Haltung des Therapeuten als zentralen Aspekt schon im ersten Kapitel – auch mit einer kleinen Selbsterfahrungsübung – abhandeln, denn eine angemessene, emotional balancierte Haltung ist im Umgang mit diesen oft als schwierig erlebten Patienten nicht immer leicht zu erreichen, aber therapeutisch potenziell sehr wirksam. In den weiteren Kapiteln werden alle relevanten Aspekte eines störungsorientierten verhaltenstherapeutischen Umgangs mit den Kognitionen, Emotionen und Handlungstendenzen dieser Patientengruppe adressiert und knapp und im besten Sinne pragmatisch abgehandelt – wobei es interessant ist, dass die Informationsblätter sowohl für Therapeuten wie für Patienten gedacht sind – die meisten Übungen in Arbeitsblättern richten sich naturgemäß an Patienten. Klinisch so bedeutsame Themen wie der Umgang mit Erklärungsbedürfnis und Erwartungen, die vielen Facetten des dysfunktionalen Krankheitsverhaltens oder auch die Hürden in der Kommunikation mit Ärzten werden lebensnah dargestellt und »beübt«. Schon bei der Trockenübung, d.h. dem einfachen Lesen der Therapie-Tools, entsteht so ein zuversichtliches Gefühl wachsender therapeutischer Selbstwirksamkeit – und ich garantiere der geneigten Leserin, dem geneigten Leser dieses Buchs, dass sich dieses Gefühl in der Anwendung in therapeutischer Praxis weiter vertiefen wird. Dem Buch wünsche ich daher die ihm gebührende Anerkennung und Verbreitung!

München, im Winter 2017 *Prof. Dr. Peter Henningsen*

Vorwort

Jeder von uns hat wohl schon einmal körperliche Veränderungen oder Symptome erlebt, für die nicht direkt eine Erklärung parat war. Befragt man die Allgemeinbevölkerung, geben bis zu 80 Prozent an, in der vergangenen Woche mindestens ein Symptom erlebt zu haben, das leichte Einschränkungen verursacht hat. Den Leidensdruck, den jedoch Patienten erleben, die an chronischen, schwer beeinträchtigenden körperlichen Beschwerden leiden, ist mit diesen Alltagsphänomenen nicht vergleichbar.

Patienten mit sogenannten somatoformen Störungen – geprägt durch das Kardinalsymptom von anhaltenden, medizinisch unerklärten Körperbeschwerden – erleben einen enormen Leidensdruck und starke Einschränkungen in verschiedensten Lebensbereichen. Die Beschwerden tragen ein hohes Risiko zu chronifizieren und werden in den meisten Fällen von anderen psychischen Störungen, wie z.B. Depressionen, Angststörungen oder substanzbezogenen Störungen, begleitet. Trotz der stark ausgeprägten Psychopathologie und obwohl die somatoformen Störungen mit zu den häufigsten psychischen Störungen zählen, erhalten diese Patienten nur in der Minderzahl das Behandlungsangebot, das nach aktuellen wissenschaftlichen und evidenzbasierten Leitlinien empfohlen wird, sprich einen interdisziplinären, multidimensionalen Behandlungsansatz, in dem Psychotherapie – insbesondere kognitive Verhaltenstherapie – einen festen und grundlegenden Bestandteil ausmacht. Dabei handelt es sich jedoch zunächst nicht um ein Problem des Angebots. Im Gegenteil, viele dieser Patienten wandern über Jahre von einem Spezialisten zum anderen, durchlaufen verschiedenste diagnostische und Behandlungsmaßnahmen, bis ihnen der Weg in eine Psychotherapie vorgeschlagen wird. Danach wird es dann zum Angebotsproblem. Patienten mit multiplen und chronischen unerklärten Körperbeschwerden sind nach wie vor eher »unbeliebte« Patienten im Gesundheitssystem. Attribute wie »herausfordernd« oder »anstrengend« werden leider viel zu häufig mit ihnen assoziiert.

Die Psychologin Egan (1989; zit. nach Nilges & Diezemann, 2016, S. 182) bringt das Problem, sinngemäß übersetzt, folgendermaßen auf den Punkt: »Vermutlich alle Schmerztherapeuten egal welcher Profession erleben Phasen, in denen sie in einem »Meer der Verzweiflung« aufgrund von Misserfolgen untergehen.« Dies kann man nicht allein auf Patienten mit Schmerzsymptomen, sondern generell auf Patienten mit anhaltenden körperlichen Beschwerden übertragen. Sie führen uns als Behandler schnell an unsere Grenzen, lehren uns, sich mit kleinen Fortschritten zufrieden zu geben, und fordern viel Empathie. Auch wenn man einen Blick auf die Inhalte der Ausbildungscurricula für angehende Psychotherapeuten oder in die Vorlesungsunterlagen von klinisch psychologischen Abteilungen wirft, spielen somatoforme Störungen häufig eher eine untergeordnete Rolle, obwohl sie so hoch prävalent und beeinträchtigend sind.

Wir hoffen, dass wir mit unserem Tools-Buch Anregungen und einen Leitfaden für eine psychotherapeutische Behandlung dieser bisher eher vernachlässigten Patientengruppe geben können. Mithilfe von Anleitungen zu vielen praktischen Übungen, die den Patienten die Zusammenhänge zwischen ihrem Körper und psychosozialen Prozessen erleben lassen, erhoffen wir uns, vielen Therapeuten Anhaltspunkte geben zu können, wie sie die Arbeit mit somatoformen Patienten anschaulich und erfahrungsgeleitet gestalten können. Die Erfolgserlebnisse, die man mit diesen Patienten erleben kann, und die hohe Dankbarkeit, die sie einem dafür entgegen bringen, zahlen sich aus. Wir hoffen zudem, dass unser Buch auch für diejenigen Therapeuten, die noch mit der Behandlung von dieser Patientengruppe hadern, Hilfestellungen geben kann, ihre eigene Haltung zu hinterfragen und Barrieren gegenüber der Patientengruppe abzubauen.

Wir als Autoren dieses Buches haben mit dem Einsatz von Arbeitsmaterialien – wie Arbeitsblättern und Informationsblättern – insbesondere in der Therapie somatoformer Patienten sehr gute Erfahrungen gemacht. Den Patienten etwas an die Hand zu geben, wo sie ihre Erfahrungen aufschreiben können und was eine Erinnerungshilfe für sie darstellt, unterstützt den Veränderungsprozess zwischen den Sitzungen – der mindestens genauso wichtig, wenn nicht sogar wichtiger ist als das, was in der Therapiesitzung geschieht. Kanfer, Reinecker und Schmelzer (2006, S. 369) fassen diese Erkenntnis in ihrem Selbstmanagment-Ansatz sehr gut damit zusammen, dass vor allem die »Aktivitäten und Veränderungen des Klienten zwischen den Sitzungen und nicht so sehr innerhalb der jeweiligen Therapiestunde« entscheidend sind.

Vor zwei Jahren sprach Frau Karin Ohms vom Beltz Verlag unser Autorenteam an und schlug uns dieses Projekt vor. Wir waren sofort überzeugt, dass es ein Tools-Buch für somatoforme Störungen und funktionelle somatische Syndrome geben sollte – da die Tools-Bücher bei erfahrenen wie auch Nachwuchs-Therapeuten einen sehr guten Ruf genießen und dieses Projekt eine hervorragende Möglichkeit bietet, einen Beitrag zur Verbesserung der psychotherapeutischen Versorgung dieser Patientengruppe zu leisten.

Natürlich kann solch ein großes Projekt nie ohne die Unterstützung vieler weiterer Personen zum Erfolg geführt werden. Wir danken dafür zunächst unseren Kollegen in der Arbeitsgruppe Klinische Psychologie und Psychotherapie, die uns im vielseitigen Austausch über unser Buchprojekt viele Inspirationen gegeben haben. Des Weiteren geht ein besonderer Dank an unsere studentische Hilfskraft, Frau B.Sc. Agnes Biber, die großen Einsatz für die redaktionelle Überarbeitung unserer Arbeitsmaterialien geleistet hat. Ein weiterer großer Dank geht an unsere Patienten, die uns in der Zusammenarbeit mit uns stetig eine Quelle für neue Ideen waren, was man an der Therapie und Beziehungsgestaltung verbessern kann. Besonderen Dank geht zudem an Frau Karin Ohms und Frau Anne-Marie Stöhr vom Beltz Verlag, mit denen wir die Zusammenarbeit als sehr kooperativ, produktiv und unkompliziert erlebt haben.

Im Winter 2017

PD Dr. Maria Kleinstäuber
Dr. Gaby Bleichhardt
Dr. Japhia-Marie Gottschalk
Prof. Dr. Winfried Rief

Einführung

Patienten mit anhaltenden körperlichen Beschwerden ohne organischen Befund – bzw. sogenannten somatoformen Störungen oder funktionellen somatischen Syndromen – werden leider nach wie vor von unserem Gesundheitssystem nicht gut abgedeckt. Es handelt sich dabei weniger um ein Problem des Angebots. Im Gegenteil: Patienten mit medizinisch unerklärten Körperbeschwerden erhalten zum Teil eher sogar zu viel Diagnostik und Behandlung, leider jedoch nicht solche, die ihnen weiterhelfen kann. Die Behandlungsvorgeschichte, die viele Patienten berichten, besteht meist aus Besuchen bei Hausärzten und/oder vielen verschiedenen medizinischen Spezialisten über mehrere Jahre, ohne dass sie eine Linderung ihrer Beschwerden erleben können. Die Suche nach der Ursache und dem »wahren« Behandlungsansatz für die Symptome wird auf der Seite der Patienten sowie auf der Seite der behandelnden Ärzte häufig als sehr frustrierend erlebt. Nach aktuellen evidenzbasierten Behandlungsleitlinien (AWMF, 2012; Martin et al., 2013) stellen psychotherapeutische – insbesondere kognitiv verhaltenstherapeutische – Behandlungsansätze einen sehr wichtigen Bestandteil des interdisziplinären Behandlungskonzepts für diese Patienten dar. Leider erhalten Betroffene jedoch erst sehr spät Zugang zu einer Psychotherapie. Die Zuweisung zu einer psychotherapeutischen Behandlung wird dann von Patienten häufig nur noch als eine Art »Abschiebung« als ein Fall empfunden, der ausbehandelt ist und bei dem man nicht mehr weiter weiß.

Dieses Buch ist für erfahrene und sich in Ausbildung befindliche, angehende psychologische sowie medizinische Psychotherapeuten geschrieben, die mit diesem herausfordernden Patientenklientel arbeiten. Es baut auf einer langjähren Behandlungserfahrung der Autoren mit somatoformen Patienten im ambulanten wie auch stationären Setting auf. Zudem ist das Autorenteam in der Ausbildung angehender psychologischer und medizinischer Psychotherapeuten tätig, sodass die Inhalte unserer Publikation auch stark aus Erfahrungen und dem Austausch mit Ausbildungskandidaten gewachsen ist. Der therapeutische Schwerpunkt dieses Buches liegt auf der kognitiven Verhaltenstherapie, da diese nach dem aktuellen Forschungsstand die am besten untersuchte Therapieform für Patienten mit multiplen somatoformen Symptomen darstellt (AWMF, 2012; Martin et al., 2013).

Bei den Hauptdiagnosen der somatoformen Störungen steht als Kardinalsymptom das langanhaltende Vorliegen körperlicher Beschwerden im Vordergrund, für die – nach aktuellem Stand der Internationalen Statistischen Klassifikation der Krankheiten und verwandter Gesundheitsprobleme ICD-10 (WHO, 1996) – keine organische Ursache gefunden werden kann. Zu den somatoformen Störungen mit vorrangig medizinisch unerklärten Körperbeschwerden gehören nach ICD-10 (F45):

- Somatisierungsstörungen
- undifferenzierte somatoforme Störungen
- somatoforme autonome Funktionsstörungen
- somatoforme Schmerzstörungen

Wir möchten gleich zu Beginn darauf hinweisen, dass der Schwerpunkt dieses Buches vor allem auf den eben aufgelisteten Diagnosen liegt. Neben den gängigen somatoformen Diagnosen nach der ICD-10 kann dieses Buch auch für Patienten, die unter funktionellen somatischen Syndromen (z.B. Reizdarmsyndrom, Fibromyalgie, Chronisches Erschöpfgungssyndrom) leiden, angewendet werden. Für Patienten mit anderen Diagnosen, die den somatoformen Störungen zugeordnet werden, ist dieses Buch weniger geeignet, z.B. die hypochondrische Störung, der eine starke chronifizierte Angst und Überzeugung an einer schweren körperlichen Erkrankung zu leiden zugrunde liegt, oder die körperdysmorphe Störung, bei der Betroffene ihren Körper oder Körperteile als entstellt wahrnehmen.

Im Vergleich zu klassischen Behandlungsmanualen ist dieses Buch nicht als ausformuliertes Therapiekonzept mit Instruktionen und Inhaltsbeschreibungen für einzelne Therapiesitzungen konzeptioniert. Es stellt eine Sammlung von Arbeitsmaterialien dar, sortiert nach Therapiephasen und verschiedenen Themen, die nach der klinischen Erfahrung der Autoren in der Therapie von somatoformen Patienten eine wichtige Rolle spielen. Dies bedeutet, dass der Einsatz dieses Buches therapeutische Vorerfahrung in der Behandlung somatoformer Störungen bedarf. Diese Arbeitsmaterialiensammlung ist zudem nicht als ein strikter Leitfaden für die Gestaltung von Therapiesitzungen falsch zu verstehen. Im Gegenteil: Das Format der Arbeitsmaterialiensammlung soll den Therapeuten darin unterstützen, seinen eigenen Therapieleitfaden zu entwickeln, der dann mit jeweils passenden Arbeits- und Informationsblättern angereichert werden kann.

Aufbau des Buches

Personen mit somatoformen Symptomen und/oder funktionellen somatischen Syndromen stellen eine sehr heterogene Gruppe von Patienten dar, die eine Psychotherapie mit verschiedenen Problemen aufsuchen können. Das bedeutet, dass die Themenschwerpunkte, die wir in diesem Buch ansprechen, nicht zwangsläufig für jeden Patienten in gleicher Weise relevant sind. Manche Patienten weisen z.B. ein besonders ausgeprägtes Inanspruchnahme-Verhalten im Gesundheitswesen auf, welches durch ihr starkes Bedürfnis nach einer Erklärung für ihre Beschwerden bzw. auch durch Krankheitsängste motiviert ist. Andere Patienten hadern wiederum sehr mit den Einschränkungen, die sie in ihrem Leben durch ihre Körperbeschwerden erleben. Sie können weniger akzeptieren, dass mit ihnen etwas nicht stimmt, und versuchen sich eher zu beweisen, dass »alles beim Alten« ist, wobei sie ihre Grenzen überschreiten. Die individuellen Themenschwerpunkte des jeweiligen Patienten sind sorgfältig zu explorieren und darauf aufbauend können die Schwerpunkte der Therapie im Therapieplan zusammengestellt werden.

Das vorliegende Buch versucht eine breite Palette an Problembereichen je nach der Therapiephase abzudecken. Die Kapitel in diesem Buch können fünf übergreifenden Therapiephasen zugeordnet werden:

(1) Auseinandersetzung mit der eigenen Therapeutenhaltung
(2) therapievorbereitende Maßnahmen
(3) Themen, die in jeder Therapie somatoformer Patienten angesprochen werden sollten
(4) ergänzende Themen, die je nach Schwierigkeiten des Patienten relevant sein können
(5) individuelles Störungsmodell und Therapieabschluss

(1) Auseinandersetzung mit der eigenen Therapeutenhaltung

Therapeuten reagieren zum Teil sehr verschieden auf Patienten mit chronischen, medizinisch unerklärten Körperbeschwerden. Zum Teil haben sie Schwierigkeiten damit, Empathie für dieses Klientel aufbringen zu können, fühlen sich vielleicht sogar genervt oder gereizt. Es ist besonders wichtig, dass Therapeuten sich mit diesen eigenen Reaktionen auseinandersetzen. Es geht dabei nicht darum, dass sich die Therapeuten schuldig fühlen sollen, solche Emotionen gegenüber diesen Patienten zu entwickeln. Im Gegenteil, es handelt sich um ganz menschliche Reaktionen. Entscheidend ist nur, sich diese auf Selbsterfahrungsebene bewusst zu machen und nach Möglichkeiten zu suchen, diese zu kontrollieren. Insbesondere somatoforme Patienten mit einer langjährigen Vorgeschichte von – zum Teil sehr frustrierenden – Behandlungsversuchen haben viele zwischenmenschliche Erfahrungen gesammelt und haben »feine Fühler« für kritische Einstellungen ihrer Person gegenüber entwickelt. Kapitel 1 bietet verschiedene Vorschläge für Therapeuten sich mit ihrer eigenen Haltung Patienten gegenüber auseinanderzusetzen.

(2) Therapievorbereitende Maßnahmen

Aufgrund der Vielfalt und Heterogenität der psychischen Symptome bzw. Problemverhaltensweisen dieser Patienten sowie den extrem heterogenen Entwicklungsverläufen von somatoformen Beschwerden bedarf es einiger vorbereitender Maßnahmen vor dem Einstieg in die Therapie. In Kapitel 2 haben wir verschiedene Hilfestellungen für die diagnostische Einordnung der Beschwerden gesammelt. Ergänzend werden Arbeitsmaterialien zu verschiedenen psychologischen Faktoren, die die körperlichen Beschwerden begleiten können (z.B. subjektives Störungsmodell und Krankheitsannahmen, symptombezogene Kognitionen und Emotionen, Krankheitsverhalten), zur Verfügung gestellt. Zudem haben wir auch Instrumente und Arbeitsmaterialien zusammengestellt, die im Verlauf der Therapie eingesetzt werden können, z.B. zum Monitoring des Symptomverlaufs. Kapitel 3 beinhaltet Hilfestellungen, um die Lernerfahrungen des Patienten und deren Zusammenhang mit der Entwicklung der körperlichen Beschwerden im Rahmen von biografischer Arbeit zu explorieren. Zudem werden Arbeitsmaterialien zur Verfügung gestellt, die zur Analyse dysfunktionalen Verhaltens im Zusammenhang mit den Körperbeschwerden genutzt werden können. Kapitel 4 spielt ebenfalls für die therapievorbereitenden Maßnahmen eine wichtige Rolle, kann aber auch im weiteren Therapieverlauf immer wieder von Bedeutung sein. Insbesondere bei somatoformen Patienten ist es vor dem Einstieg in die Therapie von Relevanz, sich mit den Erwartungen des Patienten auseinanderzusetzen. Diese können sehr ambivalent gegenüber einer Psychotherapie sein. Wie bereits vorher erwähnt, weist ein Teil der Patienten ein sehr starkes Bedürfnis nach Ursachenfindung für ihre Beschwerden und die Suche nach dem »wahren« Therapieansatz auf. Häufig fällt es diesen Patienten schwer, sich auf eine Psychotherapie einzulassen. Das bedeutet, dass die Erwartungsklärung einhergehend mit Motivationsaufbau für Psychotherapie bei dieser Art von Patienten das Fundament für eine psychotherapeutische Behandlung bilden. Besonders im stationären Setting, in dem Psychotherapiesitzungen mehr oder weniger frei wählbare Bestandteile im Behandlungsplan von Patienten sind, ist dieses Thema von besonders hoher Relevanz. Für Kollegen, die in diesem Bereich arbeiten und häufig nur auf wenige Wochen begrenzte Therapiezeiträume zur Verfügung haben, kann die Erwartungsklärung und die Motivationsarbeit zum Teil das Haupttherapiethema darstellen und den Weg in eine anschließende ambulante Behandlung ebnen.

(3) Themen, die in jeder Therapie somatoformer Patienten angesprochen werden sollten

Kapitel 5 widmet sich den dysfunktionalen Kognitionen, die im Zusammenhang mit Körperbeschwerden auftreten können, und kognitiven Strategien, diese Gedanken zu modifizieren. Dabei werden nicht nur die klassischen Katastrophisierungskognitionen, die u.a. mit der Ursachenattribution für die Beschwerden im Zusammenhang stehen, adressiert, sondern jegliche symptombezogenen Gedanken bei somatoformen Patienten (z.B. Zukunftssorgen, Gedanken im Zusammenhang mit Krankheitsverhalten usw.). Kapitel 6 geht auf den großen Themenkomplex von Stresserleben und verschiedenen Stressbewältigungsmöglichkeiten ein. Kapitel 7 widmet sich der Aufmerksamkeitslenkung und deren Rolle bei der Entstehung und Aufrechterhaltung medizinisch unerklärter Körpersymptome sowie verschiedenen Maßnahmen zur Aufmerksamkeitslenkung. Damit stellen die Themen, die in den Kapiteln 5 bis 7 angesprochen werden, Punkte dar, die eigentlich für jeden somatoformen Patienten relevant sind. Insbesondere das Thema Stress und darauffolgend die Aufmerksamkeitslenkung eignen sich sehr gut zum Einstieg in die Behandlung.

(4) Ergänzende Themen, die je nach Schwierigkeiten des Patienten relevant sein können

Arbeitsmaterialien für Themen, die nicht zwangsläufig bei allen Patienten relevant sein müssen, werden in den Kapiteln 8 bis 12 zur Verfügung gestellt. Kapitel 8 geht auf die verschiedenen Arten von

Krankheitsverhalten ein, wie z.B. Schonverhalten, häufige Inanspruchnahme von Leistungen des Gesundheitssystem, Body Checking, Verhalten im Rahmen der Krankenrolle und sekundärer Krankheitsgewinn, exzessive Suche nach Gesundheitsinformationen und Durchhalteverhalten. Kapitel 9 widmet sich verschiedenartigen Lebensproblemen, die bei somatoformen Patienten das Symptomerleben verursachen und/oder aufrechterhalten können. Wir adressieren Probleme im Zusammenhang mit Angehörigen und Freunden, dem Partner oder am Arbeitsplatz. Im Vordergrund stehen vor allem Übungen zur Verbesserung der Kommunikation. Kapitel 10 legt den Schwerpunkt auf Emotionen im Zusammenhang mit medizinisch unerklärten Körperbeschwerden und die Entwicklung einer begleitenden depressiven Symptomatik. Kapitel 11 geht auf mögliche Störungen des Körperbilds der Patienten ein. Es werden Arbeitsmaterialien zu verschiedenen Ansätzen, wie Einstellungen zum eigenen Körper exploriert werden, zur Verfügung gestellt. Für ein sehr häufig auftretendes Problem – das mangelnde Vertrauen in die Funktionsfähigkeit des eigenen Körpers – wurde ein Arbeitsblatt zu möglichen Veränderungsansätzen entwickelt. Wie bereits erwähnt, betrifft die überhäufige Inanspruchnahme des Gesundheitssystems nicht alle, aber doch einen substanziellen Anteil aller somatoformen Patienten. Häufig spielen hier Kommunikationsprobleme und daraus hervorgehende Missverständnisse zwischen Patient und Arzt eine Rolle, auf die in Kapitel 12 eingegangen wird.

(5) Individuelles Störungsmodell und Therapieabschluss

Vielleicht mag es sonderbar anmuten, aber es kann sinnvoll sein, das individuelle Störungsmodell für den Patienten eher an das Therapieende zu verschieben – als eine Art Zusammenfassung und Fazit aus der Behandlung, wie es in Kapitel 13 beschrieben wird. Einige Patienten – insbesondere solche mit stark biomedizinisch geprägten Krankheitsannahmen – können sich anfangs nur schwer auf ein Modell mit psychosozialen Faktoren einlassen. Dies ist jedoch flexibel zu betrachten. Bei Patienten, die sich bereits sehr gut auf das Modell zu Therapiebeginn einlassen können, kann es an den Therapieanfang gestellt werden. Ansonsten bietet Kapitel 13 verschiedene Arbeitsmaterialien zur Einleitung des Therapieabschlusses und Förderung von Selbstmanagement-Kompetenzen zur Aufrechterhaltung des in der Behandlung Erlernten.

Handhabung der Arbeitsmaterialien

Die Kapitel in diesem Buch folgen einem einheitlichen Muster. Sie werden zunächst mit einem kurzen Einführungstext eingeleitet. Dann folgt eine Kurzbeschreibung der einzelnen Arbeits- und Informationsblätter. Dabei werden zum Teil Vorschläge gegeben, wie Arbeitsmaterialien aufeinander aufbauend verwendet werden können. Diese Vorschläge sind jedoch als sehr flexibel handhabbar zu verstehen. Uns geht es nicht um die Anwendung der Arbeits- und Informationsblätter in einer vorgegebenen Reihenfolge. Der Therapeut entscheidet, welche Arbeitsmaterialien zu welchem Zeitpunkt im Behandlungsverlauf am besten passen.

Ein weiteres Merkmal im Aufbau der Kapitel wird deutlich: Es sind vermehrt Übungen enthalten, die dem Patienten eine Art »Aha-Effekt« vermitteln sollen. In diesem Zusammenhang möchten wir hervorheben, dass wir es insbesondere bei somatoformen Patienten enorm wichtig finden, das geleitete Entdecken zu fördern, was mit diesen Übungen ermöglicht werden soll. Da es sich zum Teil um eine sehr ambivalente Patientengruppe handelt, ist es von besonderer Bedeutung, dass die Patienten Zusammenhänge ihrer Körperbeschwerden zu psychologischen Prozessen selbst erleben und aus diesem Erleben heraus ihre Schlussfolgerungen ableiten. Neben der Ordnung der Arbeitsblätter nach Themenkomplexen und der Ordnung der Kapitel nach Therapiephasen, haben wir verschiedene Icons und Arten von Arbeitsmaterialien eingesetzt, um zu verdeutlichen, an wen sich ein Arbeits- oder Informationsblatt wendet und ob es sich eher um eine Information oder eine Hilfe für eine therapeutische Übung darstellt.

T Diese Arbeitsmaterialien sind ausschließlich für Therapeuten gedacht.

P Diese Arbeitsmaterialien sind primär für die Patienten gedacht. Sie können auch für therapeutische Übungen genutzt werden, die der Patient allein außerhalb der Therapie durchführt.

T P Die Arbeitsmaterialien sind für den Therapeuten und den Patienten informativ (z.B. Informationsblätter, die primär für Therapeuten wichtige Informationen liefern, die zugleich aber auch Patienten mit ausreichendem Verständnis vorgelegt werden können). Alternativ kann es sich um Arbeitsmaterialien handeln, deren Besprechung durch Therapeut und Patient in der Therapiesitzung empfohlen wird. Nähere Instruktionen finden sich auch im Einführungstext zum jeweiligen Kapitel.

Ran an den Stift: Dieses Icon fordert dazu auf, einen Stift zur Hand zu nehmen und Antworten und Überlegungen direkt auf dem Arbeitsblatt zu notieren.

Hier passiert was: An dieser Stelle werden Handlungsanweisungen für Therapeuten oder Patienten gegeben.

Input fürs Köpfchen: Hier werden Anregungen zum Weiter- und Ums-Eck-Denken gegeben.

Wie sag ich's? An diesen Stellen werden Formulierungshilfen für Therapeuten gegeben.

AB Arbeitsblätter stellen in der Regel Grundlagen für Übungen dar.

INFO Informationsblätter fassen Informationen zu einem bestimmten Therapiethema zusammen

Zur Erleichterung der Lesbarkeit haben wir durchgängig die männliche Schreibform gewählt. Patientinnen und Therapeutinnen sind selbstverständlich in gleichem Maße angesprochen.

1 Die Grundhaltung des Therapeuten

1.1 Hintergrund und Einführung

Der französische Psychiater Leon Chertok (Chertok et al., 1974, S. 243) hat mit wenigen Worten die häufig schwierige Situation für Therapeuten im Umgang mit Patienten mit medizinisch unerklärten Körperbeschwerden zusammengefasst: »Weil Patienten mit Schmerzen deutlich zeigen, wie hilflos Behandler sein können, ist die Beziehung oft sehr konfliktgeladen. Hilflosigkeit führt zu (beiderseitigem) Misstrauen und zu Aggressivität.« Man kann dieses Zitat nicht allein auf Patienten mit Schmerzen beziehen, sondern auf Betroffene mit jeglicher Art anhaltender und belastender Körpersymptome.

Dieses Zitat bringt sehr gut zum Ausdruck, wie Patienten mit somatoformen Störungen eine therapeutische Herausforderung darstellen können. Zum einen haben Therapeuten mit einer starken körperlichen Beeinträchtigung Ihrer Patienten zu tun, für die nicht jeder sofort ausreichende Empathie hat. Erschwerend kommt hinzu, dass diese Patienten, auch wenn Sie sich überwunden haben zum Psychotherapeuten zu gehen, andere Vorstellungen davon haben, wie es Ihnen besser gehen könnte als der Therapeut. Es ist deshalb jedem Therapeuten zu empfehlen, sich zunächst mit den Hintergründen dieses Störungsbildes vertraut zu machen. Kapitel 1 soll dabei helfen.

1.2 Arbeitsmaterialien

- **INFO 1** *Was sind im Allgemeinen somatoforme Störungen?* (T). Dieses Informationsblatt soll den Begriff der somatoformen Störungen genauer beleuchten. Die Problematik von »körperlichen Beschwerden ohne ausreichende organische Ursache« wird dargestellt und anhand neuerer diagnostischer Entwicklungen reflektiert.
- **AB 2** *Imaginieren Sie sich Ihre somatoforme Störung!* (T). Dieses Arbeitsblatt ermöglich Therapeuten eine intensive, persönliche Auseinandersetzung mit somatoformen Störungen. Ziel ist, die missliche Lage somatoformer Patienten direkt zu Beginn einmal »von innen heraus« zu ergründen. Selbstverständlich ist die Übung ein wenig künstlich und es könnten sich Widerstände dabei regen, sich in die Rolle eines dauerhaft körperlich Leidenden zu begeben, der auf einer möglicherweise sinnlosen Suche (nach Erklärungen, nach Heilung) ist. Einem jeden, der noch nicht zielführend mit dem Störungsbild gearbeitet hat, ist diese Übung jedoch zu empfehlen.
- **INFO 3** *Was ist eine somatoforme Störung?* (P). Dieses Informationsblatt ist das einzige Material in Kapitel 1, das sich an Patienten wendet. Der Begriff »somatoform« wird kleinschrittig und so empathisch wie möglich erklärt. Es wird auch erwähnt, dass es sich um ein Wort zur Diagnosestellung handelt, welche für bestimmte Prozesse in Medizin und Psychotherapie notwendig ist, welches aber auch vielseitig kritisiert wird und deshalb nicht zu wichtig genommen werden sollte. Abschließend wird auf dem Informationsblatt dargestellt, dass somatoforme Störungen ein sehr häufiges Phänomen sind, dass psychologische Vorgänge erwiesenermaßen eine große Rolle spielen und dass moderne Psychotherapie eine ganze Reihe wirksamer Methoden bietet, um das Leiden durch somatoforme Störungen zu mindern.
- **INFO 4** *Mögliche Komplikationen im Erstkontakt und Tipps zum Umgang* (T). Wie eingangs dargestellt kommen somatoforme Patienten selten in freudiger Erwartung auf das, was ein Psychotherapeut an Unterstützungsmöglichkeiten zu bieten hat. Vielmehr sind sie reserviert, misstrau-

isch, fühlen sich fehl am Platz. Dies sind sie nicht aus Bösartigkeit, sondern aufgrund ihrer Leidensgeschichte und möglicherweise auch aufgrund von Missverständnissen zu den Möglichkeiten der Medizin. Auf dem Informationsblatt 4 werden anhand von vier Prototypen die häufigsten Komplikationen zu Therapiebeginn dargestellt, und zwar stets in der Abfolge »Darstellung des Phänomens«, »Erklärung des Patientenverhaltens« und »Vorschlag zum Umgang damit«. Dabei werden abgehandelt:

(1) der unwissende Patient, der keinerlei Vorstellungen davon hat, wofür Psychotherapie gut sein könnte
(2) der arztmüde Patient, der seine Hoffnungen auf irgendeine Verbesserung seiner Situation mehr oder weniger aufgegeben hat
(3) der veränderungsängstliche Patient, der auf eine Erleichterung seiner Lebensumstände von außen, i.d.R. durch eine Frühberentung, hofft
(4) der Patient mit großem Vorwurfs-Ohr: Klienten, die sehr sensibel auf alles reagieren, was so klingt, als könnten sie in der Vergangenheit etwas falsch gemacht haben

- **INFO 5** *Sätze, die Türen schließen – Worte, die Pforten öffnen* (T). Auf diesem Informationsblatt werden dem Therapeuten Tipps für günstige Formulierungen sensibler Punkte gegeben und andererseits häufig gesagte Sätze aus der Medizin und Psychotherapie aufgeführt. So ist zum Beispiel der Satz »Ihre Beschwerden haben psychologische Ursachen« zwar inhaltlich korrekt, wird aber häufig von Patienten eingangs falsch verstanden. Der ebenso häufig verwendete Satz »Ihre Beschwerden haben keine körperlichen Ursachen« ist hingegen auch inhaltlich falsch, und genauso ungünstig.

INFO 1 Was sind im Allgemeinen somatoforme Störungen? T 1/1

Unter somatoformen Störungen versteht man eine Gruppe psychischer Störungen. Diesen Störungsbildern ist ein Kernsymptom gemein: Die Betroffenen leiden unter körperlichen Beschwerden, die nicht ausreichend durch eine organische Krankheit erklärt werden können.

Ungünstige psychologische Prozesse bei somatoformen Störungen. Diese Begrifflichkeit kann leider schnell zu Missverständnissen führen: Sollte es körperliche Beschwerden geben, die aber nicht körperlich erklärt werden können? Das ist selbstverständlich nicht der Fall. Jede somatoforme Störung entsteht (genauso wie jede organische Krankheit) durch physiologische Prozesse. Diese werden allerdings von psychologischen Prozessen beeinflusst. Die wichtigsten davon sind:

- Aufmerksamkeitszuwendung
- ungünstige Bewertung
- negative Stimmungslagen
- aufrechterhaltende Verhaltensweisen wie Schonung und Vermeidung

Im Unterschied zu einer organischen Krankheit sind bei somatoformen Beschwerden die physiologischen Prozesse relativ unspezifisch (oder schlichtweg gegenwärtig noch unbekannt). Hingegen wird den psychologischen Prozessen von Klinikern und Forschern größere Bedeutung zugemessen: Diese sind in der Regel die Ursache für ungünstige physiologische Prozesse, zudem sind sie klarer formuliert, relativ gut beforscht und durch psychotherapeutische Strategien veränderbar.

Unterschied zwischen organischen Krankheiten und somatoformen Störungen. Allerdings wird die Trennung organischer Krankheiten von somatoformen Störungen zunehmend schwieriger: Zum einen kann die Medizindiagnostik immer subtilere Prozesse erfassen und damit auch somatoforme Beschwerden teilweise organisch »messen«. Zum anderen wird dank verhaltensmedizinischer Forschung und Interventionen zunehmend deutlich, dass auch »rein organmedizinische« Krankheiten unter Umständen erheblich von psychologischen Prozessen beeinflusst werden. Im Diagnosesystem DSM-5 (APA, 2013) wurde deshalb die Trennung somatoformer Störungen und organischer Krankheiten ganz aufgehoben und stattdessen die sog. »Somatische Belastungsstörung« eingeführt.

Naturgemäß konzentrieren wir uns als Psychotherapeuten auf die ungünstigen psychologischen Prozesse, die bei unseren Patienten eine Rolle spielen. Um eine Beziehung zu Patienten mit somatoformen Störungen aufzubauen, ist es aber zwingend notwendig zu verstehen, dass es sich um *Menschen mit einem körperlichen Leiden* handelt und dass die körperliche Beeinträchtigung bei den Betroffenen in der Regel eingangs klar im Vordergrund steht.

© Kleinstäuber • Bleichhardt • Gottschalk • Rief, Therapie-Tools Somatoforme Störungen. Beltz, 2018

AB 2 Imaginieren Sie sich Ihre somatoforme Störung! T 1/2

Blicken Sie auf die letzten zwölf Monate zurück. Überlegen Sie, durch was Sie in dieser Zeit am stärksten körperlich belastet waren. Spüren Sie in den Körperbereich hinein, der damals betroffen war. Tragen Sie hier ein, um was es sich handelte:

....

....

Stellen Sie sich nun vor, dass diese körperliche Beschwerde nicht weniger wurde, sondern im Gegenteil immer und immer stärker. Sie trat zunehmend häufiger auf bzw. hörte gar nicht mehr auf, Sie zu plagen. Dies wurde so stark, dass es Ihnen schwerfiel, Ihre Arbeit richtig zu machen und Ihre Freizeit zu genießen.

Notieren Sie hier, was Sie daran am schlimmsten fänden:

....

....

Stellen Sie sich nun weiterhin vor, dass die Ärzte Ihnen keine richtige Erklärung geben konnten. Sie konnten Ihnen auch kein Medikament oder andere Mittel zur Heilung geben. Jedoch hat Ihnen dies keiner der Ärzte direkt und offen gesagt, vielmehr ist das Ihre Interpretation aus einer ganzen Reihe vager, unbefriedigender Erklärungsversuche und Medikamenteneinnahmen ohne ausreichende Linderung. Schreiben Sie hier nieder, welches Gefühl dies bei Ihnen auslöst:

....

....

Wenn Sie sich jetzt noch einmal auf Ihre imaginierten körperlichen Einschränkungen konzentrieren, liegt die Folgerung nahe, dass Ihnen das Leben immer schwerer fällt und Sie sich »auf das Wesentliche« konzentrieren müssen. Einige Aktivitäten werden Sie nur noch selten ausführen. Was könnte das für Ihren Umgang mit nahestehenden Menschen (Partner, Kollegen, Freunde, Eltern, Kinder) bedeuten? Verhalten sich diese Personen Ihnen gegenüber vielleicht dann anders? Schreiben Sie auf, wie sich Ihre Nächsten wohl verhalten würden:

....

....

 © Kleinstäuber • Bleichhardt • Gottschalk • Rief, Therapie-Tools Somatoforme Störungen. Beltz, 2018

Was bedeutet es dann wiederum für Ihr Wohlbefinden, wenn andere so mit Ihnen umgehen? Bitte notieren Sie Ihre Gedanken:

....

....

Ist es Ihnen gelungen, ein Bild von körperlichem Leiden und Hoffnungslosigkeit zu zeichnen? Dann schreiben Sie nun auf, was Sie gerne von einem Menschen hören würden, der sich professionell um Sie kümmert!

- ....
- ....
- ....
- ....

Schreiben Sie nun auch auf, was Sie auf keinen Fall von jemandem hören möchten, der sich professionell um Sie kümmert!

- ....
- ....
- ....
- ....

© Kleinstäuber • Bleichhardt • Gottschalk • Rief, Therapie-Tools Somatoforme Störungen. Beltz, 2018

INFO 3 Was ist eine somatoforme Störung? P 1/1

Sollte Ihnen von Ihrem Psychotherapeuten oder Ihrem Arzt eine sogenannte »somatoforme Störung« diagnostiziert worden sein, so seien Sie nicht erschreckt oder verärgert.

Es bedeutet zum einen, dass Sie erheblich unter körperlichen Beschwerden leiden. Das Wort »soma« kommt aus dem Griechischen und bedeutet »Körper«. Ihre Belastung dürfte bereits mindestens ein halbes Jahr andauern – oft dauert es aber viele Jahre, bis Betroffene erstmalig mit dem Begriff »somatoform« konfrontiert werden.

Neben dem körperlichen Leid bedeutet der Begriff »somatoforme Störung« auch, dass sich keine eindeutige organische Krankheit finden lässt, die Ihre körperlichen Beschwerden gut erklärt. Das bedeutet keinesfalls, dass es Ihnen körperlich gut gehen müsste. Es bedeutet lediglich, dass es keine medizinische Krankheit gibt, die Ihr Beschwerdebild gut erfasst, und dass es leider auch kein Medikament und keine Operation gibt, die Ihr körperliches Leid wieder verschwinden lassen.

Das Wortanhängsel »-form« in »somatoform« steht dafür, dass es sich um körperliche Beschwerden handelt, *die nur so aussehen, als ließen sie sich auf eine eindeutige körperliche Krankheit zurückführen*. Es ist die korrekte Bezeichnung einer Diagnose (nach dem offiziellen Kategorien- und Klassifikationssystem von Erkrankungen, der sogenannten ICD-10, der Weltgesundheitsorganisation) und muss daher formal auf Bescheinigungen etc. verwendet werden. Allerdings wird der Begriff heutzutage von vielen als ungünstig und missverständlich angesehen. Es ist deshalb zu empfehlen, das Wort nicht auf die »Goldwaage zu legen«.

> **!** Menschen mit »somatoformen Störungen« leiden nachgewiesenermaßen erheblich unter körperlichen Beschwerden.

Einerseits ist es frustrierend zu erfahren, dass sich Ihre Beschwerden nicht richtig durch eine körperliche Krankheit erklären lassen. Aber wenn Ihnen bewusst wird, dass Ihr Leiden von Experten als »somatoform« bezeichnet wird, hat das auch eine Reihe von Vorteilen:

(1) Sie sind damit alles andere als allein. In Deutschland leidet etwa jede fünfte Person (also rund 20 Prozent) unter nicht ausreichend erklärbaren körperlichen Beschwerden.
(2) Zahlreiche wissenschaftliche Studien belegen, dass eine Reihe psychologischer Prozesse einen Einfluss auf die Stärke der körperlichen Beschwerden hat. In einer Psychotherapie werden Sie diese, zum Teil recht komplizierten, Vorgänge genauer kennenlernen.
(3) Sie können davon ausgehen, dass Psychotherapeuten, die auf dem aktuellen Stand der Forschung sind, ein breites Repertoire zur Verfügung haben, um dabei zu helfen, dass es Ihnen besser geht.

Mögliche Komplikationen im Erstkontakt und Tipps zum Umgang

Viele Menschen mit somatoformen Störungen haben eine Vorgeschichte hinter sich, die es Ihnen als Therapeut erschweren könnte, einfach so »loszulegen«, wie Sie es gewohnt sind. Das scheinbare Paradox, körperlich zu leiden, aber nicht körperlich »krank« zu sein, führt bei vielen Patienten zu Frustration und langer »Krankheitskarriere«, bevor sie sich an Sie als Psychotherapeuten wenden. Zur weiteren Auseinandersetzung mit dieser Eingangsproblematik können Sie sich auch mit AB 2 beschäftigen.

Mit den folgenden Komplikationstypen können Sie des Öfteren rechnen:
(1) Der unwissende Patient
(2) Der arztmüde Patient
(3) Der veränderungsängstliche Patient
(4) Der Patient mit großen Vorwurfs-Ohr
Häufig handelt es sich auch um gemischte Probleme.

(1) Der unwissende Patient: »Ich weiß nicht, was ich hier soll.«

Phänomen. Bei somatoformen Patienten geschieht es des Öfteren, dass sie von Ärzten oder dem Partner geschickt werden, jedoch kaum eine Vorstellung davon haben, was sie in einer Psychotherapie sollen. Neben dem »Ich weiß nicht, was ich hier soll« begegnet einem häufiger auch noch das drastischere »Ich bin hier falsch«.

Erklärung. Versuchen Sie, dies nicht als Feindseligkeit Ihnen oder Ihrer Profession gegenüber zu sehen. Das ist es ja auch nicht. Es handelt sich schlichtweg um ein Missverständnis: Der Patient fühlt sich falsch verstanden, weil er wegen seines körperlichen Leids zu einem Experten für psychische Probleme geschickt wird. Nachvollziehbarerweise fühlt er sich damit fehl am Platz. Auch interpretiert er, von anderen nicht ernst genommen zu werden. Viele Menschen haben keine oder verzerrte Vorstellungen davon, womit sich Psychotherapeuten heutzutage beschäftigen. Auch der Satz »Ich bin doch nicht verrückt« fällt in diesem Zusammenhang mitunter. Dies äußern Patienten, wenn Sie denken, andere würden sie für Simulanten halten oder für jemanden, der in psychoseartigen Prozessen körperliche Beschwerden »halluziniert«.

Vorschlag. »Viele Menschen, die mit körperlichen Problemen zu mir kommen, fühlen sich hier erst einmal falsch; auch, wenn ich da natürlich ganz anderer Meinung bin. Was leider noch wenig bekannt ist: Man kann mit Psychotherapie auch Menschen helfen, die schon länger ein körperliches Leiden haben. Wissenschaftliche Studien zeigen, dass wir Psychotherapeuten sehr oft dazu beitragen können, dass sich Patienten mit körperlichen Beschwerden wieder besser fühlen und mehr am Leben teilnehmen können. Um was es da genau in der Therapie geht, hängt sehr von der einzelnen Person ab. Da ich Sie ja noch gar nicht kenne, verstehen Sie bestimmt, dass ich nicht direkt ein »Erfolgsrezept« für Sie habe. Aber vielleicht mögen Sie sich darauf einlassen, dass wir uns erst mal ein paar Sitzungen lang besser gegenseitig kennenlernen. Dann bekomme ich eine Idee, was von den Dingen, die Menschen mit chronischen körperlichen Beschwerden normalerweise helfen, für Sie passen könnte. Und Sie können überlegen, ob die Treffen mit mir für Sie hilfreich sein könnten.«

(2) Der arztmüde Patient: »Sie können mir auch nicht helfen.«

Phänomen. Gar nicht so verschieden vom unwissenden ist der arztmüde Patient. Diese Menschen haben in der Regel Hunderte von Stunden wartend in Arztpraxen gesessen, verschiedenste Medikamente ausprobiert, zigmal von Medizinern Sätze wie »Jetzt weiß ich auch nicht mehr, was ich Ihnen noch raten soll« gehört, erfolglos zahllose Ratschläge von Bekannten ausprobiert und vielleicht sogar drei- bis fünfstellige Summen für nicht-evidenzbasierte heilpraktische Behandlungsversuche ausgegeben.
Erklärung. Nach all diesen Erfahrungen sitzen die Betroffenen dann Ihnen als x-tem Fachmenschen gegenüber. Die Patienten wissen nicht, was Sie als Psychotherapeuten von o.g. Experten unterscheidet. Für diese sind Sie nur ein weiterer Mensch, der versucht ihnen »Hoffnung zu machen, obwohl Sie ja eigentlich nur Geld verdienen wollen«. Auch diese Betroffenen meinen es nicht böse, sie sind nur frustriert und resigniert.
Vorschlag. »Die Patienten mit chronischen körperlichen Beschwerden, die ich kennen gelernt habe, sind nach all den Jahren erfolgloser Suche nach Hilfe oft sehr frustriert. Manchmal haben sie die Hoffnung fast aufgegeben, dass irgendetwas noch helfen könnte. Jetzt sitzen Sie hier bei mir und fragen sich vielleicht, ob das noch Sinn hat.« … »Nach dem, was ich bis jetzt von Ihnen weiß, wäre das, was wir hier machen würden, allerdings noch einmal etwas anderes. Zwar könnte es hier manchmal ein wenig anstrengend werden, denn ich brauche Sie als offenen und ehrlichen Gesprächspartner, um Ihnen mit Ihren Beschwerden zu helfen. Auf der anderen Seite aber zeigt die Forschung der letzten 20 Jahre klar, dass es eindeutig sinnvoll ist, es bei chronischen körperlichen Beschwerden mit einer modernen Psychotherapie zu versuchen.«

(3) Der veränderungsängstliche Patient: »Das einzige, was mir noch hilft, ist die Rente.«

Phänomen. Ein substanzieller Teil von Patienten mit somatoformen Störungen sieht für sich als einzige Lösung für die Zukunft eine deutliche Erleichterung der Lebensumstände. In der Regel ist damit ein Rentenwunsch oder ein bereits gestellter, womöglich im ersten Anlauf abgelehnter, Rentenantrag gemeint. Im Gegensatz zu den beiden o.g. Komplikationen ist dieses Problem oft eingangs nicht ersichtlich, weil Patienten mit einem Rentenbegehren dies ungern offen aussprechen. Es empfiehlt sich deshalb immer, im Erstgespräch auch Informationen über den beruflichen Status etc. einzuholen und ggf. ganz direkt nach einem bestehenden Rentenwunsch zu fragen.
Erklärung. Der Wunsch, dass das Leben leichter werden soll, wenn man schon jahrelang erheblich durch körperliche Beschwerden belastet ist, ist prinzipiell nachvollziehbar. Auch tragen ungünstige berufliche Bedingungen (bzw. der Umgang damit) noch dazu bei, dass sich körperliche Beschwerden verstärken können – selbstverständlich wird dies moduliert über die psychologischen Prozesse Aufmerksamkeitszuwendung, ungünstige Bewertung und ungünstige behaviorale Bewältigungsversuche. Problematisch an dieser Hoffnung ist allerdings, dass diese einer Veränderung im Wege stehen kann: Jemand, der als nicht mehr berufsfähig eingeschätzt werden möchte, hat auch Nachteile, wenn er durch eine erfolgreiche Psychotherapie wieder belastbarer wird. Selbstverständlich ist ein bestehendes Rentenbegehren allein kein Grund, einem somatoformen Patienten ein Therapieangebot abzuschlagen. Es empfiehlt sich aber eine aufmerksam-kritische Haltung und ein offener Umgang mit dem Konflikt.

© Kleinstäuber • Bleichhardt • Gottschalk • Rief, Therapie-Tools Somatoforme Störungen. Beltz, 2018

Vorschlag. »Eine ganze Reihe meiner Patienten sehen keinen anderen Ausweg mehr als die Rente. Das kann ich gut verstehen, wenn man das Gefühl hat, dass es mit den körperlichen Beschwerden einfach nicht mehr geht … Allerdings sind Sie meines Erachtens in einer ganz schön schwierigen Lage. Und wenn ich mit Ihnen eine Therapie anfange, bin ich es mit Ihnen vermutlich auch, um ehrlich zu sein. Möchten Sie wissen, warum? … Und zwar glaube ich, dass Sie in einem schwierigen Konflikt stehen. Sie haben zwei Ziele, die sich gegenseitig widersprechen. Ziel 1 ist, dass Sie hier mit mir gemeinsam etwas dafür tun wollen, dass es Ihnen wieder besser geht und Sie wieder belastbarer werden. Ist das richtig so? … Ziel 2 ist, dass Ihr Leben dadurch leichter wird, dass Sie nicht mehr arbeiten müssen und Ihnen bescheinigt wird, dass Sie nicht mehr belastbar sind. Verstehen Sie, was ich daran für Sie so schwierig finde? … Was machen wir denn jetzt mit Ziel 1 – also damit, dass Sie mit mir gemeinsam daran arbeiten, wieder fitter zu werden?«

(4) Der Patient mit dem großen Vorwurfs-Ohr: »Sagen Sie mir jetzt nicht auch noch, ich soll mich nicht auf meinen Schmerz konzentrieren.«

Phänomen. Viele somatoforme Patienten haben im Laufe ihrer Leidensgeschichte oft eine große Menge an Ratschlägen gehört. Wenn diese zu nachhaltigen Veränderungen geführt hätten, säßen sie nicht bei Ihnen. Sie sollten deshalb eingangs beim Ansprechen dysfunktionalen Verhaltens oder gar konkreter Ratschläge sehr vorsichtig sein.

Erklärung. Mit körperlichen Beschwerden geht man zum Arzt – der kümmert sich darum, dass diese wieder weggehen. Diese Einstellung klingt korrekt, ist einfach und praktisch. Allerdings ist sie in der Regel falsch: Die allermeisten körperlichen Krankheiten sind durch medizinische Interventionen nicht heilbar und bei der Behandlung vieler organischer Beschwerden sind sich Ärzte viel unsicherer, als sie es nach außen darstellen. In der Regel hegen somatoforme Patienten aber relativ änderungsresistent große Hoffnung auf die Chancen der Organmedizin. Je weniger Aussicht auf Besserung dies bietet, desto stärker reagiert die Umwelt mit alternativen Vorschlägen. Dank zunehmender Verbreitung der Erkenntnisse moderner Psychotherapieforschung kommen viele dieser Vorschläge aus der »eigentlich« richtigen Richtung, wie z. B.: »Versuch dich auf was anderes zu konzentrieren!«, »Hast du es mal mit Achtsamkeitskursen versucht?«, »Du darfst dich nicht so einigeln!« Wenn Sie also derartige Ideen äußern, treffen Sie möglicherweise einen ohnehin wunden Punkt bei Ihrem somatoformen Patienten. Seien Sie deshalb bemüht, diesen dort abzuholen, wo er steht.

Vorschlag. »Meine Erfahrung mit Menschen, die mit unklaren Körperbeschwerden belastet sind, ist, dass sie schon sehr viele Erfahrungen mit Ärzten gemacht haben. Manchmal haben die Mediziner genau wie ihre Patienten Hoffnung, dass es die eine, wirkliche Lösung gibt, und oft zeigt sich dann, dass dies nicht der Fall ist. Manchmal ist es so, dass die Menschen um meinen Patienten herum auch immer wieder Vorschläge machen, was man denn tun soll, damit die Beschwerden besser werden. Ist das bei Ihnen auch so? … Als Ihr Psychotherapeut habe ich für Sie im Moment noch kein Erfolgsrezept, von dem ich klar sage, dass das Ihr Leben verändert. Was ich hier aber gerne machen würde, ist herauszufinden, welche Dinge sich in Ihrem Denken, Fühlen, Handeln und in Ihrem Leben um Sie herum ändern könnten, damit es Ihnen besser geht. Dass es so etwas gibt, davon bin ich fest überzeugt.«

INFO 5 Sätze, die Türen schließen – Worte, die Pforten öffnen

<table>
<tr><th>Sätze, die Türen schließen</th><th>Was denkt der Patient dann im schlimmsten Fall?</th><th>Alternativvorschlag:
Pforten öffnen</th></tr>
<tr><td>»Ihre Beschwerden haben keine körperlichen Ursachen.«</td><td>»Mein Therapeut denkt, ich spiele das nur vor/bilde mir meine Beschwerden ein.«</td><td rowspan="2">»Erst einmal möchte ich betonen, dass Menschen mit körperlichen Beschwerden in erster Linie ein körperliches Problem haben. Was viele nicht wissen, ist aber, dass man dem körperlichen Leiden mit psychologischen Methoden entgegenwirken kann.«</td></tr>
<tr><td>»Ihre Beschwerden haben psychologische Ursachen.«</td><td>»Mein Therapeut denkt, ich spinne.
Der will auch nur mein Geld.«</td></tr>
<tr><td>»Sie müssen schon wissen, dass Ihre Beschwerden nicht mehr weggehen werden.
Ihre Beschwerden kann ich Ihnen leider nicht nehmen.«</td><td>»Das bringt hier überhaupt nichts.«</td><td>»Den meisten Menschen, die aktiv in einer modernen Psychotherapie mitmachen, geht es danach spürbar besser.«</td></tr>
<tr><td>»Die Forschung sagt eigentlich, dass es Fibromyalgie gar nicht gibt.«</td><td>»Mein Therapeut hat keine Ahnung von meiner Krankheit. Ich bin hier falsch.«</td><td>»Fibromyalgie kenne ich gut. Dabei handelt es sich um ein chronisches Schmerzsyndrom. Die Betroffenen haben über den ganzen Körper verteilte Schmerzen.«</td></tr>
<tr><td>»Wenn Sie meinen, dass Sie so starke Kopfschmerzen haben, …«</td><td>»Mein Therapeut denkt, ich bilde mir meine Kopfschmerzen ein.«</td><td>»Wenn Sie so starke Kopfschmerzen haben, …«</td></tr>
<tr><td>»In der Therapie lernen Sie, Ihre Beschwerden nicht mehr so negativ zu bewerten.«</td><td>»Mein Therapeut hat keine Ahnung, was es bedeutet, mit meinen Beschwerden zu leben. Das kann man sich leider nicht schön reden.«</td><td>»In der Therapie werde ich viele konkrete Hilfestellungen mit Ihnen erarbeiten. Zum Beispiel ist es manchmal so, dass die Art, wie man über seine Beschwerden denkt, es eigentlich nur noch schlimmer macht. Das kann man versuchen zu ändern.«</td></tr>
</table>

© Kleinstäuber • Bleichhardt • Gottschalk • Rief, Therapie-Tools Somatoforme Störungen. Beltz, 2018

2 Exploration und diagnostische Klassifikation somatoformer Beschwerden

2.1 Hintergrund und Einführung

Das Grundprinzip einer diagnostischen Untersuchung, bei psychischen Erkrankungen zwischen Symptom, Syndrom und Diagnose zu differenzieren, spielt vor allem bei somatoformen Störungen eine sehr wichtige Rolle. Zunächst werden auf Symptomebene die einzelnen Körperbeschwerden des Patienten darauf untersucht, inwieweit diese medizinisch abgeklärt sind und ob ein organischer Befund vorliegt. Zudem werden der Leidensdruck und die Einschränkungen bei alltäglichen Aktivitäten, die für den Patienten mit Symptomen verbunden sind, exploriert. Es ist von besonderer Bedeutung den zeitlichen Verlauf für die einzelnen Körperbeschwerden zu rekonstruieren, da die einzelnen Symptome häufig fluktuieren und sich über den Zeitverlauf ändern können bzw. nur vorübergehend auftreten. Klinische Relevanz von Körpersymptomen kann darüber eingeschätzt werden, ob der Betroffene aufgrund der Symptome einen Arzt aufgesucht, Medikamente einnimmt und seinen Lebensstil geändert hat bzw. substanzielle Einschränkungen in seiner Lebensführung erlebt.

Auf der nächsten Ebene wird eingeschätzt, inwieweit der Patient an Einzelsymptomen leidet bzw. Bündel von Symptomen zu Syndromen zusammengefasst werden können. Bei den somatoformen Störungen ist die Identifikation eines Syndroms nicht zwangsläufig erforderlich. Zum Teil kann bereits ein sehr stark ausgeprägtes und beeinträchtigendes Einzelsymptom eine Diagnose begründen (z. B. eine Schmerzstörung mit einem schweren Brustschmerz, der mit hohem Leidensdruck und Einschränkungen in verschiedenen Lebensbereichen sowie hohem Insanpruchnahme-Verhalten verbunden ist).

Diagnose nach ICD-10. Im finalen Schritt werden die Symptome bzw. Syndrome dahingehend eingeschätzt, ob sie die Kriterien einer Diagnose erfüllen. Die folgenden Arbeitsmaterialien orientieren sich dabei an den Klassifikationskriterien der zehnten Revision der Internationalen Statistischen Klassifikation der Krankheiten und verwandter Probleme (ICD-10) der Weltgesundheitsorganisation (WHO, 1996). Nach der ICD-10 umfasst die Gruppe der somatoformen Störungen zunächst Störungsbilder, bei denen chronische, belastende, medizinisch unerklärte Körperbeschwerden im Vordergrund stehen. Zu diesen zählen

- die Somatisierungsstörung,
- die undifferenzierte somatoforme Störung,
- die somatoforme autonome Funktionsstörung und
- die anhaltende somatoforme Schmerzstörung.

Bei der hypochondrischen Störung hingegen steht eine anhaltende Angst und Überzeugung, an einer schweren Erkrankung zu leiden, im Vordergrund. Die körperdysmorphe Störung, die als Kardinalsymptom die übermäßige Beschäftigung mit einer vom Patienten angenommenen körperlichen Missbildung oder Entstellung hat und die nach der ICD-10 ebenfalls noch zu den somatoformen Störungen zählt, bleibt in diesem Buch unberücksichtigt. Nach aktuellem Stand wird sie in der zukünftigen elften Revision der ICD höchstwahrscheinlich nicht mehr zum somatoformen Störungskreis zählen (WHO, 2016). Neben den klassischen somatoformen Störungen haben sich zahlreiche verschiedene sogenannte funktionelle somatische Syndrome (FSS) etabliert. Zu den wichtigsten zählen das sogenannte Reizdarmsyndrom, das chronische Erschöpfungssyndrom und die Fibromyalgie. Die diagnostische Einordnung dieser Syndrome ist nach wie vor umstritten. Aus psychologischer bzw. psychiatrischer Perspektive werden die beiden ersteren als undifferenzierte somatoforme Störung eingeordnet, während das letztere zu der anhaltenden somatoformen Schmerzstörung gezählt wird.

Hilfsmittel für den diagnostischen Prozess

Der diagnostische Prozess für somatoforme Störungen baut auf verschiedenen Säulen von Hilfsmitteln auf.

- Die entscheidende Säule ist, wie bei anderen Störungen auch, das persönliche diagnostische Gespräch zwischen Therapeut und Patient, das z. B. auf einem standardisierten klinischen Interview wie dem Composite International Diagnostic Interview nach ICD-10 und DSM-IV (APA, 2000) oder diagnostischen Checklisten, wie z. B. den Internationalen Diagnosechecklisten nach der ICD-10 (Hiller et al., 1997), aufbaut.
- Die zweite wichtige ergänzende Säule stellen die sogenannten Beschwerdelisten dar. Diese sind i. d. R. Auflistungen von Körperbeschwerden, die von Patienten im Selbstbericht nach deren Schwere- oder Belastungsgrad eingestuft werden sollen. Wir stellen im Folgenden den Patienten-Gesundheitsfragebogen 15 (Kroenke et al., 2002) als eine besonders gut validierte Form dieser Beschwerdelisten vor.
- Des Weiteren können als dritte Säule Fragebögen herangezogen werden, die zur Exploration von psychologischen Faktoren, die mit den Körperbeschwerden assoziiert sind, genutzt werden. Dazu gehören z. B. Krankheitsängste und -verhaltensweisen.
- Für den Therapieverlauf bietet sich abschließend der Einsatz eines Befindlichkeitstagebuches an. Dieses kann mit unterschiedlichen Zielen verwendet werden. Zum einen dient es dazu, Zusammenhänge zwischen den körperlichen Beschwerden, belastenden Ereignissen im Alltag und emotionalen Zuständen herauszuarbeiten. Alternativ kann es helfen, die von den Patienten häufig berichteten vagen Selbstbeobachtungen von Symptomen zu konkretisieren. Zum Beispiel neigen Patienten dazu in sehr verallgemeinernder Sprache ihre Beschwerden zu beschreiben, wie z. B.: »Der Schmerz ist immer da.« Abschließend kann das Tagebuch natürlich auch zum Monitoring des Therapieprozesses genutzt werden. Es ist empfehlenswert, solch ein Instrument zeitlich nur begrenzt, z. B. auf eine Woche zu Beginn und zum Ende der Therapie, einzusetzen.

2.2 Arbeitsmaterialien

- **AB 6** *Interviewleitfaden für die Anamnese im Erstkontakt/in den ersten Sitzungen* (T). Dieses Arbeitsblatt stellt einen umfassenden Leitfaden für die ersten Kontakte mit Patienten mit somatoformen Beschwerden dar. Es beinhaltet Aspekte, auf die vor allem bei der frühen Exploration bei somatoformen Störungen ein Schwerpunkt gelegt werden sollten, wie z. B. Krankheitsverhaltensweisen im Zusammenhang mit den körperlichen Beschwerden oder subjektive Krankheitsannahmen. Die folgenden Arbeitsblätter (AB 7-12) dienen zur Vertiefung einzelner Punkte des Interviewleitfadens. Konkrete Beispiele für Fragen, die der Therapeut an den Patienten stellen kann, werden vorgeschlagen. Der Interviewleitfaden enthält ein Screening zu komorbiden psychischen Störungen. Bei auffälligen Antworten des Patienten zu diesen Screeningfragen sollten ergänzende Interviewverfahren herangezogen werden (z. B. Internationale Diagnosen Checklisten IDCL, Hiller et al., 1997; Composite International Diagnostic Interview nach ICD-10 und DSM-IV CIDI, Wittchen et al., 1998).
- **AB 7** *Interview zu körperlichen Beschwerden und deren Beeinträchtigungsgrad (nach ICD-10 und DSM-IV)* (T). Das zweite Arbeitsblatt in diesem Kapitel hilft auf Symptomebene einzelne Symp-

tome genau zu explorieren, nach ihrem zeitlichen Verlauf, ihrem Beeinträchtigungsgrad und ihrer organmedizinischen Abklärung. Die Zeitintervalle und die Körpersymptome sind dabei an der ICD-10 orientiert. Die Symptomlisten der ICD-10 wie auch DSM-IV sind abgedeckt. Zudem ist Raum für weitere Körperbeschwerden, die in den Klassifikationssystemen nicht vorhanden sind. Die Vorlage von Symptomlisten hat den Vorteil, dass der Therapeut auch Beschwerden erfassen kann, an die der Patient vielleicht nicht gedacht hätte, da sie weiter zurückliegen.

- ▶ **AB 8** *Exploration des subjektiven Störungsmodells des Patienten* (P/T)
- ▶ **AB 9** *Medikamentenanamnese* (P/T)
- ▶ **AB 10** *Zeitverlauf: Körperbeschwerden, körperliche Erkrankungen und psychische Erkrankungen* (P/T)
- ▶ **AB 11** *Screening: Beeinträchtigung in verschiedenen Lebensbereichen* (P/T)
- ▶ **AB 12** *Körperliche Erkrankungen, Verlauf und Vorbehandlungen* (P/T). Ergänzend zu AB 6 und 7 werden fünf Arbeitsblätter zur Vertiefung der Exploration des subjektiven Störungsmodells des Patienten, der Medikamentenanamnese, des zeitlichen Verlaufs der körperlichen Beschwerden und begleitender körperlicher und psychischer Erkrankungen, der Geschichte des Patienten an medizinischen Vorbehandlungen sowie des Ausmaßes von symptombezogener Beeinträchtigung in verschiedenen Lebensbereichen zur Verfügung gestellt. Bei AB 8 zu den subjektiven Störungsannahmen des Patienten befindet sich im unteren Teil des Arbeitsblattes ein Strahl. Der Therapeut kann an diesem abtragen, inwieweit die vom Patienten vermuteten Ursachen eher psychischer oder eher somatischer Natur sind. Die Fragen und Beeinträchtigungsbereiche auf AB 11 orientieren sich am Pain Disability Index (Tait et al., 1990), am WHO Disability Assessment Schedule (WHO, 2010) und am EuroQol (Williams, 1990).
- ▶ **INFO 13** *Übersicht zu Klassifikationskriterien somatoformer Störungen nach der ICD-10* (T). Der Therapeut kann als Zusammenfassung der diagnostischen Kriterien zur Diagnose der einzelnen somatoformen Störungsbilder das Informationsblatt 13 verwenden. Die Informationen auf diesem Informationsblatt basieren auf der ICD-10 (Dilling & Freyberger, 2015) und einer Kodierungshilfe für die F45.41 von Nilges und Rief (2010).
- ▶ **INFO 14** *Übersicht zu Klassifikationskriterien ausgewählter funktioneller somatischer Syndrome* (T). Ergänzend zu den Diagnosen somatoformer Störungen stellen wir ein Informationsblatt zur Verfügung, das die aktuellen Kriterien der drei wichtigsten funktionellen somatischen Syndrome – Reizdarmsyndrom (Layer et al., 2011; Longstreth et al., 2006), Fibromyalgie (Deutsche Schmerzgesellschaft, 2017; Wolfe et al., 2011; Wolfe et al., 2010) und Chronisches Erschöpfungssyndrom (WHO, 1996) – zusammenfasst.
- ▶ **INFO 15** *Zusammenhang von Syndromen medizinisch unerklärter Körperbeschwerden und der hypochondrischen Störung* (T). Dieses Informationsblatt veranschaulicht für den Therapeuten die Einordnung von Krankheitsängsten im Rahmen der somatoformen Störungen und gibt Hilfestellungen zur Ableitung erster Behandlungsimplikationen und grober Behandlungsschwerpunkte.
- ▶ **AB 16** *Checkliste Differenzialdiagnostik nach ICD-10* (T). Zur Abgrenzung der somatoformen Störungen von somatischen Erkrankungen und anderen psychischen Störungen, die symptomatische Ähnlichkeiten zu den Diagnosen des somatoformen Störungskreises aufweisen, wird mit der Checkliste zur Differenzialdiagnostik nach ICD-10 auf AB 16 eine Hilfestellung gegeben.
- ▶ **AB 17** *15-Item Beschwerdenliste für den Patienten (Patienten-Gesundheitsfragebogen-15)* (P). Als Beschwerdeliste für den subjektiven Symptombericht des Patienten stellen wir in diesem Buch den Patienten-Gesundheitsfragebogen-15 (Kroenke et al., 2002), ein Instrument mit sehr guten psychometrischen Eigenschaften, vor. Diese Beschwerdeliste kann zum einen für die Exploration von Körperbeschwerden zum Erstkontakt genutzt werden, stellt aber zugleich ein hilfreiches Monitoring-Instrument für den Therapieverlauf dar.

▶ **AB 18** *Fragen zu psychischen Faktoren im Zusammenhang mit somatoformen Beschwerden* (P). Bisher haben in den Klassifikationssystemen wie der ICD-10 und dem DSM-IV psychologische Faktoren kaum eine Rolle zur Diagnostik somatoformer Störungen gespielt. Mit der Einführung der fünften Revision des DSM (American Psychiatric Association, 2013) gab es eine entscheidende Veränderung, da dieses erstmalig psychische Variablen im Rahmen der diagnostischen Kriterien berücksichtigt. Die Forschung befasst sich hingegen schon sehr lange mit psychischen Faktoren, die mit medizinisch unerklärten Körperbeschwerden zusammenhängen. Dementsprechend wurden aus verschiedenen gut validierten Messinstrumenten zu Krankheitsangst, Krankheitsverhalten, dysfunktionalen Kognitionen und aus exzessiver Internetsuche nach Informationen zu Krankheiten und körperlichen Symptomen besonders repräsentative Items ausgewählt und in einer Fragenliste zusammengestellt. Im Folgenden sind die Zuordnungen der Items von AB 18 zu den Skalen bzw. Subskalen der Fragebögen zusammengestellt.

- Skala zur Erfassung von Krankheitsverhalten (SAIB; Rief et al., 2003): Verifikation der Diagnose: Item 1-2; Symptomausdruck: Item 3-4; Medikamente: Item 5-6; Krankheitsfolgen: Item 7; Scanning: Item 8-9
- modifizierte Version des Short Health Anxiety Inventory (mSHAI; Bailer et al., 2013): Items 10-14
- Fragebogen zu Körper und Gesundheit (FKG; Hiller et al., 1997): Katastrophisierung: Item 15-16; Autonome Sensationen: Item 17-18; Körperliche Schwäche: Item 19-20; Intoleranz gegenüber körperlichen Beschwerden: Item 21-22
- Cyberchondria Severity Scale (CSS; Barke et al., 2016): Exzessivität: Item 23; Misstrauen gegenüber Arzturteil: Item 24 (Umpolen!); Rückversicherungsverhalten: Item 25; Belastung: Item 26

Die Repräsentativität wurde zum einen auf der Basis der Höhe der Faktorladung und zum anderen auf Basis inhaltlicher Relevanz bestimmt.

▶ **AB 19** *Befindlichkeitstagebuch* (P). Auf diesem Arbeitsblatt stellen wir ein Befindlichkeitstagebuch zur Verfügung (orientiert an Kleinstäuber et al., 2017), welches jedoch nur als eine Anregung für mögliche Skalen und Fragen für den Patienten gedacht ist. Der Therapeut wird ermutigt, ein individuelles Tagebuch mit Inhalten, die spezifisch für seinen Patienten zugeschnitten sind, zu erstellen.

▶ **AB 20** *Ich zeichne meine Körperbeschwerden…* (P). Mit diesem Arbeitsblatt wagen wir zum Ende von Kapitel 2 einen kleinen Exkurs. Zeichnungen von Patienten haben in der Kunst- und Ergotherapie bereits eine lange Tradition. Zeichnungen haben jedoch über die letzten Jahre ebenfalls Bedeutung in der Psychotherapie gewonnen – jedoch mit einem anderen Einsatzzweck: zur Eröffnung des Gespräches mit dem Patienten über seine Beschwerden, Krankheitsvorstellungen und Beeinträchtigungen (Henare et al., 2003). In einer Schmerzklinik des National Health Service in England wird zum Beispiel routinemäßig eine Sammlung von Bildkarten zum Anamnesegespräch eingesetzt (Semino et al., 2017). Patienten reflektieren mithilfe der bildlichen Darstellungen ausführlicher als im reinen Selbstbericht. AB 20 gibt eine Instruktion, mit der der Therapeut seinen Patienten anleiten kann, eine Zeichnung von seinen Körperbeschwerden zu erstellen. Es wird empfohlen dem Patienten verschiedene Zeichenmaterialien (verschiedene Stifte und Farben) zur Verfügung zu stellen. Der entscheidende Teil dieser Übung ist die Auswertung und das Gespräch zwischen Therapeut und Patient über die Zeichnung. Wichtige Themen könnten u. a. sein:

- Warum hat der Patient bestimmte Farben oder Formen gewählt?
- In welcher Art und Weise ist das Symptom dargestellt?
- Sind andere Personen in die Zeichnung eingebunden?
- Wie werden in der Zeichnung der Leidensdruck und die Beeinträchtigungen dargestellt?

Anlass des Aufsuchens der Psychotherapie

Was führt Sie zu mir? Was hat dazu geführt, dass Sie sich zu diesem Zeitpunkt Ihres Lebens für eine Psychotherapie entschieden haben? Hat Sie jemand zu mir überwiesen?

....

....

....

Exploration der körperlichen Beschwerden

Welche körperliche(n) Beschwerde(n) weisen Sie aktuell auf (zur Vertiefung siehe AB 7)? Welche länger anhaltenden körperlichen Beschwerden haben Sie in der Vorgeschichte erlebt, die aktuell nicht im Vordergrund stehen?

....

....

....

Lokalisieren Sie jedes Symptom mit den Silhouetten des menschlichen Körpers auf Seite 10 dieses Arbeitsblattes und explorieren Sie den zeitlichen Verlauf (im langfristigen und kurzfristigen Zeitfenster) und die medizinische Abklärung jedes einzelnen Symptoms (verwenden Sie dafür das Fragenschema auf Seite 9 dieses Arbeitsblattes)!

Welche Art von Symptom oder Syndrom weist der Patient auf?

☐ einzelnes spezifisches Symptom
☐ monosymptomatisches Syndrom (Symptome in einem Organsystem)
☐ polysymptomatisches Syndrom (Symptome in verschiedenen Organsystemen)

Exploration der Beeinträchtigungen durch das/die Symptom/e

In welchen Bereichen Ihres Lebens sind Sie durch Ihre Beschwerden eingeschränkt? Bei welchen Aktivitäten oder Funktionen sind Sie konkret beeinträchtigt?

- Familie/Partnerschaft:

....

....

- Beruf/Ausbildung:

....

....

- Sozialleben:

....

....

- Sonstige Bereiche:

....

....

Wie geht Ihr soziales Umfeld mit Ihren Beschwerden um? Welche Reaktionen erleben Sie, wenn Sie über Ihre körperlichen Beschwerden sprechen?

- Familie/Partnerschaft:

....

....

- Arbeits-/Ausbildungsplatz:

....

....

- Freunde/Bekannte:

....

....

- Gesundheitsbereich:

....

....

- Sonstige Personen in Ihrem Umfeld:

....

....

 © Kleinstäuber • Bleichhardt • Gottschalk • Rief, Therapie-Tools Somatoforme Störungen. Beltz, 2018

Bisherige Bewältigungsversuche

Was machen Sie bzw. haben Sie bisher gemacht, um mit Ihren körperlichen Beschwerden umzugehen? *[Explorieren Sie zum einen dysfunktionale Verhaltensweisen, wie z. B. Schon- und Vermeidungsverhalten, übermäßige Inanspruchnahme medizinischer Dienste, Body-Checking aber auch hilfreiche Bewältigungsverhaltensweisen.]*

....

....

....

....

Welche medizinischen Behandlungsversuche haben Sie bereits durchgeführt und mit welchem Erfolg?

Symptom	**Medizinische Behandlung**	**Behandlungsergebnis**

Nehmen Sie Medikamente aufgrund Ihrer Beschwerden ein? Wenn ja, welche? *[zur ausführlichen Exploration siehe AB 9]*

....

....

....

Begleitende körperliche und psychische Erkrankungen

Haben Sie körperliche Erkrankungen (unabhängig von den Beschwerden, die Sie mir bisher geschildert haben)? *[zur ausführlichen Exploration siehe AB 12]*

....

....

....

....

Ergeben sich Hinweise auf begleitende psychische Störungen? Nutzen Sie zur Exploration folgende Screeningfragen (orientiert am Web-Based Screening Questionnaire for Common Mental Disorders, Donker et al. 2009; Übersetzung der Autoren).

Screeningfrage	**Antwortskala**	**Verdacht auf...**
F1: Markieren Sie auf der folgenden Skala, wie stark Sie sich in den letzten 4 Wochen durch niedergeschlagene oder durch depressive Verstimmungen gestört fühlten.	0=kaum gestört 1=leicht gestört/nicht wirklich beeinträchtigt 2=etwas gestört und beeinträchtigt 3=deutlich gestört/beeinträchtigt 4=sehr gestört/beeinträchtigt	Depression? ☐
F2: Haben Sie Ihr Interesse bzw. Ihre Freude an fast allen Aktivitäten wie z. B. Arbeit oder Hobbys verloren, die Ihnen gewöhnlich Freude machen?	0=nein 1=ja	Depression? ☐
F3: Wie häufig hatten Sie während der vergangenen zwei Wochen Schwierigkeiten zu entspannen?	0=überhaupt nicht 1=an einigen Tagen 2=an mehr als der Hälfte der Tage 3=fast jeden Tag	GAS? ☐

Screeningfrage	Antwortskala	Verdacht auf...
F4: Bei einer Panikattacke tritt plötzlich, unerwartet, sehr starke Angst auf, die mit mindestens vier der folgenden Symptome einhergeht: Herzrasen; feuchte Hände; Zittern; Kurzatmigkeit/Atemnot; Erstickungsgefühle; Schmerzen oder Beklemmungsgefühle in der Brust; Übelkeit/ Magen-Darm-Beschwerden/ plötzlicher Durchfall; Schwindel; Unsicherheit; Benommenheitsgefühl; der Ohnmacht nahe sein; sich sonderbar fühlen; Gefühl der Unwirklichkeit; sich losgelöst fühlen; Angst, die Kontrolle zu verlieren oder verrückt zu werden oder zu sterben; Kribbelgefühle; Taubheitsgefühle; Hitzewallungen oder Kälteschauer. Wenn Sie eine oder mehrere solcher Panikattacken in den vergangenen Woche hatten, wie belastet haben Sie sich in diesem Augenblick gefühlt?	0=überhaupt nicht belastet/ keine Panikattacke 1=ein bisschen belastet 2=belastet 3=sehr belastet 4=extrem belastet	Panikstörung? ☐
F5: Haben Sie Angst vor oder vermeiden Sie öffentliche Orte, an denen eine Flucht schwierig ist (z. B. öffentliche Verkehrsmittel, Geschäfte/Kaufhäuser, in einer Schlange stehen, Kino, fremde Gebäude, weit entfernt von zu Hause sein)?	0=nein 1=ja	Agoraphobie? ☐
F6: Gibt es Dinge, vor denen Sie mehr Angst haben oder die Sie mehr vermeiden als die meisten anderen Menschen?	0=nein 1=ja	Spezifische Phobie? ☐
F7: Haben Sie besondere Angst vor Tieren (z. B. Hunde, Spinnen, Schlangen, Katzen, Vögel, Mäuse, Insekten) oder medizinischen Dingen (z. B. Blut, Zahnarzt, Injektionen, Arztpraxen, Krankenhäuser, Ärzte) oder spezifischen Situationen (z. B. Bus, menschenüberfülltes Geschäft, Tunnel, Fahrstuhl, Flugzeug, Brücke, Autofahren)?	0=nein 1=ja	Spezifische Phobie? ☐
F8: Haben Sie Angst vor oder vermeiden Sie soziale Situationen, in denen Sie von anderen beobachtet werden könnten (z. B. öffentlich sprechen, vor anderen essen oder schreiben)?	0=nein 1=ja	Soziale Phobie? ☐
F9: Hat Ihre Angst nach einem extrem traumatisierenden Ereignis, das für Sie selbst oder für andere sehr bedrohlich war (z. B. schwerer Unfall, Überfall, Naturkatastrophe), begonnen?	0=nein 1=ja	PTSD? ☐

© Kleinstäuber • Bleichhardt • Gottschalk • Rief, Therapie-Tools Somatoforme Störungen. Beltz, 2018

Interviewleitfaden für die Anamnese im Erstkontakt/in den ersten Sitzungen

Screeningfrage	Antwortskala	Verdacht auf...
F10: Wie viel Zeit haben Sie in der vergangenen Woche mit Zwangsgedanken oder -verhalten verbracht? Unter Zwangsgedanken bzw. -verhalten versteht man wiederkehrende Gedanken, Handlungsimpulse oder Vorstellungen, die Sie nicht wollen, die widerlich, unangemessen, eindringlich und störend sind (wie z. B. der Gedanke, seine Kinder zu verletzen, obwohl man weiß, dass man das niemals machen würde)?	0=0 h/keine Zwänge 1=>0-<1 h/Tag 2=1-<3 h/Tag 3=3-<8 h/Tag 4=≥8 h/Tag	Zwangsstörung? ☐
F11: An einem Tag, an dem Sie Alkohol trinken, wie viele alkoholische Getränke nehmen Sie da typischerweise zu sich?	1=keine 2=1-2 3=3-4 4=5-6 5=7-9 6=≥10	Alkoholabhängigkeit? ☐
F12: Wie häufig konsumieren Sie 6 oder mehr alkoholische Getränke bei einer Gelegenheit?	0=niemals 1=seltener als einmal pro Monat 2=monatlich 3=wöchentlich 4=täglich/fast täglich	Alkoholabhängigkeit? ☐
F13: Haben Sie in letzter Zeit darüber nachgedacht, sich zu verletzen oder sich das Leben zu nehmen?	0=definitiv nicht 1=Ich habe darüber nachgedacht, würde es aber nicht tun. 2=Ich habe es ernsthaft in Betracht gezogen, habe mich aber zurückgehalten. 3=Ich würde es tun, wenn sich die Gelegenheit bietet.	Suizidalität? ☐

Grenzwerte des WSQ: Depression: F1≥5 & F2=1; Generalisierte Angststörung: F3≥2; Panikstörung: F4≥1; Panikstörung und Agoraphobie: F4≥1 & F5=1; Agoraphobie ohne Panikstörung: F5=1; Spezifische Phobie: F6 oder F7=1; Soziale Phobie: F8=1; PTSD: F9=1; Zwangsstörung: F10≥1; Alkoholabhängigkeit: F11≥2 & F12≥3; Suizidalität F13≥3 (Ausschluss)

Subjektives Störungsmodell des Patienten

Sie haben sich bestimmt bereits viele Gedanken dazu gemacht, wie Ihre Beschwerden erklärt werden könnten? Was sind Ihre Vermutungen? *[zur Vertiefung siehe AB 8]*

....

....

 © Kleinstäuber • Bleichhardt • Gottschalk • Rief, Therapie-Tools Somatoforme Störungen. Beltz, 2018

Biographie

Wie sieht Ihre aktuelle Lebenssituation aus?

- Partnerschaft:

....

....

- Familie:

....

....

- Beruf/Ausbildung:

....

....

- Finanzielle Situation:

....

....

- Soziales Netzwerk:

....

....

- Ressourcen/Freizeitaktivitäten:

....

....

Haben Sie in den vergangenen Jahren, möglicherweise auch im Zusammenhang mit dem Beginn Ihrer körperlichen Beschwerden besonders schwierige Lebensereignisse erlebt oder anhaltende alltägliche Stressereignisse?

....

....

Erste Erwartungsabklärung des Patienten an die Therapie

Sie haben sich möglicherweise viele Gedanken gemacht vor dem heutigen Termin, warum es Sinn ergeben könnte, einen Psychotherapeuten aufzusuchen. Was ist Ihre Hoffnung, mit der Sie mich aufgesucht haben? Was denken Sie, kann Ihnen eine Psychotherapie bringen oder wie kann Ihnen ein Psychologe weiterhelfen?

....

....

Weitere wichtige Punkte, die mit dem Patienten frühzeitig geklärt werden sollten

- zeitliche Struktur der Therapie/Therapieablauf, Anzahl der Sitzungen
- Grundprinzipien der Therapie: Was ist die Aufgabe des Therapeuten? Was ist die Aufgabe des Patienten?
- Handhabung von therapeutischen Übungen für zu Hause?
- Klärung der Kontaktaufnahme mit Hausarzt und ggf. Facharzt, Anforderung von Befundberichten (von ambulanten und stationären Vorbehandlungen); Schweigepflichtsentbindung gegenüber anderen behandelnden Institutionen.

© Kleinstäuber • Bleichhardt • Gottschalk • Rief, Therapie-Tools Somatoforme Störungen. Beltz, 2018

Frageschema zur Exploration der körperlichen Beschwerden

Körperliches Symptom	Welche Körperbereiche sind durch das Symptom betroffen? (Einzeichnung in Körpersilhouette auf Seite 10/10)	Wann trat das Symptom erstmalig auf? Trat das Symptom seitdem kontinuierlich auf oder gab es symptomfreie Phasen? (Eintragung Lebensstrahl: AB 10)	Wie verhält sich das Symptom im Tagesverlauf? Liegen Schwankungen in der Intensität vor?	Wurde das Symptom medizinisch abgeklärt? Wenn ja, mit welchen bisherigen medizinisch diagnostischen Maßnahmen?	Bringen Sie bestimmte Auslöser mit dem Symptom in Verbindung? Wenn ja, welche?

Lassen Sie von Ihrem Patienten in den folgenden Körpersilhouetten die körperlichen Beschwerden genau eintragen.

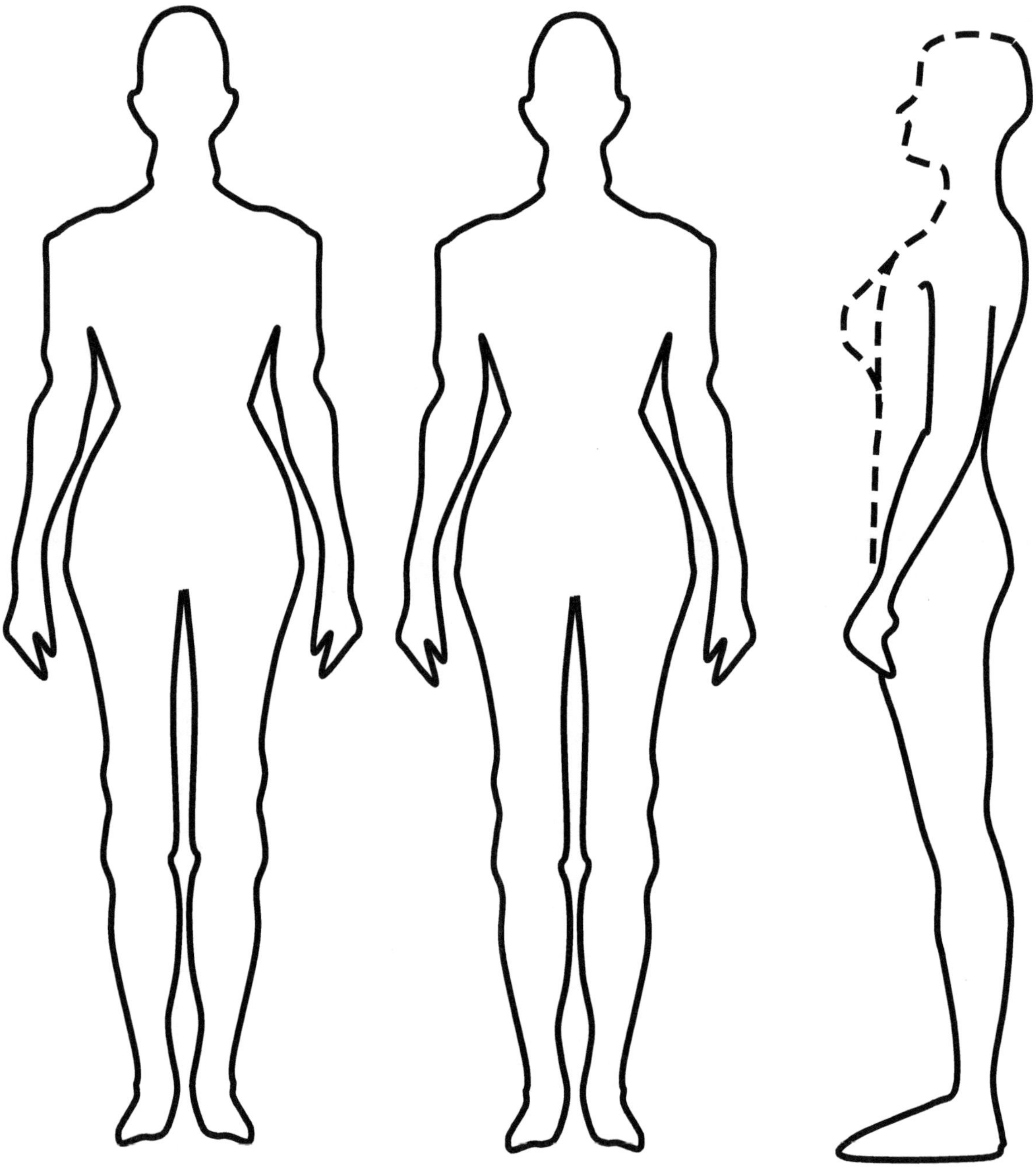

Körpervorderseite Körperrückseite

Interview zu körperlichen Beschwerden und deren Beeinträchtigung (nach ICD-10 und DSM-IV)

Die folgende Liste deckt sämtliche körperliche Beschwerden nach den Symptomlisten zur Somatisierungsstörung in ICD-10 und DSM-IV ab. Klären Sie zunächst ab, in welchen Zeiträumen welche Symptome vorlagen. Das Interview orientiert sich an den Zeitkriterien nach der ICD-10. Sie können für jedes vorliegende Symptom den Schwergrad sowie die Beeinträchtigung auf einer Skala von 0 bis 4 einschätzen. Klären Sie zudem ab, ob das Symptom bereits ärztlich abgeklärt wurde.

© Kleinstäuber • Bleichhardt • Gottschalk • Rief, Therapie-Tools Somatoforme Störungen. Beltz, 2018

Symptome	Trat folgende körperliche Beschwerde vermehrt bzw. wiederholt oder anhaltend über mehrere Tage innerhalb ... auf?				Bei Vorliegen des Symptoms: Schätzen Sie bitte den Schweregrad ein	Bei Vorliegen des Symptoms: Schätzen Sie bitte die Beeinträchtigung in Ihrer alltäglichen Lebensführung ein	Wurde das Symptom ärztlich abgeklärt?	Konnte der Arzt eine organische Ursache finden?
	…Ihres Lebens…	…der letzten zwei Jahre…	…der letzten sechs Monate…	…der letzten sieben Tage…	Einschätzungsskala: siehe unten		1=ja 0=nein	2=teils 1=ja 0=nein
1) Bauchschmerzen[GS]								
2) Übelkeit[GS]								
3) Sich-aufgebläht-Fühlen[GS]								
4) schlechter Geschmack im Mund oder stark belegte Zunge[GS]								
5) Erbrechen oder Aufsteigen von vorverdauten Speisen aus dem Magen in die Speiseröhre (außer während Schwangerschaft)[GS]								

© Kleinstäuber • Bleichhardt • Gottschalk • Rief, Therapie-Tools Somatoforme Störungen. Beltz, 2018

6) häufiger Durchfall oder Flüssigkeitsaustritt aus dem After[GS]								
7) Atemnot ohne Anstrengung[KS]								
8) Brustschmerzen[KS]								
9) häufiges oder Schmerzen beim Wasserlassen[US, AS]								
10) unangenehme Empfindungen im oder um den Genitalbereich[US]								
11) ungewöhnlichen oder verstärkten vaginalen Ausfluss[US]								
12) Flecken oder Farbänderungen der Haut[HS/S]								
13) Schmerzen in Gliedern, Extremitäten oder Gelenken[HS/S]								

14) unangenehme Taubheit oder Kribbelgefühl[HS/S]								
15) Wahrnehmung des eigenen Herzschlags als zu schnell, langsam oder unregelmäßig[VS]								
16) Schweißausbrüche (heiß oder kalt)[VS]								
17) Mundtrockenheit[VS]								
18) Hitzewallungen oder Erröten[VS]								
19) Druckgefühl im Oberbauch (zwischen Rippenbogen und Bauchnabel) oder Kribbeln oder Unruhe im Bauch[VS]								
20) Brustschmerzen oder Druckgefühl in der Herzgegend[AS]								
21) Atemnot oder Hyperventilation[AS]								
22) außergewöhnliche Müdigkeit bei leichter Anstrengung[AS]								

 © Kleinstäuber • Bleichhardt • Gottschalk • Rief, Therapie-Tools Somatoforme Störungen. Beltz, 2018

23) Luftschlucken, Schluckauf oder Brennen im Brust- oder Magenbereich[AS]							
24) Bericht über häufigen Stuhldrang[AS]							
25) Gefühl der Überblähung oder Völlegefühl[AS]							
26) Kopf- oder Gesichtsschmerzen							
27) Rückenschmerzen							
28) Schmerzen im Rektum							
29) Schmerzen beim Geschlechtsverkehr							
30) Völlegefühl							
31) Unverträglichkeit von verschiedenen Speisen							
32) sexuelle Gleichgültigkeit							
33) Koordinations- oder Gleichgewichtsstörungen							

© Kleinstäuber • Bleichhardt • Gottschalk • Rief, Therapie-Tools Somatoforme Störungen. Beltz, 2018

34) Lähmungen oder Muskelschwäche								
35) Schluckschwierigkeiten oder Kloßgefühl im Hals								
36) Flüsterstimme								
37) Harnverhalt								
38) Halluzination								
39) Verlust der Berührungs- oder Schmerzempfindung								
40) Sehen von Doppelbildern								
41) Blindheit								
42) Verlust des Hörvermögens								
43) epileptisch anmutende (Krampf-) Anfälle								
44) Gedächtnisverlust								
45) Bewusstlosigkeit								
Männer:								
46) Erektions- oder Ejakulationsstörungen								

© Kleinstäuber • Bleichhardt • Gottschalk • Rief, Therapie-Tools Somatoforme Störungen. Beltz, 2018

Frauen:								
47) Unregelmäßige Menstruationen								
48) Sehr starke menstruale Blutung								
49) Erbrechen während der gesamten Schwangerschaft								
50) schmerzhafte Menstruation								
51) sonstiges Symptom: ______________								
52) sonstiges Symptom: ______________								
53) sonstiges Symptom: ______________								

ICD-10 Symptomliste I: GS Gastrointestinale Symptome: 1-6, KS Kardiovaskuläre Symptome: 7-8, US Urogenitale Symptome: 9-11, HS/S Hautsymptome und Schmerzen: 12-14
ICD-10 Symptomliste II: VS Vegetative Symptome: 15-19, AS Andere Symptome: 9, 20-25

Antwortskala zur Einschätzung des Schweregrads und der Beeinträchtigung durch die körperlichen Beschwerden

kaum	leicht	mittel-mäßig	stark	sehr stark
0	1	2	3	4

 © Kleinstäuber • Bleichhardt • Gottschalk • Rief, Therapie-Tools Somatoforme Störungen. Beltz, 2018

Exploration des subjektiven Störungsmodells des Patienten

Sie haben sich bestimmt bereits viele Gedanken dazu gemacht, wie Ihre Beschwerden erklärt werden könnten.

Was sind Ihre Vermutungen? Tragen Sie im Folgenden Ihre Ideen zusammen.

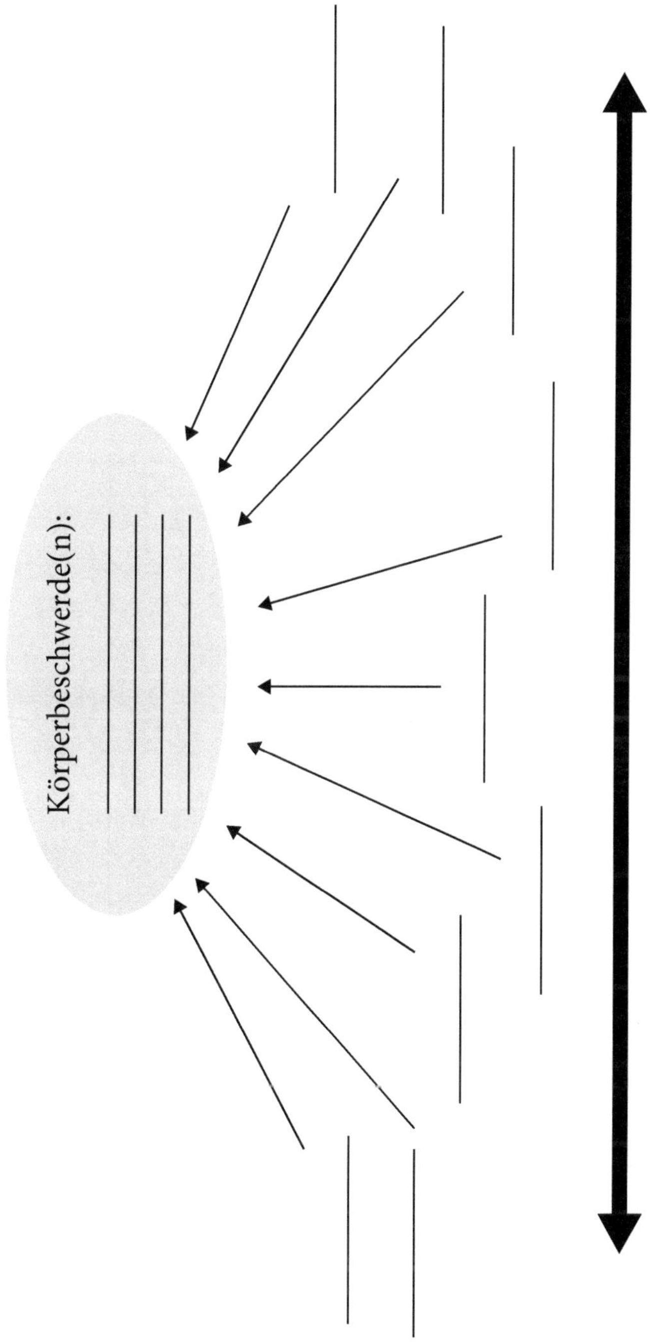

Medikamentenanamnese

Medikament/ Wirkstoff?	Für welche Beschwerden?	Einnahme seit wann?	Einnahme dauerhaft? Nur bei Bedarf?	Vom Arzt verschrieben?	Tagesdosis?	Hat der Patient Nebenwirkungen? Wenn ja, welche?

 © Kleinstäuber • Bleichhardt • Gottschalk • Rief, Therapie-Tools Somatoforme Störungen. Beltz, 2018

Zeitverlauf: Körperbeschwerden, körperliche Erkrankungen und psychische Erkrankungen

T P

Kennzeichnen Sie bitte in der oberen Hälfte dieses Arbeitsblattes mit Linien parallel zum Zeitstrahl, wann Sie bestimmte körperliche Beschwerden in Ihrem Lebenslauf beeinträchtigt haben. Berücksichtigen Sie bitte auch Symptome, die aktuell nicht im Vordergrund stehen.

Körpersymptome ohne medizinischen Befund:

____

____

____

____

____

Tragen Sie an diesem Zeitstrahl Ihr Lebensalter in Jahren ab. Sie können zudem direkt am Lebensstrahl einschneidende Lebensereignisse markieren.

Körperliche Erkrankungen:

____

____

Psychische Probleme:

____

____

Kennzeichnen Sie bitte in der unteren Hälfte dieses Arbeitsblattes mit Linien parallel zum Zeitstrahl, wann Sie an schwerwiegen, anhaltenden körperlichen Erkrankungen in Ihrem Lebenslauf erkrankt sind. Markieren Sie zudem psychische Erkrankungen.

© Kleinstäuber • Bleichhardt • Gottschalk • Rief, Therapie-Tools Somatoforme Störungen. Beltz, 2018

AB 11 Screening: Beeinträchtigung in verschiedenen Lebensbereichen

T P

Im Folgenden finden Sie verschiedene Lebensbereiche und -funktionen aufgelistet, in denen körperliche Beschwerden die Alltagsfunktion beeinträchtigen können. Bitte machen Sie sich zu jedem dieser Bereiche Gedanken, ob Sie durch Ihre körperlichen Symptome in diesem Bereich beeinträchtigt sind, und geben Sie konkrete Beispiele. Wie sehr hindern die körperlichen Beschwerden Sie daran, ein normales Leben zu führen?

Schätzen Sie im Folgenden auf dem Beeinträchtigungsthermometer die für Sie typische Stärke der Behinderung durch Ihre körperlichen Beschwerden ein. Ein Wert von 0 bedeutet dabei überhaupt keine Behinderung, und ein Wert von 100 gibt an, dass Sie in diesem Bereich durch die körperlichen Beschwerden völlig beeinträchtigt sind.

Familiäre und häusliche Verpflichtungen

Dieser Bereich bezieht sich auf Tätigkeiten, die das Zuhause oder die Familie betreffen. Er umfasst Hausarbeit und Tätigkeiten rund um das Haus bzw. die Wohnung, auch Gartenarbeiten.

keine Beeinträchtigung | völlige Beeinträchtigung

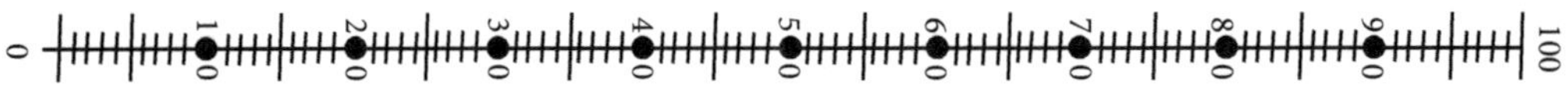

....

....

....

Erholung

Dieser Bereich umfasst Hobbys, Sport und Freizeitaktivitäten.

keine Beeinträchtigung | völlige Beeinträchtigung

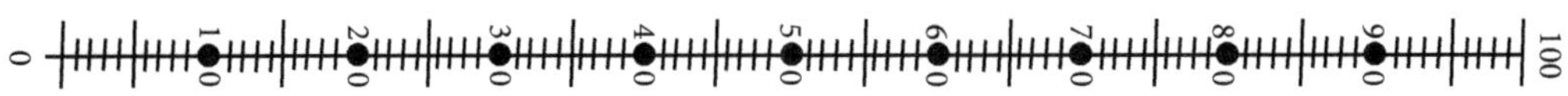

....

....

....

© Kleinstäuber • Bleichhardt • Gottschalk • Rief, Therapie-Tools Somatoforme Störungen. Beltz, 2018

Soziale Aktivitäten/Teilhabe am gesellschaftlichen Leben

Dieser Bereich bezieht sich auf das Zusammensein mit Freunden und Bekannten, wie z. B. Feste, Theater- und Konzertbesuche, Essen gehen und andere soziale Aktivitäten.

keine Beeinträchtigung — völlige Beeinträchtigung

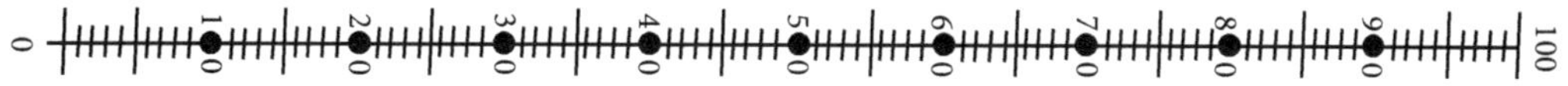

Beruf/Ausbildung/Schule

Dieser Bereich bezieht sich auf Aktivitäten, die ein Teil des Berufs sind oder unmittelbar mit dem Beruf zu tun haben; gemeint ist auch Hausfrauen(Männer-)Tätigkeit.

keine Beeinträchtigung — völlige Beeinträchtigung

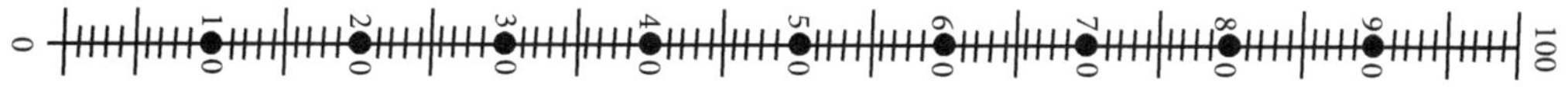

Sexualleben

Dieser Bereich bezieht sich auf die Häufigkeit und die Qualität des Sexuallebens.

keine Beeinträchtigung — völlige Beeinträchtigung

0 10 20 30 40 50 60 70 80 90 100

Selbstversorgung

Dieser Bereich umfasst Aktivitäten, die Selbständigkeit und Unabhängigkeit im Alltag ermöglichen, wie z. B. sich waschen und anziehen, Autofahren, ohne dabei auf fremde Hilfe angewiesen zu sein.

keine Beeinträchtigung — völlige Beeinträchtigung

0 10 20 30 40 50 60 70 80 90 100

Lebensnotwendige Tätigkeiten

Dieser Bereich bezieht sich auf absolut lebensnotwendige Tätigkeiten wie Essen, Schlafen und Atmen.

keine Beeinträchtigung — völlige Beeinträchtigung

0 10 20 30 40 50 60 70 80 90 100

© Kleinstäuber • Bleichhardt • Gottschalk • Rief, Therapie-Tools Somatoforme Störungen. Beltz, 2018

Beweglichkeit/Mobilität

Dieser Bereich bezieht sich auf Ihre körperliche Beweglichkeit, die sich z. B. Aktivitäten wie Stehen nach längerer Zeit des Sitzens, nach Sitzen aufstehen, sich von zu Hause fortbewegen, eine längere Strecke zu Fuß gehen können.

keine Beeinträchtigung — völlige Beeinträchtigung

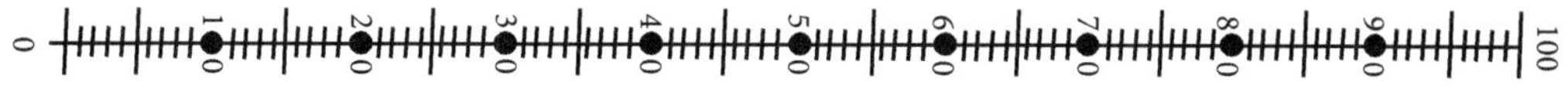

....

....

....

Andere Bereiche: ....

keine Beeinträchtigung — völlige Beeinträchtigung

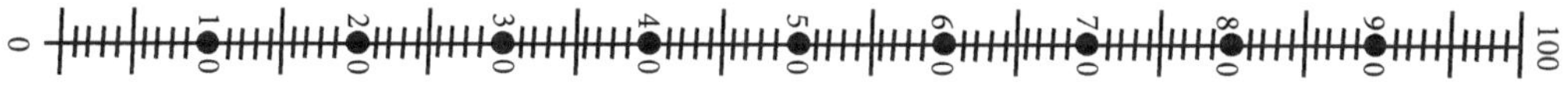

....

....

....

Tragen Sie im Folgenden für körperliche Erkrankungen, die bei Ihnen diagnostiziert wurden, Informationen zum Verlauf (z. B. Wann hat die Krankheit begonnen? Gab es symptomfreie Phasen?), zu bisherigen diagnostischen Untersuchungen und Behandlungen zusammen.

Diagnostische Untersuchungen: __________ __________ __________ __________	Bisherige Behandlungen: __________ __________ __________ __________
Verlauf: __________ __________ __________ __________	Sonstige Anmerkungen: __________ __________ __________

Erkrankung: __________

Diagnostische Untersuchungen: __________ __________ __________ __________	Bisherige Behandlungen: __________ __________ __________ __________
Verlauf: __________ __________ __________ __________	Sonstige Anmerkungen: __________ __________ __________

Erkrankung: __________

 © Kleinstäuber • Bleichhardt • Gottschalk • Rief, Therapie-Tools Somatoforme Störungen. Beltz, 2018

Checkliste: Klassifikationskriterien der somatoformen Störungen nach ICD-10

Nutzen Sie zunächst AB 7 (körperliche Beschwerden der Symptomlisten I und II der ICD-10) zur Überprüfung, inwieweit körperliche Beschwerden vorliegen, die weder durch eine körperliche Erkrankung erklärt werden können noch durch die Auswirkung einer psychotropen Substanz (z. B. Drogen, Alkohol) oder eines Medikaments.

In dem Fall, dass eine/mehrere körperliche Krankheit/en vorliegt/en, so dürfen der Schweregrad, Vielfalt und Dauer der körperlichen Beschwerden oder damit verbundener Beeinträchtigungen im alltäglichen Funktionsniveau nicht durch diese erklärt werden.

Somatisierungsstörung (F45.0)		
☐	**A**	Klagen über multiple und wechselnde körperliche Symptome, ▶ die **nicht** durch eine feststellbare körperliche Erkrankung erklärt werden können ▶ die **mindestens 2 Jahre** lang bestanden haben ▶ bei denen **Symptome vegetativer Erregung nicht** das Hauptmerkmerkmal der Störung darstellen (siehe Diagnose einer somatoformen vegetativen/autonomen Funktionsstörung)
☐	**B**	ständige Sorge um die Symptome verursacht **anhaltendes Leiden** und veranlasst den Patienten zu wiederholten Konsultationen (drei oder mehr) oder einer Reihe von Zusatzuntersuchungen bei Allgemeinpraktikern oder Spezialisten
☐	**C**	hartnäckige Weigerung, die ärztliche Feststellung anzunehmen, dass für die Symptome keine ausreichende körperliche Ursache vorliegt (allenfalls Akzeptanz während oder unmittelbar nach einer medizinischen Untersuchung für kurze Zeiträume bis zu einigen Wochen)
☐	**D**	mindestens **sechs Symptome** aus **Liste I**, aus mindestens **zwei der aufgeführten verschiedenen (Organ-)Hauptgruppen**
☐	**E**	Die Symptomatik tritt **nicht** ausschließlich während einer Schizophrenie oder verwandten Störungen (F20-29), einer affektiven Störung (F30-F39) oder einer Panikstörung (F41.0) auf.
Undifferenzierte somatoforme Störung (F45.1)		
☐	**A**	Klagen über multiple und wechselnde körperliche Symptome, ▶ die **nicht** durch eine feststellbare körperliche Erkrankung erklärt werden können ▶ die **mindestens sechs Monate** lang bestanden haben ▶ bei denen **Symptome vegetativer Erregung nicht** das Hauptmerkmal der Störung darstellen (siehe Diagnose einer somatoformen vegetativen/autonomen Funktionsstörung)

☐	**B**	**unvollständig erfüllt**: ständige Sorge um die Symptome verursacht **anhaltendes Leiden** und veranlasst den Patienten zu wiederholten Konsultationen (drei oder mehr) oder einer Reihe von Zusatzuntersuchungen bei Allgemeinpraktikern oder Spezialisten
☐	**C**	**vollständig erfüllt**: hartnäckige Weigerung, die ärztliche Feststellung anzunehmen, dass für die Symptome keine ausreichende körperliche Ursache vorliegt (allenfalls Akzeptanz während oder unmittelbar nach einer medizinischen Untersuchung für kurze Zeiträume bis zu einigen Wochen)
☐	**D**	**unvollständig erfüllt**: mindestens sechs Symptome aus Liste I, aus mindestens zwei der aufgeführten verschiedenen (Organ-)Hauptgruppen
☐	**E**	**vollständig erfüllt**: Die Symptomatik tritt **nicht** ausschließlich während einer Schizophrenie oder verwandten Störungen (F20-29), einer affektiven Störung (F30-F39) oder einer Panikstörung (F41.0) auf.
Anhaltende somatoforme Schmerzstörung (F45.4)		
☐	**A**	anhaltender, schwerer und belastender Schmerz in irgendeinem Körperteil, ▶ der **mindestens sechs Monate** lang durchgehend an den meisten Tagen bestanden hat ▶ **und** der nicht ausreichend durch den Nachweis eines physiologischen Prozesses oder einer körperlichen Störung erklärt werden kann ▶ **und** der anhaltend den Hauptfokus für die Aufmerksamkeit des Patienten darstellt
☐	**B**	Die Schmerzstörung tritt nicht bei Schizophrenie oder verwandten Störungen (F20-F29) auf, oder sie tritt nicht ausschließlich während einer affektiven Störung (F30-F39), einer Somatisierungsstörung, einer undifferenzierten somatoformen Störung oder einer hypochondrischen Störung auf.
Chronische Schmerzstörung mit somatischen und psychischen Faktoren (F45.41)		
		Im Vordergrund des klinischen Bildes stehen: ▶ Seit mindestens sechs Monaten bestehende Schmerzen in einer oder mehreren anatomischen Regionen, die ihren Ausgangspunkt in einem physiologischen Prozess oder einer körperlichen Störung haben. ▶ Psychischen Faktoren wird eine wichtige Rolle für Schweregrad, Exazerbation oder Aufrechterhaltung der Schmerzen beigemessen, jedoch nicht die ursächliche Rolle für deren Beginn. ▶ Der Schmerz verursacht in klinisch bedeutsamer Weise Leiden und Beeinträchtigungen in sozialen, beruflichen oder anderen wichtigen Funktionsbereichen. ▶ Der Schmerz wird nicht absichtlich erzeugt oder vorgetäuscht (wie bei der vorgetäuschten Störung oder Simulation). Schmerzstörungen insbesondere im Zusammenhang mit einer affektiven, Angst-, Somatisierungs- oder psychotischen Störung sollen hier nicht berücksichtigt werden.

© Kleinstäuber • Bleichhardt • Gottschalk • Rief, Therapie-Tools Somatoforme Störungen. Beltz, 2018

		Diese Diagnose kann für alle chronischen Schmerzformen zutreffen; die beteiligten psychischen Faktoren sind durch syndromspezifische Besonderheiten geprägt. Erkrankungen oder Funktionsstörungen des muskuloskelettalen Systems (Muskeln, Sehnen, Bänder und Gelenke) sowie pathologische Veränderungen des Nervensystems (periphere Prozesse, z. B. Polyneuropathie; zentrale Veränderungen, z. B. nach Apoplexie). Mischformen und somatische Veränderungen unklarer Genese (z. B. CRPS – früher M. Sudeck) zählen ebenfalls zu den typischen Auslösern. Pathologische somatische Befunde, die mit den Schmerzen zusammenhängen, sind durch geeignete diagnostische Verfahren (z. B. Labortests, QST oder bildgebende Verfahren) zu erheben. Hinsichtlich Schweregrad, Exazerbation oder Aufrechterhaltung haben psychische Faktoren eine wesentliche Bedeutung, die positiv identifiziert werden müssen. Der ursprünglich auslösende somatische Faktor … ▶ wurde diagnostiziert (z. B. Herpes zoster, Bandscheibenvorfall mit passender Schmerzlokalisation), ▶ wurde aufgrund von Anamnese und Untersuchungen identifiziert (z. B. Muskelhartspann bei Lumbago) oder ▶ entspricht einem bekannten Krankheitsbild, bei dem positive Befunde nicht bekannt sind (z. B. Migräne, Kopfschmerz vom Spannungstyp). Aufrechterhaltende psychische Faktoren sind ebenfalls genau zu identifizieren. Mindestens zwei der nachfolgenden psychischen Faktoren müssen vorliegen: ▶ »Stress« und Belastungssituationen, ggf. in Verbindung mit ungünstigen psychischen Verarbeitungsprozessen, führen zu einer Beeinflussung des Schmerzerlebens. ▶ Auf Verhaltensebene haben sich auf der Grundlage schmerzbezogener Angst (in der Regel ohne den Kriterien einer Angststörung zu entsprechen) zunehmende Passivität, Schon- und Fehlhaltungen und daraus resultierende körperliche Dekonditionierung entwickelt. Auch Durchhaltestrategien als dysfunktionale Verhaltensmuster können zur Aufrechterhaltung beitragen. ▶ Es bestehen maladaptive Kognitionen in Form von gedanklicher Einengung auf das Schmerzerleben, Katastrophisieren von Körperempfindungen und Krankheitsfolgen, Grübeln über schmerzassoziierte Inhalte und rigide Attribution der Ursachen auf organische Faktoren. ▶ Ausgeprägte emotionale Belastungen sind nachweisbar, zum Beispiel Verzweiflung oder Demoralisierung. Wenn die Kriterien einer Depression oder Angststörung erfüllt sind, so ist dies zusätzlich zur Diagnose F45.41 zu kodieren. Ausschließlich im Rahmen von Depression oder Angststörungen auftretende Schmerzen dürfen nicht als F45.41 kodiert werden. ▶ Familiäre, soziale und existenzielle Konsequenzen: Die Überzeugung, körperlich nicht mehr belastbar zu sein, hat zu veränderten Rollen in der Familie geführt, ist mit reduzierten Kontakten im Freundeskreis (sozialer Rückzug) und zunehmenden Problemen im Beruf (Krankschreibung, Kündigung, vorzeitige Berentung) verbunden.

Somatoforme autonome (vegetative) Funktionsstörung (F45.3x)		
		→ Spezifizieren Sie die 5. Stelle (betroffenes Organ/Organsystem) 0=Herz/kardiovaskuläres System, 1=Ösophagus/Magen, 2=unterer Gastrointestinaltrakt, 3=respiratorisches System, 4=urogenitales System, 5=andere Organe/Organsysteme F45.3___
☐	**A**	Symptome einer **autonomen (vegetativen) Erregbarkeit**, die der Patient zurückführt auf eine körperliche Erkrankung in einem oder mehreren der folgenden Systeme oder Organe: Herz/kardiovaskuläres System, Ösophagus/Magen, unterer Gastrointestinaltrakt, respiratorisches oder Urogenitalsystem.
☐	**B**	Mindestens **zwei** vegetative Symptome aus Liste II
☐	**C**	Mindestens **ein** Symptom aus der Liste »Andere Symptome« aus Liste II
☐	**D**	Eine **Störung** der Struktur oder Funktion der Organe oder Organsysteme, über die der Patient besorgt ist, kann **nicht** nachgewiesen werden.
☐	**E**	Die Symptomatik tritt **nicht** ausschließlich bei phobischen Störungen (F40.0-F40.3) oder bei einer Panikstörung (F41.0) auf.
Andere/nicht näher bezeichnete somatoforme Störung		
		Andere somatoforme Störung (F45.8)
		Hier sollten alle anderen Störungen der Wahrnehmung, der Körperfunktion und des Krankheitsverhaltens klassifiziert werden, die nicht durch das vegetative Nervensystem vermittelt werden, die auf spezifische Teile oder Systeme des Körpers begrenzt sind und mit belastenden Ereignissen oder Problemen eng in Verbindung stehen.
		Nicht näher bezeichnete somatoforme Störung (F45.9)
		Greifen Sie auf diese Kategorien nur dann zurück, wenn trotz klinisch bedeutsamer somatoformer Symptomatik keine der in dieser Checkliste aufgeführten spezifischen somatoformen Störungen diagnostiziert werden können.
Hypochondrische Störung (F45.2)		
☐	**A**	anhaltende **Überzeugung** über das Vorliegen von höchstens zwei schweren körperlichen Krankheiten (von denen mindestens eine speziell vom Patienten benannt sein muss) für die Dauer von **mindestens sechs Monaten**
☐	**B**	ständige Sorge um diese Überzeugung(en) und Symptome verursacht **andauerndes Leiden** oder Beeinträchtigungen im Alltagsleben und veranlasst den Patienten, um medizinische Behandlungen oder Untersuchungen (oder entsprechende Hilfe von Laienheilern) nachzusuchen

 © Kleinstäuber • Bleichhardt • Gottschalk • Rief, Therapie-Tools Somatoforme Störungen. Beltz, 2018

☐	**C**	hartnäckige **Weigerung**, die medizinische Versicherung zu akzeptieren, dass keine adäquate körperliche Ursache für die körperlichen Symptome vorliegen (allenfalls Akzeptanz für kurze Zeiträume von bis zu einigen Wochen unmittelbar nach oder während medizinischer Untersuchungen).
☐	**D**	Die hypochondrische Symptomatik tritt **nicht ausschließlich** bei Schizophrenie und verwandten Störungen (F20-F29) oder bei einer affektiven Störung (F30-F39) auf.

Vereinfachte Gegenüberstellung der Diagnoseeinheiten der Gruppe der somatoformen Störungen

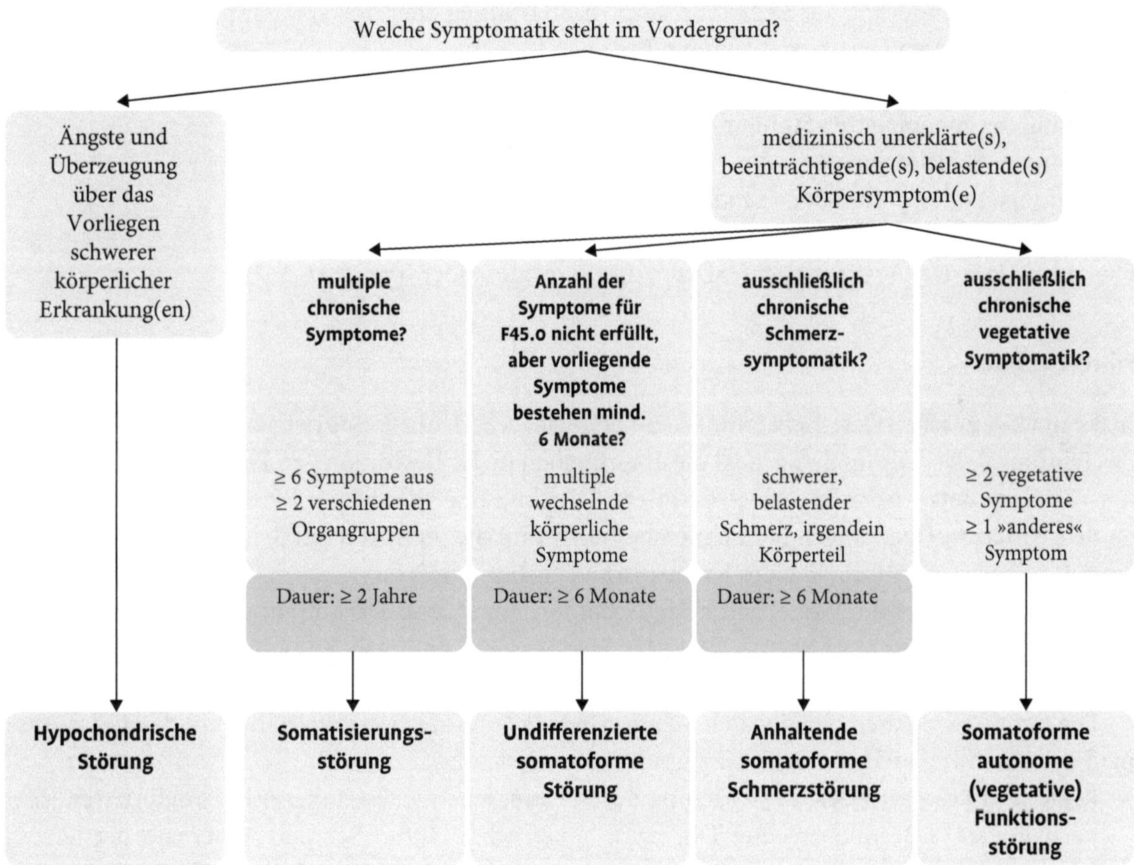

Übersicht zu Klassifikationskriterien ausgewählter funktioneller somatischer Syndrome

Reizdarmsyndrom

Rom-III-Kriterien. Für mindestens drei Tage pro Monat während der vergangenen drei Monate rezidivierende abdominelle Schmerzen oder abdominelles Unwohlsein in Assoziation mit mindestens zwei der folgenden Faktoren:

- Besserung der Beschwerden nach der Defäkation
- Beginn der Beschwerden in Assoziation mit einer Änderung der Stuhlfrequenz
- Beginn der Beschwerden in Assoziation mit einer Änderung der Stuhlkonsistenz

Symptome, die darüber hinaus die Diagnose Reizdarmsyndrom stützen, sind:

- abnorme Veränderung der Stuhlfrequenz (< drei Stuhlgänge pro Woche oder > drei Stuhlgänge pro Tag)
- abnorme Veränderung der Stuhlkonsistenz (hart/klumpig oder breiig/wässrig)
- mühsame Stuhlentleerung mit starkem Pressen
- gesteigerter Stuhldrang
- Gefühl der inkompletten Stuhlentleerung
- peranaler Schleimabgang
- Blähungen oder Gefühl der abdominellen Distension

Je nach Stuhlgewohnheit werden drei Untertypen unterschieden:
Diarrhoe- (ISD-D), Obstipations- (ISD-C), und Alternierender-Typ (ISD-A).

Fibromyalgie

In der amerikanischen Gesellschaft für Rheumatologie (ACR) führte eine tiefgehende Diskussion über das Fibromyalgiesyndrom dahin, dass die ursprünglich in der Definition von Fibromyalgie verankerten »Tenderpoints« (ursprünglich 18 definierte Druckpunkte, die sich im Bereich der Muskeln bzw. an den Ansätzen/Übergängen der Sehnen befinden und die vom Arzt auf Schmerzempfindlichkeit geprüft werden) als entscheidendes Kriterium aufgegeben wurden.

2010 veröffentlichten Wolfe und andere Autoren eine neue Definition, die seither als »ACR 2010«-Kriterien bezeichnet werden. Statt der Tenderpoints sind nun die Größe der schmerzhaften Regionen und das Ausmaß der Beschwerden entscheidend.

Die Größe wird einem »regionalen Schmerzindex« (= Widespread Pain Index) erfasst, das Ausmaß der Beschwerden durch einen »Symptomschwere-Score«.

- **Regionaler Schmerzindex.** Einschätzung durch Patienten, inwieweit dieser in 19 definierten Körperregionen (z. B. linker/rechter Oberarm, linke/rechte Hüfte) Schmerz innerhalb der letzten Woche erlebt hat. Der Regionale Schmerzindex kann Werte zwischen 0-19 annehmen.
- **Symptomschwere-Score.** Einschätzung des Schweregrads von Fatigue, nichterholsamen Schlaf und kognitiven Symptomen sowie des Vorhandensein 41 weiterer (überwiegend somatischer) Symptome (z. B. Fieber, Brustschmerz, Insomnie).

Genauere Informationen zu beiden Scores finden Sie unter: https://www.torbayandsouthdevon.nhs.uk/uploads/questionnaire-widespread-pain-index-and-symptom-severity-score.pdf

 © Kleinstäuber • Bleichhardt • Gottschalk • Rief, Therapie-Tools Somatoforme Störungen. Beltz, 2018

Ein Fibromyalgiesyndrom besteht wenn:

- ausgebreitete Schmerzen mit einem regionalen Schmerzindex von 7 oder höher bestehen und gleichzeitig die Symptomschwere mindestens 5 beträgt.
  Alternativ können die Schmerzen auch weniger ausgebreitet sein (Indexwert mindestens 5) dafür jedoch stärker ausgeprägte Symptome vorliegen (Symptomschwere mindestens 9).
- Die Symptome müssen in ähnlicher Stärke mindestens drei Monate bestehen.
- Die Beschwerden werden nicht durch eine andere Erkrankung hervorgerufen.

Neurasthenie

Definition der Neurasthenie nach ICD-10

A. Es ist eines der beiden Kriterien erfüllt:

(1) Klage über vermehrte Müdigkeit nach geistigen Anstrengungen, häufig verbunden mit abnehmender Arbeitsleistung oder Effektivität bei der Bewältigung täglicher Aufgaben. Die geistige Ermüdbarkeit wird typischerweise als unangenehmes Eindringen ablenkender Assoziationen oder Erinnerungen beschrieben, als Konzentrationsschwäche und allgemein ineffektives Denken.

(2) Bei der anderen Form liegt das Schwergewicht auf Gefühlen körperlicher Schwäche und Erschöpfung nach nur geringer Anstrengung, begleitet von muskulären und anderen Schmerzen und der Unfähigkeit, sich zu entspannen.

B. Es liegen Reizbarkeit und mindestens eines der folgenden Symptome vor:

- akute und chronische Muskelschmerzen
- Schwindelgefühl/Benommenheit
- Spannungskopfschmerz
- Schlafstörungen

C. Die Betroffenen sind nicht in der Lage, sich innerhalb eines normalen Zeitraums von Ruhe, Entspannung oder Ablenkung zu erholen.

D. Dauer der Symptomatik mindestens sechs Monate

E. Ausschluss: Organische emotional labile [asthenische] Störung (F06.6), Postenzephalitisches Syndrom (F07.1), Organisches Psychosyndrom nach Schädelhirntrauma (F07.2), Affektive Störung (F30-39), Panikstörung (F41.0), Generalisierte Angststörung (F41.1)

Zusammenhang von Syndromen medizinisch unerklärter Körperbeschwerden und der hypochondrischen Störung

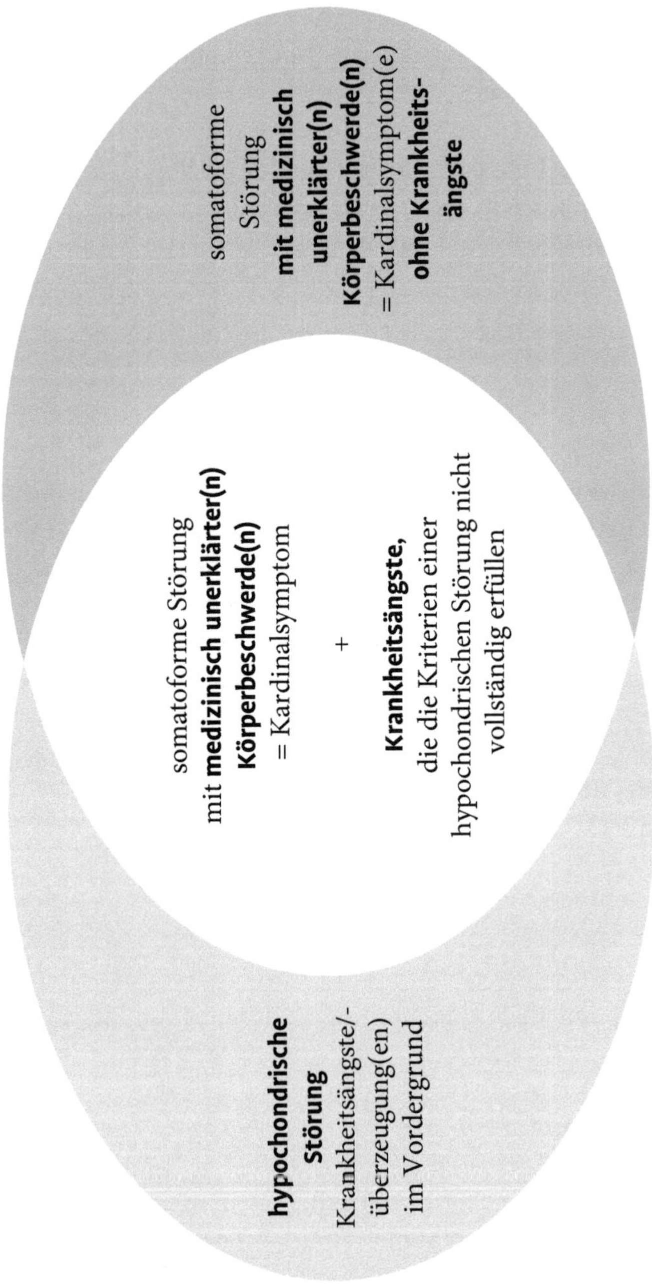

Implikation für Behandlungsschwerpunkt eingebettet in ein multimodales kognitiv-verhaltenstherapeutisches Behandlungskonzept:

- Expositionstherapie (in sensu & in vivo) und Angstreduktion
- Coping mit Körperbeschwerden und assoziierten psychischen Faktoren, Verhaltensexperimente/kognitive Strategien zur Angstbewältigung
- Coping mit Körperbeschwerden und assoziierten psychischen Faktoren

© Kleinstäuber • Bleichhardt • Gottschalk • Rief, Therapie-Tools Somatoforme Störungen. Beltz, 2018

Abgrenzung der Somatisierungsstörung zur...

... undifferenzierten somatoformen Funktionsstörung	
Ist die Anzahl der Symptome, die für eine Somatisierungsstörung gefordert werden, nicht erfüllt und liegen die körperlichen Beschwerden weniger als 2 Jahre, aber mind. 6 Monate vor?	☐

Abgrenzung der Somatisierungsstörung und undifferenzierten somatoformen Störung zur (Teil I)...

... anhaltenden somatoformen Schmerzstörung	
Liegen neben der Schmerzsymtpomatik keine Beschwerden in anderen Organen/Organsystemen vor?	☐
... somatoformen autonomen vegetativen Funktionsstörung	
Liegen neben der vegetativen Symtpomatik keine Beschwerden in anderen Organen/Organsystemen vor?	☐
... hypchondrischen Störung	
Stehen vor allem die Überzeugung, an einer schwerwiegenden Erkrankung erkrankt zu sein, einhergehend mit einer ausgeprägten Angstemotion im Vordergrund? Die hypochondrische Störung und die Somatisierungsstörung können komorbid vergeben werden.	☐
... Konversions-/dissoziativen Störung	
Treten pseudoneurologische Symptome auf, die nicht im Rahmen der Symptomlisten I und II zur Somatisierungsstörung in ICD-10 beschrieben sind (z. B. Amnesie, Krampfanfälle oder Bewegungsstörungen ohne organischen Befund)	☐
... medizinischen Krankheitsfaktoren	
Sind mehrere Organsysteme beteiligt?	☐
Ein früher Beginn und chronischer Verlauf, ohne dass erkennbare körperliche Symptome oder strukturelle Veränderungen entwickelt werden, liegt nicht vor? (Das erstmalige Auftreten multipler körperlicher Symptome im höheren Alter ist fast immer auf einen medizinischen Krankheitsfaktor zurückführbar.)	☐

Fehlen abnorme Laborbefunde? Es müssen trotzdem medizinische Krankheitsfaktoren ausgeschlossen werden, die durch vage und multiple somatische Symptome gekennzeichnet sind: z. B. ▶ Systemischer lupus erythematodes ▶ Hyperparathyreoidismus ▶ Multiple Sklerose ▶ Akute intermittierende Porphyrie ▶ Hämochromatose ▶ Lyme-Borreliose ▶ Chronische Parasitenerkrankung	☐
... Schizophrenie	
Weist die Person einen körperbezogenen Wahn auf? (=falsche Überzeugungen, die gewöhnlich mit einer Fehldeutung von Wahrnehmungen oder Erfahrungen einhergeht und an der der Patient trotz der Unvereinbarkeit mit der objektiv nachprüfbaren Realität unbeirrt festhält)	☐
Liegen andere für eine für die Schizophrenie typische Symptome, z. B. eine Negativsymptomatik, vor?	☐
Weist die Person für eine Schizophrenie typische Halluzinationen (v. a. akustische Halluzinationen) auf? (Halluzinationen können auch als pseudoneurologische Symptome auftreten!)	☐

Abgrenzung der Somatisierungsstörung und undifferenzierten somatoformen Störung zur (Teil II)...

... Panikstörung	
Treten multiple somatische Beschwerden ausschließlich während einer Panikattacke auf?	☐
Treten Panikattacken wiederholt unerwartet und spontan auf (und z. B. nicht gekoppelt an zwischen den Panikattacken anhaltend auftretenden, körperlichen Beschwerden)?	☐
... Generalisierten Angststörung	
Ist der Schwerpunkt der Ängste und Sorgen auf die körperlichen Beschwerden nicht beschränkt?	☐
... Affektiven, insbesondere depressiven Störung/Anpassungsstörung	
Sind die körperlichen Symptome auf Episoden depressiver Verstimmungen begrenzt (häufigste Symptome: Kopfschmerzen, gastrointestinale Beschwerden, unklare Schmerzen)?	☐

© Kleinstäuber • Bleichhardt • Gottschalk • Rief, Therapie-Tools Somatoforme Störungen. Beltz, 2018

... vorgetäuschten Störung	
Sind die körperlichen Symptome absichtlich erzeugt oder vorgetäuscht? Liegt das Motiv darin, die Krankenrolle einzunehmen und medizinische Beachtung und Betreuung zu erhalten?	☐
... Simulation (keine diagnostische Entität)	
Sind die körperlichen Symptome absichtlich erzeugt oder vorgetäuscht und liegt das Motiv darin, äußere Anreize zu erhalten (z. B. eine finanzielle Entschädigung, Vermeidung von Verpflichtungen, gerichtliche Verfolgung oder Erhalt von Drogen)	☐

Ausgeschlossene Komorbiditäten nach ICD-10

Keine komorbide Vergabe der **Somatisierungsstörung/undifferenzierte somatoforme Störung** mit
- Schizophrenie,
- affektiver Störung oder
- Panikstörung,

wenn letztere ausschließlich während der jeweiligen Störung auftreten.

Keine komorbide Vergabe der **somatoformen Schmerzstörung** mit
- hypochondrischer Störung,
- affektiven Störungen,
- Schizophrenie oder
- Somatisierungsstörung/undifferenzierter somatoformer Störung,

wenn letztere ausschließlich während der jeweiligen Störung auftreten.

Keine komorbide Vergabe der **somatoformen autonomen Funktionsstörung** mit
- phobischen Störungen oder
- Panikstörung,

wenn letztere ausschließlich während der jeweiligen Störung auftreten.

© Kleinstäuber • Bleichhardt • Gottschalk • Rief, Therapie-Tools Somatoforme Störungen. Beltz, 2018

Kurze Beschwerdenliste für den Patienten (Patienten-Gesundheitsfragebogen-15)

Kurztest: Wie stark beeinträchtigen meine körperlichen Beschwerden mein Leben

Wie stark fühlten Sie sich im Verlauf der letzten vier Wochen durch die folgenden Beschwerden beeinträchtigt?

	nicht beeinträchtigt (0)	**wenig beeinträchtigt (1)**	**stark beeinträchtigt (2)**
Bauchschmerzen			
Rückenschmerzen			
Schmerzen in Armen, Beinen oder Gelenken (Knie, Hüften, usw.)			
Menstruationsschmerzen oder andere Probleme mit der Menstruation			
Schmerzen oder Probleme beim Geschlechtsverkehr			
Kopfschmerzen			
Schmerzen im Brustbereich			
Schwindel			
Ohnmachtsanfälle			
Herzklopfen oder Herzrasen			
Kurzatmigkeit			
Verstopfung, nervöser Darm oder Durchfall			
Übelkeit, Blähungen oder Verdauungsbeschwerden			

	überhaupt nicht (0)	**an einzelnen Tagen (1)**	**an mehr als der Hälfte der Tage (2)**	**beinahe jeden Tag (3)**
Schwierigkeiten, ein- oder durchzuschlafen, oder vermehrter Schlaf				
Müdigkeit oder Gefühl, keine Energie zu haben				

Schwellensummenwerte: Summieren Sie die Einzelwerte, die pro Symptom angekreuzt wurden, zusammen. Diese Summenwerte können folgendermaßen interpretiert werden: 5=geringfügig ausgeprägte Symptomschwere, 10=moderate Symptomschwere, 15=hohe Symptomschwere

 © Kleinstäuber • Bleichhardt • Gottschalk • Rief, Therapie-Tools Somatoforme Störungen. Beltz, 2018

Fragen zu psychischen Faktoren im Zusammenhang mit somatoformen Beschwerden

	ja	nein
Diagnosen meines Hausarztes lasse ich mir von einem Facharzt bestätigen.	☐	☐
Ich hole mir immer eine zweite ärztliche Meinung bezüglich meiner Diagnosen ein.	☐	☐
Wenn ich Beschwerden habe, lasse ich mich lieber krankschreiben, um sie richtig auszukurieren.	☐	☐
Ich versuche oft, anderen Menschen zu erklären, wie mein Befinden im Augenblick ist.	☐	☐
Die wichtigsten Medikamente habe ich immer im Haus.	☐	☐
Es ist mir wichtig, auch unterwegs immer meine Medikamente bei mir zu haben, damit ich sie immer zur Verfügung habe.	☐	☐
Andere Menschen nehmen meine Beschwerden häufig nicht ernst genug.	☐	☐
Wenn ich morgens aufwache, achte ich zunächst darauf, ob ich in einem Bereich meines Körpers Beschwerden wahrnehme.	☐	☐
Den verschiedenen Dingen, die in meinem Körper ablaufen, schenke ich viel Aufmerksamkeit.	☐	☐
Ich verbringe viel Zeit damit, mir Sorgen um meine Gesundheit zu machen.	☐	☐
Ich habe oft Angst, eine ernsthafte Krankheit zu haben.	☐	☐
Ich bin zunächst erleichtert, wenn mir mein Arzt versichert, dass alles in Ordnung ist, aber die Sorgen kehren immer nach einiger Zeit zurück.	☐	☐
Ich denke oft, dass ich eine ernsthafte Krankheit haben könnte.	☐	☐
Wenn ich eine unklare körperliche Empfindung spüre, fällt es mir oft schwer, an andere Dinge zu denken.	☐	☐
Der häufigste Grund für Unwohlsein ist eine schwere Erkrankung.	☐	☐
Bei Verstopfung sollte man umgehend einen Facharzt aufsuchen, um sicherzugehen, dass man keinen Darmkrebs hat.	☐	☐
Ich habe oft Herzklopfen, da mein Kreislauf besonders empfindlich ist.	☐	☐
Wenn ich in der Badewanne liege, spüre ich oft, wie mein Herz klopft.	☐	☐
Größere Anstrengungen muss ich vermeiden, um meine Kräfte zu schonen.	☐	☐
Ich bin nicht so gesund wie die meisten meiner Bekannten.	☐	☐
Wenn ich nicht häufig meinen Körper beobachte, könnte ich unbemerkt eine ernsthafte Krankheit bekommen.	☐	☐
Bei körperlichen Beschwerden hole ich möglichst sofort ärztlichen Rat ein.	☐	☐

	ja	nein
Wenn ich eine unerklärte Körperempfindung wahrnehme, suche ich danach im Internet.	☐	☐
Ich vertraue der Diagnose meines Hausarztes mehr als meiner eigenen Online-Selbstdiagnose.	☐	☐
Ich bespreche die Ergebnisse meiner Online-Suche mit meinem Hausarzt oder Apotheker.	☐	☐
Nachdem ich Informationen über Symptome oder vermutete Krankheiten gesucht habe, fühle ich mich ängstlicher und gestresster als vorher.	☐	☐

Name/Patientencode: ____________________ Datum/Uhrzeit: ____________________

(1) **Innere Anspannung/Stresserleben**: Wie angespannt bzw. unter Druck oder Stress haben Sie sich heute gefühlt?
Markieren Sie bitte das Ausmaß an Anspannung bzw. innerem Druck, das Sie heute gefühlt haben:

Ich fühlte mich sehr angespannt und unter Druck.	0	1	2	3	4	5	6	7	8	9	10	Ich fühlte mich sehr gelassen.

(2) **Allgemeine Stimmung**: Wie war Ihre Stimmung heute im Allgemeinen?
Markieren Sie bitte auf der folgenden Skala, wie Sie sich heute im Allgemeinen gefühlt haben:

Meine Stimmung war sehr schlecht.	0	1	2	3	4	5	6	7	8	9	10	Meine Stimmung war sehr gut.

(3) **Leistungsfähigkeit**: Wie leistungsfähig haben Sie sich heute gefühlt?
Markieren Sie bitte auf der folgenden Skala, wie leistungsfähig und fit Sie sich heute gefühlt haben:

Ich habe mich schwach und nicht leistungsfähig gefühlt.	0	1	2	3	4	5	6	7	8	9	10	Ich habe mich leistungsfähig und fit gefühlt.

(4) **Körperlicher Zustand:**

(a) Habe ich heute körperliche Beschwerden oder Symptome erlebt?
Bitte markieren Sie das Ausmaß Ihrer körperlichen Beschwerden, die Sie heute erlebt haben, auf der folgenden Skala:

Ich hatte sehr starke körperliche Beschwerden.	0	1	2	3	4	5	6	7	8	9	10	Ich hatte keine körperlichen Beschwerden.

(b) Welche körperlichen Beschwerden oder Symptome habe ich heute erlebt?
Benennen Sie im Folgenden bitte die körperlichen Beschwerden, die Sie heute erlebt haben:

1. ____________________ 6. ____________________

2. ____________________ 7. ____________________

3. ____________________ 8. ____________________

4. ____________________ 9. ____________________

5. ____________________ 10. ____________________

© Kleinstäuber • Bleichhardt • Gottschalk • Rief, Therapie-Tools Somatoforme Störungen. Beltz, 2018

(5) **Angst vor körperlichen Beschwerden**: Haben Sie heute Angst erlebt, dass Ihre körperlichen Beschwerden ein Anzeichen für eine schwere körperliche Erkrankung sein könnten?
Markieren Sie auf der folgenden Skala das Ausmaß der Angst, dass Ihre körperlichen Beschwerden ein Anzeichen für eine schwere Krankheit sein könnten:

Ich habe sehr starke Angst, schwer krank zu sein.	0	1	2	3	4	5	6	7	8	9	10	Ich habe keine Angst, an einer schweren Krankheit zu leiden.

(6) **Umgang mit den Körperbeschwerden:**

(a) Hatten Sie den Eindruck, dass Sie heute mit Ihren körperlichen Beschwerden gut umgehen konnten bzw. sie unter Kontrolle hatten?
Geben Sie bitte auf der folgenden Skala an, wie gut Sie heute Ihre körperlichen Symptome bewältigen bzw. kontrollieren konnten:

Ich konnte mit meinen Beschwerden überhaupt nicht umgehen.	0	1	2	3	4	5	6	7	8	9	10	Ich konnte meine Beschwerden sehr gut bewältigen.

(b) Was haben Sie gemacht, um mit Ihren Beschwerden umzugehen?
Zählen Sie im Folgenden bitte alle Maßnahmen auf, die Sie heute unternommen haben, um mit Ihren Beschwerden umgehen zu können:

1. ______________________ 4. ______________________

2. ______________________ 5. ______________________

3. ______________________ 6. ______________________

 © Kleinstäuber • Bleichhardt • Gottschalk • Rief, Therapie-Tools Somatoforme Störungen. Beltz, 2018

AB 20 Ich zeichne meine Körperbeschwerden... P 1/1

Menschen, die anhaltende und belastende körperliche Beschwerden erleben, können sehr verschiedene Wahrnehmungen zu ihren Symptomen entwickeln. Versuchen Sie auf dieser Seite Ihre Körperbeschwerden »sichtbar« zu machen. Sie können dazu alle Ihnen zur Verfügung gestellten Zeichenmaterialien nutzen. Was Sie konkret zeichnen möchten, ist voll und ganz Ihnen überlassen. Es geht bei dieser Übung auch nicht um Ihr zeichnerisches Können, sondern es geht einzig und allein darum, wie **Sie Ihre Körperbeschwerden wahrnehmen** und **erleben**. Im Anschluss können Sie mit Ihrem Therapeuten Ihre Zeichnungen und Ihre Vorstellungen zu Ihren Körperbeschwerden besprechen. Möglicherweise kann die Zeichnung Ihnen dabei helfen, Gedanken und Vorstellungen über Ihre Beschwerden zum Ausdruck zu bringen, die schwierig sind, in Worte zu fassen.

© Kleinstäuber • Bleichhardt • Gottschalk • Rief, Therapie-Tools Somatoforme Störungen. Beltz, 2018

3 Biografische Arbeit, Mikro- und Makroanalyse

3.1 Hintergrund und Einführung

Eine Grundvoraussetzung für die Änderungsbereitschaft des Patienten besteht darin, dass der Therapeut dem Patienten umfassendes Verständnis entgegenbringt. Hierfür benötigt der Therapeut Informationen zu Biografie, Lerngeschichte, Überlebensregeln und Grundannahmen des Patienten. Dies kann dazu dienen, das Expertentum des Patienten anzuerkennen, die Hypothesen des Therapeuten über die ätiologischen Faktoren der Beschwerden des Patienten zu begründen, den Patienten zu validieren und schlussendlich den Patienten im Verstehen der eigenen Biografie zu schulen. Insbesondere bei dieser Patientengruppe erscheint es unumgänglich, den Patienten als solchen und mit all seinen Erfahrungen und Beschwerden sorgfältig zu erfassen und zu verstehen (siehe auch Kapitel 1 zur Grundhaltung des Therapeuten).

Dieses Kapitel macht dem Therapeuten Vorschläge zur Exploration des biografischen Hintergrunds des Patienten und stellt das Grundmodell des biografischen Arbeitens nach Frederick H. Kanfer (Kanfer et al., 2006) vor. Kanfer integriert in seinem Modell die Mikroanalyse (SORKC-Schema) und die Makroanalyse. Die Mikroanalyse erfasst das Problemverhalten in einer typischen Situation. Die Makroanalyse beinhaltet, dass Patient und Therapeut gemeinsam die Zusammenhänge von Biografie, lebensgeschichtlicher Entwicklung und Problemverhalten transparent erarbeiten. Dies soll helfen, sich von problematischen Verhaltensmustern zu lösen. In der Mikro- und Makroanalyse wird das Auge auf klassische Lerngesetze (Verstärkungsbedingungen, Modelllernen, Bewältigungsfertigkeiten, behindernde Entwicklungsbedingungen) gerichtet. Abschließend stellen wir für die Therapeuten eine Lebensrückblickintervention (Lebenslinie/»Lifeline« in Anlehnung an die Narrative Expositionstherapie, (NET; Schauer et al., 2006) vor.

3.2 Arbeitsmaterialien

- **AB 21** *Leitfaden zur biografischen Anamnese* (T). Dieses Arbeitsblatt bietet dem Therapeuten Fragen für möglichweise wichtige Aspekte in der Biografie von somatoformen Patienten.
- **INFO 22** *Mikroanalyse (SORKC-Modell) – Erläuterung und Beispiel für den Therapeuten* (T). Dieses Informationsblatt bietet dem Therapeuten eine ausführliche Erklärung zum Aufbau und Inhalt des SORKC-Modells, welches anhand eines Beispiels erklärt wird.
- **AB 23** *Mikroanalyse (SORKC-Modell)* (P/T). Mit diesem Arbeitsblatt können Sie mit Ihrem Patienten sein eigenes SORKC-Modell entwerfen.
- **INFO 24** *Makroanalyse – Erläuterung und Beispiel für den Therapeuten* (T). Dieses Informationsblatt bietet dem Therapeuten die Grundlagen für die Vermittlung und Erarbeitung eines multifaktoriellen psychophysiologischen Erklärungsmodells, unterteilt in Vulnerabilität/Prädisposition, auslösende Faktoren und aufrechterhaltende Bedingungen. Das Informationsblatt orientiert sich an dem Therapiemanual von Kleinstäuber et al. (2017) und dem Buch zur Somatisierungsstörung von Rief & Hiller (2011).

- **AB 25** *Makroanalyse* (P/T). Dieses Arbeitsblatt bietet dem Therapeuten eine Vorlage für die Erarbeitung eines multifaktoriellen psychophysiologischen Erklärungsmodells. Patienten mit körperlichen Symptomen haben zu Beginn der Therapie teils die Annahme, dass die Beschwerden ausschließlich durch medizinische Interventionen behandelbar sind. Ziel des Therapeuten ist es, die subjektiven Krankheitsannahmen des Patienten zu validieren und sie zugleich um psychosoziale Aspekte zu erweitern und entsprechende Informationen zu vermitteln.
- **INFO 26** *Erstellung einer Lebenslinie* (T). In diesem Informationsblatt erklären wir für Therapeuten, wie Sie eine »Lifeline«, eine Lebenslinie, erstellen können.

Biografische Anamnese in Bezug auf ihre körperlichen Beschwerden

Gab es schwere körperliche oder seelische Erkrankungen in Ihrer Familie (Großeltern, Eltern, Geschwister, Verwandte, Sie) oder im Freundeskreis?

....

....

....

Wie sind Ihre Eltern, Ihre Geschwister oder andere Verwandte mit Erkrankungen im Allgemeinen umgegangen? Wie hat das Umfeld reagiert, wenn jemand erkrankt war?

....

....

....

Wie wurde sich umeinander gekümmert, wenn Sie oder jemand anders erkrankt war? Gab es spezielle Familienregeln, die es zu befolgen galt, wenn jemand erkrankt war?

....

....

....

Wie war die Stimmung im Elternhaus (liebevoll, warm, kühl, distanziert etc.)? Wie wurden Sie bestraft oder belohnt? Waren Ihre Eltern ängstlich oder eher nicht? Wie gut konnten Ihre Eltern mit Stress umgehen?

....

....

....

 © Kleinstäuber • Bleichhardt • Gottschalk • Rief, Therapie-Tools Somatoforme Störungen. Beltz, 2018

Können Sie sich noch daran erinnern, wann Sie das erste Mal unter körperlichen Beschwerden litten, für die es keine ausreichende Erklärung gab? Wenn ja, welche Umstände in Ihrem Leben könnten damals dazu beigetragen haben?

....

....

....

Erkennen Sie jetziges Verhalten an sich selbst wieder, welches Sie früher bei Ihren Eltern beobachtet haben (Hinweise auf »Lernen am Modell«)? Wenn ja, welches?

....

....

....

Gibt es prägende Erfahrungen in Ihrem Leben im Zusammenhang mit körperlichen Beschwerden?

....

....

....

Mikroanalyse (SORKC-Modell) – Erläuterung und Beispiel für den Therapeuten

Die Mikroanalyse beinhaltet folgende Elemente: Stimulus (S), Organismusvariable (O), Reaktion (R), Kontingenz (K) und Konsequenz (C). Bei der Erstellung der Mikroanalyse wählt man in der Regel zuerst ein Beispiel für das Problemverhalten des Patienten/der Patientin aus, beispielsweise das Krankheitsverhalten (z. B. ein spontaner Arztbesuch, Schonverhalten, Rückzugsverhalten) in Folge körperlicher Beschwerden bei einem Patienten. Daraufhin wird analysiert, was diesem Verhalten vorausging, welche Situation bzw. welcher Stimulus. Anschließend interessieren die Folgen bzw. die Konsequenzen, die sich aus dem Verhalten ergeben. An dieser Stelle dürfen wir die Hintergrundinformationen bezüglich des intrapsychischen Zustandes der Person mit seinen überdauernden Dispositionen nicht vernachlässigen. Abschließend gilt es die Regelmäßigkeiten der Konsequenzen auf die Reaktion, die Kontingenz, genauer zu betrachten. Hieraus ergibt sich folgende Reihenfolge der fünf Elemente in der Erhebung:

R – S – C – O – K

S: Stimulus/Situation

Unter **S** versteht man externe und interne Auslöser, die der problematischen Reaktion vorausgehen. Externe Auslöser befinden sich außerhalb der Person und umfassen Situationen, Objekte, Orte, andere Personen etc. Interne Auslöser sind beispielsweise körperliche Symptome, Gedanken, Gefühle. Nicht immer lassen sich externe und interne Auslöser identifizieren und differenzieren.

Beispiel

Der Patient bemerkt Magengrummeln (interner Auslöser) und befindet sich auf einer Geburtstagsparty (externer Auslöser)

O: Organismusvariable

Unter **O** werden alle übergreifenden vorangegangenen Bedingungen verstanden, die das Auftreten der problematischen Reaktion (des Krankheitsverhaltens) wahrscheinlicher machen. Hierzu können Persönlichkeitseigenschaften gehören, aber auch Grundannahmen, Vorerfahrungen und körperliche Bedingungen. In der Regel umfasst diese Variable überdauernde Merkmale.

Beispiel

Dem Patienten ist es sehr wichtig nicht aufzufallen (soziale Ängstlichkeit) und bei dieser Geburtstagsfeier dabei zu sein (Erwartungsangst). Zur Sicherheit hat er vorher nichts gegessen, damit er keinen Durchfall bekommen kann (Sicherheitsverhaltensweise). Zudem ist es ihm sehr wichtig, körperlich unversehrt zu sein und gut zu funktionieren (Grundannahme).

Beispiel

Was hat der Patient körperlich empfunden? Was hat er emotional empfunden? Was hat er dabei gedacht? Was hat er gemacht?

Der Patient bekam Schweißausbrüche, Schwindel, Herzrasen, Anspannung und Übelkeit. Dabei empfand er Angst, Schuld und Scham. Er dachte: »Ich muss hier so schnell wie möglich weg«, »Nicht, dass ich mir vor allen Menschen in die Hose mache«, »Ich habe nicht genug aufgepasst«, »Ich muss jetzt schnell an einen sicheren Ort, nach Hause«, »Diese Magenbeschwerden zerstören mein Leben. Ihretwegen ist nichts mehr so, wie es mal war.« Daraufhin sagte der Patient seiner Frau Bescheid, dass sie ihn so schnell wie möglich nach Hause fahren müsse, da es ihm sehr schlecht gehe. Diese reagierte verständnisvoll und begleitete ihn zum Auto. Er traute sich nicht, sich von der Gastgeberin zu verabschieden und verließ die Party so schnell wie möglich. Zu Hause ging er auf die Toilette, blieb dort lange, stellte sein Handy aus, um keine Erklärungen abgeben zu müssen und zog sich ins Schlafzimmer zurück.

K: Kontingenz

Unter **K** wird der Zusammenhang zwischen den Reaktionen und den Konsequenzen verstanden. Genauer gesagt, wie häufig und wie regelmäßig die Konsequenzen auf die Reaktionen folgen. Hierzu zählt die Verstärkungsart (z. B. kontinuierliche Verstärkung, intermittierende Verstärkung, Quotenverstärkung, Intervallverstärkung, Ratenverstärkung etc.).

Beispiel

Die Ehefrau reagiert nicht immer so freundlich auf seine körperlichen Beschwerden und sein Rückzugsbedürfnis (intermittierende Verstärkung). Die Magenbeschwerden reduzieren sich meist sofort, wenn er sich zu Hause, in Sicherheit befindet (kontinuierliche Verstärkung).

C: Konsequenzen

C kann darin unterschieden werden, ob sich die Auftretenswahrscheinlichkeit eines Verhaltens erhöht oder die Auftretenswahrscheinlichkeit reduziert. Die positive Verstärkung C+ und negative Verstärkung Ȼ– erhöhen die Wahrscheinlichkeit, direkte Bestrafung C- und indirekte Bestrafung Ȼ+ senken die Auftretenswahrscheinlichkeit. Bezüglich der Aufrechterhaltung haben im Sinne operanter Konditionierung vor allem die positive und negative Verstärkung (C+ und Ȼ-) einen Einfluss auf das Problemverhalten. Für ein realistisches Abbild und für den Aufbau von Veränderungsmotivation ist es dennoch wichtig, auch die negativen Konsequenzen (C- und Ȼ+) herauszuarbeiten und nicht zu vernachlässigen.

Eine weitere Unterscheidung der Konsequenzen besteht zwischen kurz- und langfristigen Folgen. Kurzfristige Folgen sind verhaltensleitend und Verstärker im klassischen Sinne. Langfristige Folgen hingegen verursachen häufig Leidensdruck und können zum Aufbau von Veränderungsmotivation genutzt werden.

Beispiele für kurzfristigen Konsequenzen:
Die Frau des Patienten fährt ihn nach Hause → Abnahme von Angst ₵-
Die Frau reagiert nicht vorwurfsvoll, beruhigt ihn und kümmert sich um ihn → C+
Erleichterung durch das Ausschalten des Handys und dadurch, dass er sich keinem erklären muss → Wegfall von Konflikten ₵-
Der Rückzug ins Schlafzimmer beruhigt ihn, hier hat er alles was er braucht → Abnahme von Angst ₵-
Der Patient schämt sich und macht sich Vorwürfe → C-
Er ist traurig, dass er schon wieder nicht bis zum Schluss dabei sein kann → ₵+

Beispiele für langfristige Konsequenzen:
Rückzugsverhalten wird von Freunden evtl. als Desinteresse interpretiert → C-
Es wird immer schwieriger Freundschaften aufrechtzuhalten → ₵+
Er macht keine neuen Erfahrungen anders mit Magenbeschwerden umzugehen und fühlt sich diesen Beschwerden ausgeliefert → C-
Sein Handlungsspielraum wird immer weiter eingeschränkt (C-) und dadurch die Möglichkeit für positive Momente reduziert bzw. Depressivität im Sinne der Verstärker Verlust Theorie begünstigt → ₵+

Mikroanalyse (SORKC-Modell)

S (2.)	**extern**	
	intern	
O (4.)		
R (1.)	**physiolo-gisch**	
	emotional	
	kognitiv	
	behavioral	
K (5.)		
C (3.)	**kurzfristig**	
	langfristig	

© Kleinstäuber • Bleichhardt • Gottschalk • Rief, Therapie-Tools Somatoforme Störungen. Beltz, 2018

Aufgrund der Komplexität und Heterogenität dieses Störungsbildes haben sich im Laufe der Jahre unterschiedliche Erklärungsmodelle etabliert. Uns erscheint es wichtig die Zusammenhänge unterschiedlicher Prozesse in Erklärungsmodellen heranzuziehen. Als Gemeinsamkeit nahezu aller Modelle somatoformer Beschwerden lässt sich festhalten, dass Körperbeschwerden das Resultat eines hoch komplexen kognitiven, physiologischen, affektiven und behavioralen Prozesses sind. Sie sind nicht, wie häufig von Patienten angenommen, eine passive und valide Abbildung eines physiologischen Geschehens. So trivial dieser Gedanke für Sie klingen mag, so neu und ungewohnt wird diese Sichtweise für Patienten sein, deren eigenes Krankheitsmodell meistens von einer eindeutigen Verbindung vom Schaden am Organ X zu Symptom am Organ X ausgeht. Mittlerweile ist allerdings bekannt, dass selbst bei »reinen« organischen Krankheiten eine erhebliche interindividuelle Variabilität im Symptomerleben vorliegt, wie z. B. bei Degenerationen im Bereich der Wirbelsäule. So weisen relativ viele Menschen Degenerationen auf, würde man sie untersuchen. Das Ausmaß des Leidens hängt jedoch nicht automatisch mit dem Grad der Degeneration zusammen.

Das vorliegende Informationsblatt bietet Ihnen eine Auswahl an kognitiv-verhaltenstherapeutischen Grundlagen für: 1. Vulnerabilität & Prädisposition, 2. auslösende Faktoren und 3. aufrechterhaltende Bedingungen. Mittels des daraus entstehenden Wissens können Sie gemeinsam mit Ihrem Patienten ein Störungsmodell unter Verwendung der relevanten Informationen aus Anamnese, somatischem und psychischem Befund entwickeln und unmittelbar Strategien für die Behandlung ableiten.

(1) Vulnerabilitäten, Prädispositionen

Keiner der bislang identifizierten Anfälligkeitsfaktoren ist eindeutig mit der Entstehung einer somatoformen Störung verbunden, meistens ist von einer Interaktion unterschiedlicher Faktoren auszugehen.

Genetische Faktoren. Familien- und Zwillingsstudien geben Hinweise auf eine erhöhte Konkordanz bei somatoformen Störungen. Es kann jedoch bisher nicht von einem genetischen Faktor für diese Störung ausgegangen werden. Vermutlich tragen unterschiedlichste Faktoren zur Entwicklung der Störung bei.

Persönlichkeitszüge und das Konzept der Alexithymie. Somatoforme Störungen konnten bisher nicht systematisch mit spezifischen Persönlichkeitseigenschaften oder mit Persönlichkeitsstörungen in direkten Zusammenhang gebracht werden. Persönlichkeitsstörungen sind jedoch bei bis zu 60 Prozent aller Patienten vorhanden.

Als bedeutsames Konzept wurde Alexithymie in der Vergangenheit diskutiert. Alexithymie bezeichnet die Unfähigkeit, Emotionen entdecken, benennen und ausdrücken zu können. Gemäß der Theorie von Sifneos (1972) können somatoforme Personen körperliche Manifestationen von Gefühlen nicht korrekt deuten und interpretieren diese deshalb eher pathologisch. Aus der klinischen Praxis kennen wir »typische« Schmerzpatienten mit geringer Introspektionsfähigkeit und geringer Affektbreite. Untersuchungen konnten zeigen, dass somatoforme Patienten ihre körperlichen Symptome eher nicht mit Emotionen in Verbindung bringen und eine geringe Wahrnehmung von Gefühlen mit einer schlechteren Differenzierung von körperlichen Empfindungen einhergeht (Burton et al., 2009; Subic-Wrana et al., 2010). Andere Studien konnten mittlerweile jedoch zeigen, dass Emotionsregulationsdefizite bei somatoformen Patienten eher durch komorbide Angststörung oder Depression beeinflusst werden (Schwarz et al., 2017). Zudem muss einschränkend ergänzt werden, dass Alexithymie bei anderen psychischen Störungen vermutlich sogar eine größere Rolle spielt.

Physiologische Parameter. Es gibt bislang noch kein einheitliches psychobiologisches Modell. Es wird aber vermutet, dass biologische Abweichungen zur späteren Entwicklung somatoformer Symptome beitragen können. Es kann sein, dass Patienten mit somatoformen Störungen ein grundsätzlich verändertes Aktivierungsmuster haben, eine reduzierte Fähigkeit zur Habituation, ein verändertes Atmungsmuster, veränderte körperliche Wahrnehmungen nach schweren Krankheiten oder Unfällen. Es kann sein, dass eine Verminderung des Glucocorticoids Cortisol, bzw. dessen Reagibilität, als Folge traumatischer Erfahrungen und chronischen Stresserlebens eine maßgebliche Rolle spielt. Zudem scheint die Verbindung zwischen dem Hypocortisolismus und einer auf Dauer schädlichen Disinhibition immunologischer Prozesse wahrscheinlich.

Soziodemografisch. Risikofaktoren für die Entwicklung einer somatoformen Störung sind weibliches Geschlecht, niedriger sozialer Status, niedriges Bildungsniveau und kulturelle Prägung (körperliche Beschwerden als Ausdruck seelischen Leidens).

Kindheitserlebnisse. Schwere Ereignisse und Traumatisierungen in Kindheit und Jugend, insbesondere die Erfahrung von körperlichem und sexuellem Missbrauch, körperlicher und emotionaler Vernachlässigung, treten überzufällig häufig bei Patienten mit somatoformen Störungen auf. Außerdem scheint es häufig Modelle für Krankheitsverhalten in der Biografie zu geben.

Wahrnehmungsstil. Ein Wahrnehmungsstil, bei dem eher körperliche Empfindungen auftreten (Hypervigilanz) und in der Folge als intensiv und schädlich erlebt und eher als pathologisches Zeichen interpretiert werden, wurde von Barsky und Kollegen (1988) als Konzept der somatosensorischen Verstärkung eingeführt (diese wird detaillierter bei den aufrechterhaltenden Faktoren diskutiert). Diese Art, körperliche Symptome wahrzunehmen und zu interpretieren, steht in Zusammenhang mit der Entwicklung einer somatoformen oder hypochondrischen Störung. Ob dieses eine Prädisposition, ein aufrechterhaltender Mechanismus oder beides ist, ist bisher noch unklar.

(2) Auslösende Faktoren

Lebensereignisse. Im Erwachsenenalter auftretende belastende, schwierige oder auch traumatische Lebensereignisse stehen mitunter im Zusammenhang mit der Entwicklung einer somatoformen Störung. Zudem können gesteigerte physiologische Erregungszustände (z. B. als Folge anhaltender psychosozialer Stressoren wie Pflege von Angehörigen), längere Episoden primär somatischer Erkrankungen (z. B. Infektionen) oder auch krankheitsbezogene Medienberichte der somatoformen Störung vorausgehen.

Typische Beispiele für auslösende Faktoren:

- Erkrankung oder Tod eines Familienmitglieds oder Freundes

- eigene Erkrankung und Erfahrung mit der Unzulänglichkeit des medizinischen Systems (z. B. Fehldiagnosen)
- allgemeine negative Lebensereignisse (z. B. Unfall, Trennung)
- chronischer Stress (z. B. durch andauernde Überbelastung am Arbeitsplatz, Schichtdienst, häusliche Pflege von Angehörigen)

(3) Aufrechterhaltende Bedingungen

Aufmerksamkeit und Bewertung. Als Folge der o. g. auslösenden Bedingungen können sich körperliche Veränderungen entwickeln, die zunehmend mit gesteigerter Aufmerksamkeit wahrgenommen und möglicherweise in katastrophisierender Weise (fehl-)interpretiert werden. Dem Ansatz der somatosensorischen Verstärkung (siehe auch 1. Vulnerabilität) folgend kommt es durch verstärkte Beachtung, Aufmerksamkeitszuwendung und negative Bewertung zu einer Intensivierung der jeweiligen Körpersensationen und damit zu einem gesteigerten Symptomerleben. Eine bestimmte Körpersensation wird erst durch eine negative Bewertung zu einem Symptom.

Neben der Bewertung von harmlosen Symptomen als Zeichen einer ernsthaften Erkrankung spielen auch noch unrealistische Annahmen bezüglich des eigenen Körpers eine Rolle. Häufig haben die Betroffenen die Annahme, dass ein gesunder Körper keinerlei Beschwerden zeigen dürfe (Einstellungen zum Gesundheitsbegriff) oder dass ein bestimmtes Symptom, wie Schmerzen im Kopf, Anzeichen für eine bestimme Erkrankung, wie einen Gehirntumor, sei (hypochondrische Tendenzen). Häufig weisen die betroffenen Patienten hohe oder unrealistische Ansprüche an die moderne Medizin auf (»Ein Arzt muss, wenn er sich ausreichend Zeit nehmen würde, immer die richtige Diagnose und Behandlung finden«). Weitaus geringer ausgeprägt ist dagegen das Wissen um die Zusammenhänge körperlicher und psychischer Funktionen.

Verhaltensweisen. Dem funktionalen Modell somatoformer Störungen von Rief und Hiller (2011; siehe vertiefend Kapitel 13 und INFO 159) zufolge entscheiden insbesondere Konsequenzen auf der Verhaltensebene darüber, ob der Teufelskreis aus Symptomwahrnehmung, katastrophisierender Fehlinterpretation und Symptomverstärkung (somatosensorischer Verstärkung) aufrechterhalten wird.

- **Checking:** Checking ist das exzessive Absuchen und Kontrollieren des eigenen Körpers nach Anzeichen einer möglichen Krankheit, wiederholte Arztbesuche, die Initiierung vieler medizinischer Untersuchungen sowie gesteigerte Medikamenteneinnahme, exzessives Blutdruckmessen, Kontrolle des eigenen Pulsschlags oder übermäßige Untersuchungen des eigenen Stuhlgangs.
- **Schonung:** Dieses Verhalten bezeichnet vor allem die Unterlassung und Vermeidung bestimmter Aktivitäten aufgrund von Befürchtungen oder Annahmen. Typische Schonverhaltensweisen umfassen z. B. die Verminderung körperlicher Aktivitäten oder die Einhaltung bestimmter Diäten bei gastrointestinalen Störungen (z. B. Reizdarmsyndrom). Die mittel- und langfristig dysfunktionale Wirkung von Schonverhalten ist vor allem in einer zunehmenden Sensibilisierung des Organismus zu sehen, wodurch wiederum neue Symptomwahrnehmungen begünstigt werden. So führt beispielsweise vermehrte körperliche Inaktivität zu einer Abnahme körperlicher Fitness und damit zu verstärkten Belastungs- und Ermüdungssymptomen bei einem vormals gut tolerierten Ausmaß körperlicher Belastung. Bei den angesprochenen gastrointestinalen Symptomen

© Kleinstäuber • Bleichhardt • Gottschalk • Rief, Therapie-Tools Somatoforme Störungen. Beltz, 2018

kann ein Diätverhalten ohne eindeutige Indikation eine zunehmende Sensibilisierung des gastrointestinalen Systems bewirken, sodass in der Folge immer stärker auf ungewohnte Nahrungsmittel reagiert wird.

- **Durchhalten:** In Bezug auf »Durchhalte«-Verhaltensweisen findet statt der Vermeidung körperlicher Aktivität eher eine Selbstüberforderung statt. Der betroffene Patient hört wenig auf die eigenen Bedürfnisse und möchte sich beweisen, dass er noch genauso funktioniert wie in dem Zeitraum, in dem er noch keine Körperbeschwerden erlebt hat. Dadurch geht der Patient ständig an seine eigenen Grenzen und überfordert seinen Körper. In der Folge kann Erschöpfung auftreten bzw. der Patient fühlt sich nicht mehr so belastbar wie früher. Körperliche Beschwerden können sich auch durch dauerhafte Überaktivierung aufrechterhalten. Ein weiterer Motivator für »Durchhalten« kann sein, dass die Patienten kaum Beschwerden spüren, solange sie beschäftigt sind, und daher Ruhe und Pausen vermeiden.
- **Positive Konsequenzen der Krankenrolle:** Unter diesem Punkt werden die angenehmen Konsequenzen anhaltender körperlicher Beschwerden verstanden, welche dazu beitragen können, dass die Störung aufrechterhalten wird. Für manche Betroffene können die Zuwendung von Behandlern und Angehörigen, die Vermeidung/ der Wegfall von unangenehmen Tätigkeiten, die Herausnahme aus der Arbeit im Sinne einer operanten Verstärkung wirken. Wenn etwas Unangenehmes entfällt (z. B. weniger Streit bei Magenschmerzen) oder etwas Angenehmes passiert (z. B. Wärmflasche und Tee gebracht), erhöht dies die Auftretenswahrscheinlichkeit von Krankheitsverhalten. Dies ist jedoch nicht gleichzusetzen mit dem intentionalen »Vorspielen« körperlicher Symptome, um Aufmerksamkeit zu erhalten.

Makroanalyse

Vulnerabilität/Prädisposition	auslösende Faktoren	aufrechterhaltende Bedingungen

© Kleinstäuber • Bleichhardt • Gottschalk • Rief, Therapie-Tools Somatoforme Störungen. Beltz, 2018

Erstellung einer Lebenslinie

Das Ziel dieser Lebensrückblickintervention ist, dass der Betroffene seinen Lebensweg bzw. seine Biografie im Kontext einer aktuellen Problemlage nachvollziehen kann. Dies ermöglicht ein erweitertes Verständnis der jetzigen Situation und Person. Dadurch soll das Problemverhalten leichter nachvollziehbar und veränderbar werden. Im Folgenden stellen wir Ihnen die Erstellung einer »Lifeline«, einer Lebenslinie, (in Anlehnung an die NET von Schauer et al., 2006) dar.

Lebenslinie

- Ein Seil stellt die Lebenslinie dar, am Ende wird sie für die noch ausstehenden Lebens-Jahre aufgerollt.
- Der Beginn ist die Geburt des Patienten.
- Steine symbolisieren negative/traumatische/schwierige Erlebnisse.
- Blumen symbolisieren positive Erlebnisse.
- Kerzen symbolisieren Verluste.
- Stöcke symbolisieren eigene Taten und können je nach Bewertung zusätzlich mit einem Stein oder Blume versehen werden.
- Auf kleinen Zetteln können die Ereignisse mit Datum notiert werden.
- Am Ende des Seils können Blumen Wünsche und Ziele für die Zukunft symbolisieren.
- Der Therapeut führt die Symbole mit der obigen Beschreibung ein und leitet dann den Patienten an, sich das eigene Leben Schritt für Schritt anzuschauen und Symbole zuzuordnen.
- Die therapeutische Haltung ist dabei freundlich validierend, ohne in die jeweiligen Inhalte zu tief einzusteigen.

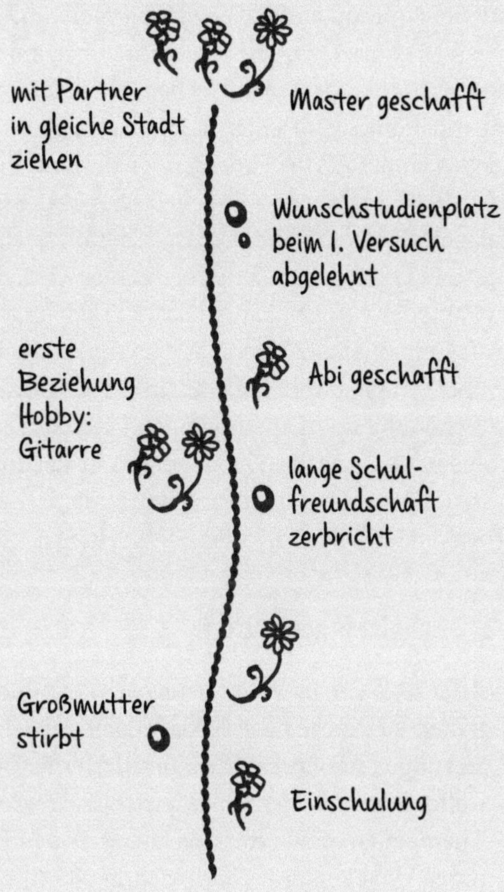

4 Die frustrierende Suche nach Erklärungen – Erwartungen an die Therapie und Behandlungsziele

4.1 Hintergrund und Einführung

Es ist ein grundlegendes menschliches Bedürfnis, bei Veränderungen Erklärungen für diese zu finden – insbesondere wenn es sich um Veränderung am eigenen Körper handelt, z.B. in Form von neuartig auftretenden Körperbeschwerden. Der Therapeut sollte sich bewusst machen, dass die Gruppe der Patienten mit somatoformen Symptomen hinsichtlich der Erklärungssuche im Vergleich zu Patienten mit anderen psychischen Symptomen besonders ist. Bevor Patienten mit somatoformen Störungen den Psychotherapeuten aufsuchen, vergeht in der Regel viel Zeit. Diese Zeit ist für den Patienten primär von biomedizinischen diagnostischen und Behandlungsmaßnahmen gefüllt. In diesem Zeitraum machen somatoforme Patienten wiederholt die Erfahrung, dass ihr Bedürfnis nach Erklärung nicht befriedigt werden kann und sich eher verstärkt als reduziert. Kommt der Patient nun zum ersten Mal zum Psychotherapeuten, ist es nicht verwunderlich, dass auch der Therapeut erst mal nur als ein »weiteres Glied in der Kette« betrachtet wird, der vielleicht die endgültige Klärung der Beschwerden des Patienten bringen kann. Dieses Erklärungsbedürfnis prägt natürlich auch stark die Erwartungen des Patienten an die Therapie. Für viele Patienten ist es zunächst schwer vorstellbar, die Ziele einer Psychotherapie – sprich vor allem die Verbesserung des Umgangs mit den Körperbeschwerden und die Erhöhung von Lebensqualität – mit seinen Erwartungen in Einklang zu bringen. Genau diese Problematik – wie der Therapeut das Erklärungsbedürfnis des Patienten in der Therapie adressieren kann und wie er mit dem Patienten realistische Therapieerwartungen entwickelt – ist das Thema der Arbeitsmaterialien im vorliegenden Kapitel.

4.2 Arbeitsmaterialien

- **INFO 27** *Suche nach Erklärungen* (T). Auf einem mehrseitigen Informationsblatt wird die Wichtigkeit der Suche nach Erklärungen zunächst relativiert. Anschließend werden die zentralen Erklärungen wissenschaftlich fundierter Psychotherapien dargestellt und die jeweils passenden Bewältigungsstrategien angesprochen. Der nächste Abschnitt versucht, Verständnis bei den Therapeuten dafür zu erwecken, dass den Patienten die Suche nach (rein organischen) Ursachen unter Umständen extrem wichtig ist. Abschließend werden Empfehlungen dazu gegeben, wie man erfolgreich in eine Therapie starten kann, ohne die Hoffnungen des Patienten zu sehr zu enttäuschen, sich aber andererseits nicht zu lange auf wenig zielführende Diskussionen zur Ursachensuche einzulassen.
- **AB 28** *Hoffnungen an die Körpermedizin* (P). Auf diesem Arbeitsblatt werden ein paar Sätze zusammengestellt, die aus der Pharmawerbung oder Regenbogenpresse stammen könnten. Sie thematisieren plötzliche und vollständige Hilfe durch die Wunder der modernen Medizin. Anstelle eines Informationsblattes, welches die Unwahrscheinlichkeit solcher Ereignisse rational erläutern würde, wird hier versucht, die Patienten emotional mit ihren Hoffnungen anzusprechen. Durch verschiedene Fragen sollen dann Zweifel an o.g. Medizinwundern geschürt werden. Im letzten

Abschnitt sollen die Patienten anhand verschiedener Vorgaben ankreuzen, was es für sie bedeutet, wenn große Hoffnungen an die Körpermedizin nicht erfüllt werden.

- **INFO 29** *Was bringt diese Therapie?* (P). Hier wird für die Patienten kurz zusammengestellt, was realistische Ziele einer Therapie sind, und was in einer Therapie gemacht wird. Es wird angesprochen, dass eine Remission der Beschwerden eher selten zu erwarten ist. Die Beschreibung therapeutischer Strategien ist hier bewusst allgemein gehalten, es wird eher betont, dass keine Therapie identisch ist und individuelle Lösungen gefunden werden. Die Betonung der engagierten Mitbeteiligung kommt auf dem Blatt nicht zu kurz.
- **AB 30** *Psycho-Test: Was erwarten Sie von einer Therapie, und was kann Ihnen eine Therapie bringen?* (P/T). Dieses Arbeitsblatt enthält eine breite Palette von Zielen und Erwartungen an eine Therapie. Diese bewegen sich auf einem Spektrum von »äußert konstruktiv« bis hin zu »eher hinderlich«. Bei fast allen Zielen wird darauf hingewiesen, diese mit in die Therapie zu bringen. Sollte der Therapeut denken, einigen Themen nicht gewachsen zu sein, empfiehlt sich das aufmerksame Lesen des gesamten Buchs. Hat der Therapeut das Gefühl, die Ziele seines Patienten stehen denen der Therapie im Wege, sollte er versuchen zu verstehen, warum den Patienten die Ziele so wichtig sind. Dabei kann insbesondere das Kapitel 1 dieses Buchs helfen. Der Therapeut sollte versuchen, Zweifel und Kritik seiner Patienten zu begrüßen: Es sind Versuche, sich mit der Materie auseinanderzusetzen. Schwieriger sind Patienten, die zumeist schweigen oder auf den ersten Blick kooperativ erscheinen, aber innerlich keine Lernbereitschaft haben. Dieses Arbeitsblatt kann auch dabei helfen herauszufinden, ob dies bei einem bestimmten Patienten der Fall ist.
- **AB 31** *Auswertung Psycho-Test: Was erwarten Sie von einer Therapie, und was kann Ihnen eine Therapie bringen?* (P/T). Nach Auswahl der wichtigsten Ziele können die Patienten dann wie in der Auflösung eines Psycho-Tests einen Expertenkommentar zu ihrer Auswahl lesen. Als zumindest in Teilen problematisch werden angesprochen:
  - die Suche nach Erklärungen/ehrliche Antworten von Fachmenschen: Es wird einerseits darauf abgezielt, dass der Psychotherapeut Erklärungen und ehrliche Aussagen bieten kann. Zudem wird empfohlen, die Suche nach Erklärungen nicht über die Suche nach Bewältigungsstrategien zu stellen.
  - durch andere Menschen oder Hilfsmaßnahmen Entlastung erfahren: Dies kann sehr wohl wünschenswert sein. Vielen Betroffenen fällt es nicht leicht sich einzugestehen, Hilfe zu benötigen. Allerdings könnte der Wunsch nach Unterstützung auch unangemessen sein (dabei wurde bewusst ein mögliches Rentenbegehren mit eingeschlossen, ohne dass dies explizit genannt wird).
  - das vollständige und baldige Verschwinden der körperlichen Beschwerden: Auf diese Erwartung wird hier mit einer etwas provokativ-humorvollen Antwort reagiert. Nachfolgend wird aber mit Empathie für die bisherigen erfolglosen Bemühungen angesprochen, dass eine Vollremission unwahrscheinlich ist.
  - die Sicherheit, gesund zu sein: Auch hier ist der Experten-Kommentar bewusst provokativ, da den meisten Betroffenen, wenn sie die Problematik sachlich angehen, bereits klar ist, dass diese Sicherheit ein unerreichbares Ziel ist. Es wird damit geschlossen, dass die Therapie sehr gut helfen kann, mit Unsicherheiten zu leben.
- **AB 32** *Auf Therapie einlassen – Hoffnung und Bedenken* (P). Dieses Arbeitsblatt dient zur Vorbereitung einer Entscheidungsfindung. Neben therapieförderlichen sowie -hinderlichen Gedanken soll eingeschätzt werden, wie sicher sich der Patient ist, dass er sich auf eine Therapie einlassen möchte. AB 32 kann direkt zu AB 33 überleiten:
- **AB 33** *Entscheidung für oder gegen eine Therapie* (P). Ziel dieses Arbeitsblattes ist es, ein (ggf. begrenztes) Sich-Einlassen auf die Therapie zu erwirken. Der Patient steht in der Verantwortung,

sich frei für oder gegen eine Psychotherapie zu entscheiden. Dies sollte selbstverständlich nicht eingangs, sondern nach den ersten Sitzungen, vermutlich auch nach der diagnostischen Phase, geschehen. Patienten, die zu diesem Zeitpunkt offen aussprechen, bzw. hier schriftlich klar notieren, dass sie keinerlei Sinn in einem Behandlungsversuch sehen, sollte man besser anbieten, es ggf. zu einem späteren Zeitpunkt noch einmal zu versuchen. Der Patient wird deshalb hier gebeten, sich für oder gegen einen Therapieversuch zu entscheiden und dies zu begründen. Dabei stehen drei Möglichkeiten zur Auswahl: 1. die klare Entscheidung dagegen, 2. die Entscheidung, es ernsthaft für eine gewisse Zeit zu versuchen und diesen Probe-Zeitraum festzulegen und 3. eine Entscheidung dafür, die dann als schriftliche Erklärung eines Commitments für die Therapie weiter verwendet werden kann.

▶ **INFO 34** *Exkurs: Wie zuverlässig und aussagekräftig sind eigentlich Ergebnisse von bildgebenden Verfahren?* (P/T). Abschließend stellen wir noch ein Informationsblatt zur Verfügung, das in patientengerechter Sprache Befunde zweier Untersuchungen von Hald und Kollegen (1995) und Jensen und Kollegen (1994) zur Aussagekraft von bildgebenden Verfahren in eindrucksvoller Weise wiedergibt. Dieses Informationsblatt ist möglicherweise nicht für jeden Patienten geeignet. Für diejenigen, die jedoch Interesse an Studienergebnissen zeigen, kann es sehr eindrücklich die Grenzen von medizinischer Diagnostik zeigen und die Eindeutigkeit hinsichtlich eines diagnostischen Befundes, die viele Patienten von einem bildgebenden Verfahren erwarten, in Frage stellen.

»Wenn ich die Ursache für mein Problem kenne, kann ich es auch ändern.«

So plausibel dieser Satz auch klingt – ist er wahr? Wenn Sie mögen, denken Sie doch kurz einmal an die Probleme, die Sie gerade in Ihrem privaten Alltag beschäftigen. Welche Ursachen vermuten Sie dafür? Bekommen Sie Ihre Probleme in den Griff, sobald Sie die Ursache kennen? Oder anders: Wieviel Problemlösung steckt in der Suche nach Ursachen?

Vermutlich geht es Ihnen (leider) auch so, dass Ihre Probleme noch lange nicht gelöst sind, wenn Sie wissen, warum diese existieren. Auch wenn Sie diesen vielleicht durch die Ursachensuche etwas näher gekommen sind. Aber zu einer Besserung braucht es leider weitere bzw. andere Dinge.

Da die o.g. Einstellung aber weit verbreitet ist, ist es nicht schlecht, Verständnis dafür zu haben, dass somatoformen Patienten die Ursachensuche für ihre Beschwerden sehr wichtig ist: für unsere Patienten bedeutsam, für eine Therapie aber nur teilweise zielführend.

Hilfreiche Erklärungen, die eng mit Bewältigungsstrategien verknüpft sind

Dabei ist es ja schon so, dass die moderne Psychotherapie somatoformer Störungen eine Reihe von Erklärungen enthält, die eng mit einer Bewältigung verknüpft sind. Diese sind selbstverständlich in dem vorliegenden Buch zusammengestellt. Die wichtigsten sind:

- Dysfunktionale Kognitionen führen zu ungünstigen Verhaltensweisen, nicht-sinnvoller Symptomfokussierung und gedrückter Stimmung/Stresserleben. Als weitere Folge dieser Konsequenzen verstärken sich körperliche Beschwerden oder treten neu auf. Deshalb ist es wichtig, Kognitionen zu diskutieren und zu verbessern (s. auch Kap. 5).
- Chronischer Stress verschlechtert u. U. die körperlichen Beschwerden, in jedem Fall aber das körperliche und psychische Allgemeinbefinden. Ungünstige Stressoren sollten deshalb entdeckt und verändert werden (s. auch Kap. 6).
- Je stärker man sich auf die somatoformen Symptome fokussiert, desto intensiver werden sie. Auch neue Körpersensationen treten auf, wenn man seine Aufmerksamkeit stark auf den Körper richtet. Die Aufmerksamkeit auf anderes zu lenken und konstruktive Aktivitäten aufzubauen sinddeshalb Kernelemente jeder Therapie bei somatoformen Störungen (s. auch Kap. 7).
- Viele Verhaltensweisen, die sich Patienten im Laufe der Erkrankung aneignen, führen auf lange Sicht zu einer Verstärkung der Beschwerden und einer Verschlechterung des Wohlbefindens. Dieses Krankheitsverhalten zu vermindern oder sogar zu unterlassen, kostet manchmal viel Überzeugungsarbeit der Therapeuten sowie Mut und Energie der Patienten (s. auch Kap. 8).

Zusammenfassend sollte also festgehalten werden: Diese Psychotherapie liefert durchaus Erklärungen zur Entstehung und Verstärkung körperlicher Beschwerden, die eng mit der Bewältigung dieser verknüpft sind.

Nichtsdestotrotz: Vielen Patienten reichen diese Erklärungen nicht

Aus unserer langjährigen Erfahrung mit dem entsprechenden Klientel möchten wir Sie aber hier ein wenig warnen: Die meisten Patienten sind mit den Erklärungen, die die moderne Psychotherapie lie-

© Kleinstäuber • Bleichhardt • Gottschalk • Rief, Therapie-Tools Somatoforme Störungen. Beltz, 2018

fert, nicht vollständig zufrieden. Das Ausmaß, in dem das körperliche Leid bei Ihnen vorliegt und in dem ihr Leben mittlerweile eingeschränkt ist, steht in ihren Augen nicht im Verhältnis zur begrenzten Relevanz o.g. psychologischer Erklärungen. So kann man auch bei positiven Therapieverläufen zu fortgeschrittenem Zeitpunkt noch den folgenden Satz hören:

»Da muss doch noch was anderes sein.« Gemeint ist damit in der Regel eine »richtige« Krankheit. Zumeist hat diese einen höheren subjektiven Erklärungswert als Vorgänge wie Aufmerksamkeit, Bewertung, Stress und Verhaltensweisen. Dafür gibt es verschiedene Gründe:

- Ein Großteil der Menschheit ist davon überzeugt, eine Krankheit ließe sich stets erfolgreich behandeln, wenn man ihren Namen kennt. Leider handelt es sich dabei in vielen Fällen um einen Irrglauben.
- Die Annahme ist auch deshalb so attraktiv, weil die Vorstellung einer medizinischen Behandlung mit weniger kurzfristig erforderlicher Anstrengung verbunden ist als eine Psychotherapie.
- Weit verbreitet ist auch der Gedanke, körperliches Leiden sei nur dann gerechtfertigt, wenn man unter einer diagnostizierbaren körperlichen Krankheit leidet. So ist für viele Betroffene der Satz »Ich habe furchtbare Schmerzen« deutlich unangenehmer zu äußern als der Satz »Ich leide unter schwerer Fibromyalgie«.
- Eine körperliche Krankheit zu haben, bedeutet schließlich zumeist, keine »Schuld« dafür tragen zu müssen. Geht ein Betroffener davon aus, dass seine Beschwerden allein aufgrund o.g. psychologischer Prozesse entstanden sind, ist der Eigenanteil an der Verursachung des Leids ja tatsächlich deutlich größer.

Auf die Spitze getrieben könnte man deshalb formulieren: Die Idee, eine diagnostizierbare körperliche Krankheit zu haben, 1. lässt Heilung erwarten, 2. fordert im Moment keine Anstrengung, 3. rechtfertigt das Leid und 4. entlastet von einer möglichen Eigenbeteiligung.

Sicherheit gibt es auch umgekehrt nicht: Krankheit könnte wirklich eine / die Ursache sein

In Zeiten, in denen diagnostische Methoden immer subtiler und regelmäßig neue Krankheiten entdeckt werden, sowie auch die zunehmende Beteiligung des Gehirns an einer Vielzahl körperlicher Erkrankungen anerkannt wird, wird es immer schwieriger zu behaupten, es läge bei jemandem keine somatische Krankheit vor. Tatsächlich ist wirklich bei einer ganzen Reihe von Patienten eine bereits bekannte organische Krankheit mitbeteiligt am körperlichen Leid.

Somit können Sie selbst keinesfalls sicher sein, dass nicht zumindest teilweise auch eine somatische Erkrankung eine Rolle spielt. Und Sie wissen ja sogar sicher, dass somatische Prozesse an der Entstehung der somatoformen Störung beteiligt sind.

Zusätzlich lässt sich die Annahme, es bestehe eine sehr seltene, oder vielleicht sogar bisher unbekannte Krankheit, selbstverständlich niemals mit Fakten widerlegen. Sie kann immer auch richtig sein.

Deshalb sollten Sie auch Diskussionen darüber, ob, wie wahrscheinlich oder wie stark eine somatische Krankheit eine Rolle bei Ihren Patienten spielt, vermeiden. Selbstverständlich ist dies möglich. Viel relevanter ist aber, wie viel Zeit und Energie die Betroffenen (noch) in die Suche nach einer solchen investieren sollten.

 © Kleinstäuber • Bleichhardt • Gottschalk • Rief, Therapie-Tools Somatoforme Störungen. Beltz, 2018

Was heißt das nun für die Psychotherapie?

Vermutlich versteht es sich von selbst, dass das Thema »Loslassen des Verlangens nach einer Ursache« ein wenig therapeutische Behutsamkeit erfordert. Versuchen Sie dafür Verständnis zu haben, dass die Vorstellung körperlich erkrankt zu sein, oft mit Attraktivität für Ihre Patienten verbunden ist. Versuchen Sie zu tolerieren, dass sich Ihre psychologischen Erklärungen und Strategien demgegenüber mitunter nur einer begrenzten Attraktivität erfreuen.

Die folgenden Informations- und Arbeitsblätter sollen Ihnen eine Hilfestellung geben. Überlegen Sie selbst, ob Sie diese entsprechend der Buchreihenfolge relativ früh oder etwas später, nach einer vielleicht gewachsenen Vertrauensbasis zwischen Ihnen und Ihren Patienten, einsetzen.

Auch ohne dass Sie sich auf eine Diskussion über die Suche nach körperlichen Erklärungen einlassen, können Sie psychologische Strategien vermitteln und üben. Sie sind erwiesenermaßen wirksam. Das wesentliche Argument für sie ist, dass somatoforme Beschwerden stets durch ein Zusammenwirken einer Vielzahl von Faktoren entstehen. Insofern können Sie sich auch eingangs meist mit den Patienten auf Folgendes einigen: Die psychologischen Mechanismen tragen vielleicht nicht immer zur Erstentwicklung, sicher aber zu einer Verstärkung der Beschwerden bei.

! Eine intensive Diskussion über die Ursache von Beschwerden ist in der Eingangsphase der Therapie nicht sinnvoll. Selbstverständlich können die somatoformen Beschwerden noch eine ungeklärte organische Ursache haben. Therapeuten sollten die Multikausalität unter Mitbeteiligung der psychologischen Faktoren betonen. Im späteren Verlauf der Therapie, hier beschrieben in Kapitel 8 Krankheitsverhalten, werden beim Thema Arztbesuche konkrete Veränderungsstrategien vorgeschlagen.

Diese Übung soll Sie zur Reflexion anregen. Sie finden viele Fragen auf diesem Arbeitsblatt. Aber alle Antworten geben hier Sie. Bitte besprechen Sie das Arbeitsblatt in jedem Fall mit Ihrem Therapeuten. Er kann Ihnen durchaus zu vielem Antworten geben, sofern Sie dies möchten.

Im Folgenden sind ein paar Schlagzeilen zusammengestellt, die Sie so oder ähnlich in Werbung oder Regenbogenpresse finden. Bitte lesen Sie die Sätze langsam und nach Möglichkeit auch laut.

(1) »Nie wieder Schmerzen bei täglicher Anwendung«
(2) »Nach 15 Jahren Schere im Bauch gefunden«
(3) »Als »eingebildete Kranke« abgestempelt! Deutscher Dr. House findet die wirkliche Diagnose«
(4) »Neuartiges Medikament bringt Hilfe bei Nervenleiden«
(5) »Neues Testverfahren bringt Sicherheit bei Krebsverdacht«
(6) »Wer hätte gedacht, dass mein Leben wieder so leicht wird! Warum haben Sie mich nicht schon zehn Jahre früher operiert?«

Bitte schreiben Sie hier auf, was Sie über diese Sätze denken:

....

....

....

....

Bitte machen Sie auf jede der folgenden Linien ein Kreuz.

Denken Sie, dass eine oder mehrere Schlagzeilen etwas mit Ihnen zu tun haben?

gar nicht — absolut

Welche hat am meisten mit Ihnen zu tun? Nummer: …

Wie schön fänden Sie es, wenn diese Schlagzeile auf Sie zuträfe?

eigentlich egal — absolut fantastisch

 © Kleinstäuber • Bleichhardt • Gottschalk • Rief, Therapie-Tools Somatoforme Störungen. Beltz, 2018

Wie allgemeingültig sind diese Sätze Ihrer Meinung nach?

gelten nur für einen Fall — gelten für alle

Wie wahr sind diese Sätze Ihrer Meinung nach?

völlig unwahr — völlig wahr

Wieviel beschäftigen Sie sich (in Gedanken oder im Verhalten, z.B. durch Recherche oder Arztbesuche) mit solchen Gedanken?

nie — mehr oder weniger ständig

Was würde es für Sie bedeuten, wenn *keiner* dieser Sätze auf Sie zuträfe? Bitte kreuzen Sie an:

- ○ Das schaffe ich schon.
- ○ Dass so etwas nichts bringt, ist mir eigentlich sowieso schon klar.
- ○ Ich weiß, dass ich mir durch mein eigenes Zutun Besserung verschaffen muss.
- ○ Die Frage ist Unsinn. Selbstverständlich kann etwas davon auf mich zutreffen, das weiß man nur heute noch nicht.
- ○ Ohne Hoffnung auf eines dieser Dinge könnte ich nicht mehr weiterleben.
- ○ Das kann ich mir gar nicht vorstellen, dass es nicht so etwas Ähnliches gibt.
- ○ Was für ein Unsinn, selbstverständlich trifft einer dieser Sätze auf mich zu!
- ○ Man wird doch wohl noch hoffen dürfen…
- ○ Ich wüsste gar nicht, wie ich mein Leben dann gestalten sollte.

Bitte diskutieren Sie Ihre Gedanken mit Ihrem Therapeuten!

INFO 29 Was bringt diese Therapie? P 1/1

Viel! Nämlich:

Wenn Sie aktiv bei einer wissenschaftlich fundierten Psychotherapie mitmachen, dann tun Sie damit nach aktuellem Forschungsstand etwas Hochwirksames. Den meisten Menschen, die sich einer solchen Behandlung unterziehen, geht es danach deutlich besser. Die Wissenschaft kennt nichts, was besser funktioniert als diese.

Was bedeutet »besser gehen«?

Besser gehen heißt, dass Ihr Leben für Sie wieder angenehmer wird. Dass es Ihnen gelingt, schöne Dinge zu tun und zu genießen. Dass Ihnen die Aufgaben, die Sie zu bewältigen haben, leichter fallen. Dass Sie den Kopf freier haben für Sachen, die Ihnen wirklich wichtig sind.

Was bedeutet das für Ihre Beschwerden?

Nach einer erfolgreich absolvierten Therapie sagen Patienten in der Regel so etwas wie »Meine Beschwerden sind in den Hintergrund getreten«. Insbesondere, wenn körperliche Beschwerden schon viele Jahre vorliegen, heißt das leider oft, dass sie auch weiter bestehen werden. Es bedeutet aber auch, dass man sich viel weniger durch diese belastet fühlt und schönere Dinge wieder mehr Platz im Leben haben.

Was wird denn nun genau gemacht?

In der Therapie wird davon ausgegangen, dass körperliche Beschwerden durch körperliche Vorgänge entstanden sind und aufrechterhalten werden. Diese ungünstigen körperlichen Vorgänge werden beeinflusst durch Verhaltensweisen, Gedanken und Gefühle, aber auch durch die Lebenssituation und den Umgang mit anderen Menschen. Mit Ihnen gemeinsam wird in der Therapie danach gesucht, was davon bei Ihnen besser laufen könnte. Auch werden Lösungsstrategien erarbeitet, diese zu ändern. Manche davon muss man regelrecht »trainieren«, damit sich alte Gewohnheiten umstellen. Wichtig ist aber: Keine Therapie gleicht der anderen. Damit die besten Lösungsmöglichkeiten gefunden werden können, sollten Sie Ihrem Therapeuten die Chance geben, Sie und Ihr Leben kennenzulernen.

Muss ich sonst noch etwas wissen?

Unbedingt! Regelmäßig zur Therapie zu gehen, bringt gar nichts, wenn Sie nicht versuchen, das, was dort besprochen wird, auf Sie anzuwenden, die angesprochenen Übungen zu machen, über knifflige Dinge auch zu Hause nachzudenken und sich so oft wie möglich mit den Therapieinhalten zu beschäftigen. Bitte arbeiten Sie also mit. Das kann auch heißen, dass Sie Ihrem Therapeuten Bescheid sagen, wenn Sie etwas nicht verstehen oder unsinnig finden.

© Kleinstäuber • Bleichhardt • Gottschalk • Rief, Therapie-Tools Somatoforme Störungen. Beltz, 2018

AB 30	Psycho-Test: Was erwarten Sie von einer Therapie, und was kann Ihnen eine Therapie bringen?	T P	1/1

Dieses Arbeitsblatt funktioniert wie ein Psycho-Test, den Sie vielleicht aus Zeitschriften kennen. Die folgenden Aussagen tragen Nummern, und Sie werden gebeten anzukreuzen, welche Ihnen besonders wichtig sind. Schreiben Sie sich die Nummern derjenigen Sätze auf, bei denen Sie 4 oder 5 angekreuzt haben. Auf dem Arbeitsblatt 31 finden Sie dann jeweils einen Experten-Kommentar zu Ihren besonders wichtigen Erwartungen.

Bitte kreuzen Sie an, wie sehr Sie die folgenden Dinge von Ihrer Psychotherapie erwarten:

	völlig unwichtig				**extrem wichtig**
(1) mein Leben wieder mehr genießen können	1	2	3	4	5
(2) herausfinden, warum ich körperlich so leiden muss	1	2	3	4	5
(3) dass ich nicht nur aus körperlichen Beschwerden bestehe	1	2	3	4	5
(4) dass meine Beschwerden in den Hintergrund treten	1	2	3	4	5
(5) wieder mehr unternehmen können	1	2	3	4	5
(6) mich wieder besser mit meinem Partner (oder einer anderen Person, nämlich: ____________) verstehen	1	2	3	4	5
(7) mehr Entlastung erfahren, indem mich andere Menschen oder Hilfsmaßnahmen unterstützen	1	2	3	4	5
(8) wieder über andere Dinge sprechen können als meine Krankheit	1	2	3	4	5
(9) wieder Zukunftspläne machen können	1	2	3	4	5
(10) nicht mehr so viel in den Wartezimmern von Ärzten sitzen	1	2	3	4	5
(11) wieder mehr lachen können	1	2	3	4	5
(12) eigentlich nur eines: dass meine Beschwerden weg sind, und zwar schnell	1	2	3	4	5
(13) dass mir endlich mal ein Fachmann ehrlich sagt, was eigentlich mit mir los ist	1	2	3	4	5
(14) dass ich wirklich sicher sein kann gesund zu sein	1	2	3	4	5

Dies ist eine Interpretation der Ergebnisse Ihres Psycho-Tests auf dem Arbeitsblatt 30.

© Kleinstäuber • Bleichhardt • Gottschalk • Rief, Therapie-Tools Somatoforme Störungen. Beltz, 2018

AB 31

Auswertung Psycho-Test: Was erwarten Sie von einer Therapie, und was kann Ihnen eine Therapie bringen?

T P

Anleitung

Wenn Sie bei einer Aussage 4 oder 5 angekreuzt haben, suchen Sie die entsprechende Nummer mit Aussage auf diesem Blatt. Sie finden hier jeweils einen Experten-Kommentar zu Ihren besonders wichtigen Erwartungen.

(1) mein Leben wieder mehr genießen können
(3) dass ich nicht nur aus körperlichen Beschwerden bestehe
(4) dass meine Beschwerden in den Hintergrund treten

Der Experten-Kommentar. Das sind wunderbare Ziele. Wenn Sie sich auf diese Therapie einlassen und sich für Ihr Ziel einsetzen, können Sie sicher sein, dass Sie es erreichen werden. Die Therapie zielt darauf ab, dass Ihre Beschwerden in den Hintergrund treten und andere Dinge wieder mehr Platz haben, sodass Sie wieder mehr Freude und Genuss empfinden können.

(2) herausfinden, warum ich körperlich so leiden muss

Der Experten-Kommentar. Die meisten Betroffenen, die bisher keine oder unbefriedigende Erklärungen für Ihre Beschwerden bekommen haben, würden viel dafür geben. Viele verbinden große Hoffnungen damit, dass sich eine Erklärung findet. Haben Sie schon viele Jahre vergeblich damit verbracht herauszufinden, was die Ursache Ihrer Beschwerden ist? Sind Sie vielleicht schon regelrecht verzweifelt daran? Das muss sehr belastend sein. In diesem Fall sollten Sie folgende Punkte beachten:

(a) Meistens gibt es nicht nur eine einzige Erklärung. Beschwerden entstehen in der Regel durch ein Zusammenwirken mehrerer Faktoren.

(b) Ihr Therapeut wird in dieser Therapie eine Reihe von möglichen Erklärungen mit Ihnen bearbeiten. Auch wenn Ihnen einige davon erst einmal nicht passend vorkommen, versuchen Sie, sich darauf einzulassen. Es handelt sich um Einflussfaktoren auf körperliche Missempfindungen, die in zahlreichen wissenschaftlichen Studien belegt worden sind.

Wie wichtig ist es Ihnen, dass Sie eine für Sie befriedigende Erklärung bekommen? Wichtiger, als dass es Ihnen in Zukunft besser geht? Manchmal ist die Suche nach Erklärung für Betroffene so zentral geworden, dass kaum noch etwas anderes Platz hat, auch nicht die Suche nach Bewältigungsmöglichkeiten. Diese Therapie hilft in jedem Fall, dass es Menschen mit chronischen körperlichen Ursachen danach besser geht – ganz egal, wo diese herkommen.

© Kleinstäuber • Bleichhardt • Gottschalk • Rief, Therapie-Tools Somatoforme Störungen. Beltz, 2018

(5) wieder mehr unternehmen können
(9) wieder Zukunftspläne machen können
(11) wieder mehr lachen können

Der Experten-Kommentar. Das sind sehr schöne Ziele. Sie können sich sicher sein, dass Ihnen die Therapie dabei helfen wird, diese zu erreichen. Am besten fangen Sie sofort damit an zu überlegen, was Sie gerne tun würden, oder wo, über was und mit wem Sie mehr lachen könnten. Vielleicht möchten Sie sogar eine Liste aufschreiben? Bitte besprechen Sie Ihre Ideen in jedem Fall mit ihrem Therapeuten.

Ein wichtiger Tipp: Warten Sie nicht zu lange damit, diese Dinge in Angriff zu nehmen. Auch mit körperlichen Beschwerden lassen sich viele Unternehmungen machen, oft treten diese dabei sogar in den Hintergrund.

(6) mich wieder besser mit meinem Partner (oder mit einer anderen Person) verstehen
(8) wieder über andere Dinge sprechen können als meine Krankheit

Der Experten-Kommentar. Wenn man schon länger unter körperlichen Beschwerden leidet, bleibt es nicht aus, dass irgendwann auch die Personen im Umfeld in Mitleidenschaft geraten. Man ist weniger belastbar, weniger unternehmungslustig und oft schlagen die Beschwerden auch noch auf die Stimmung. Wenn Sie dies ändern wollen, sind Sie auf einem ausgezeichneten Weg. Bitte besprechen Sie mit Ihrem Therapeuten, was genau Sie ändern möchten. Dann kann er dies berücksichtigen und mit in die Therapie einbauen. Und die gute Nachricht ist: Wenn es Ihnen gelingt, sich besser mit anderen Personen zu verstehen, wird es Ihnen auch insgesamt wieder besser gehen.

(7) mehr Entlastung erfahren, indem mich andere Menschen oder Hilfsmaßnahmen unterstützen

Der Experten-Kommentar. Das »gemeine« an chronischen körperlichen Beschwerden ist, dass man einerseits an seinen Belastungsgrenzen ist und andererseits aber noch etwas investieren muss, damit es besser wird. So bitter es ist, daran führt kein Weg vorbei.

In einigen Fällen bedeutet »etwas investieren«, andere Menschen um Hilfe zu bitten. Die meisten Menschen, die freundlich gefragt werden und die Hintergründe verstehen können, sind hilfsbereit. Wenn Ihnen solche Dinge schwer fallen, geht es unter Umständen auch darum, sich selbst gegenüber einzugestehen, dass Sie hilfebedürftig sind.

Erwarten Sie externe Unterstützungsmaßnahmen, kann die Problematik noch einmal anders sein. In diesem Bereich ist es weit wahrscheinlicher, dass Ihre Wünsche verwehrt werden. Manchmal ist es wichtig, beharrlich zu bleiben, manchmal geht es aber auch darum, sich von Wünschen oder Vorstellungen zu verabschieden.

Egal wie Ihre Problematik hier aussieht: Sprechen Sie mit Ihrem Therapeuten. Ihr Wunsch nach Entlastung sollte Teil der Therapie sein.

© Kleinstäuber • Bleichhardt • Gottschalk • Rief, Therapie-Tools Somatoforme Störungen. Beltz, 2018

(10) nicht mehr so viel in den Wartezimmern von Ärzten sitzen

Der Experten-Kommentar. Leiden Sie unter Beschwerden, die bisher als teilweise oder vollständig unklaren Ursprungs gelten und haben eine jahrelange Odyssee von meist sinnlosen Arztbesuchen hinter sich? Dann sollten Sie dieses Ziel, weniger in Wartezimmern zu sitzen, unbedingt verfolgen! Natürlich haben Sie gute Gründe, häufig zu Ärzten zu gehen. Reflektieren Sie mit Hilfe der Therapie, wobei Ihnen ein Arzt helfen kann und wobei nicht. Zumeist ist es sinnvoll, Arztbesuche zu reduzieren. Ihr Therapeut kann Ihnen dabei helfen herauszufinden, wie es geht.

(12) eigentlich nur eines: dass meine Beschwerden weg sind, und zwar schnell

Der Experten-Kommentar. Pflücken Sie 13 Gänseblümchen mit Ihrer linken Hand in einer Vollmondnacht und kochen Sie diese vier Stunden lang zu einem Sud auf. Diesen langsam in kleinen Schlückchen trinken.

Bitte entschuldigen Sie den Scherz. Vermutlich haben Sie schon massenhaft Ratschläge erhalten, die im Nachhinein sinnlos waren. Dies ist auch so einer. Wir würden Ihnen sehr wünschen, dass irgendetwas Ihnen helfen könnte, Ihre Beschwerden sofort zu verlieren. Es ist allerdings zu befürchten, dass es keine einfache Lösung mehr gibt: Was haben Sie nicht alles schon versucht, um Ihre Beschwerden loszuwerden? Vermutlich haben Sie viele Ärzte besucht, einige Untersuchungen über sich ergehen lassen und sich unendlich viele Gedanken gemacht. Wenn Sie das jetzt lesen, hat aber wahrscheinlich nichts davon richtig geholfen.

Diese Therapie soll Ihnen demgegenüber helfen, chronische Beschwerden zu bewältigen. Wenn Sie sich darauf einlassen, werden Sie danach weniger körperlich belastet sein. Manchmal, allerdings laut wissenschaftlicher Befunde in eher seltenen Fällen, gehen diese durch die Therapie auch vollständig wieder weg. Meistens geht es eher darum, besser damit zu leben. Dieses Ziel können Sie mit Hilfe der Therapie klar erreichen.

(13) dass mir endlich mal ein Fachmann ehrlich sagt, was mit mir los ist

Der Experten-Kommentar. Haben Sie das Gefühl, dass Ihre Ärzte nicht ehrlich zu Ihnen sind? Warum könnte dies so sein? Oder sagen die Ärzte Ihnen nicht das, was Sie hören möchten? Wenn Sie hier angekreuzt haben, sollten Sie darüber nachdenken, ob es vielleicht sein könnte, dass Ihr Arzt selbst nicht mehr weiter weiß. Dass er keine zufriedenstellende Diagnose finden kann, und vermutlich viel weniger noch eine Behandlung kennt, die Ihr körperliches Leid abstellt. Nicht jeder Arzt gibt dies gerne zu. Im Zweifelsfall könnten Sie ihn selbst fragen, ob er denkt, keine Lösung mehr für Sie zu haben.

Ob und wie Sie dies mit Ihrem Arzt besprechen, und warum Sie mit den Aussagen Ihrer Ärzte nicht zufrieden sind, sollten Sie unbedingt in der Therapie ansprechen. Vor allem sollten Sie wissen, dass auch in Fällen, in denen die Ärzte keine Hilfe mehr haben, Psychotherapie durchaus viel Hilfe bieten kann.

(14) dass ich wirklich sicher sein kann, gesund zu sein

Der Experten-Kommentar. Sie sind mit völliger Sicherheit gesund und werden auch niemals krank werden.

Wenn Sie beim Lesen Zweifel bekommen, dann liegen Sie völlig richtig. Bitte verzeihen Sie diesen vielleicht etwas provokativen Satz. Eigentlich wünscht sich jeder Mensch, keine schlimme Krankheit zu haben/zu bekommen und mit über hundert Jahren einfach selig einzuschlafen. Dieses Sicherheitsgefühl zu haben, wäre sehr schön. Bei einigen Betroffenen verläuft die psychologische Krankheitsgeschichte sogar so, dass der Gedanke schwer krank zu sein, kaum zu ertragen ist. Leider können einem aber kein Arzt, kein Psychologe und keine Gesundheitsinformation wirklich und nachhaltig versichern, dass es einen nicht vielleicht auch doch erwischt hat. Die große Herausforderung besteht dann darin, mit dieser Unsicherheit leben zu lernen. Diese Therapie kann Ihnen dabei helfen. Bitte sprechen Sie mit Ihrem Therapeuten, wenn Sie sich viele Sorgen machen, schwer erkrankt zu sein.

© Kleinstäuber • Bleichhardt • Gottschalk • Rief, Therapie-Tools Somatoforme Störungen. Beltz, 2018

Lieber Patient, liebe Patientin,

Ihr Therapeut und wissenschaftliche Untersuchungen stimmen darin überein, dass es keine andere Behandlung gibt, die besser hilft bei chronischen körperlichen Beschwerden, als eine Psychotherapie. Aber eine Therapie zu machen, ist eine Entscheidung, die Sie bewusst treffen sollten. Es nützt nichts, regelmäßig zu kommen, aber sich nicht intensiv mit den Therapiethemen auseinanderzusetzen. Je mehr Sie sich für die Therapie engagieren, desto besser wird diese helfen. Es ist völlig in Ordnung, falls Sie Zweifel haben sollten. Bitte schreiben Sie zunächst in die nächsten Zeilen, was für Sie gegen eine Therapie spricht!

....

....

....

....

Sie würden dieses Arbeitsblatt nicht gerade lesen, wenn Sie nicht auch Hoffnung hätten, dass Ihnen diese Behandlung helfen könnte. Bitte schreiben Sie hier auf, was Sie sich von einer Therapie erhoffen und was Sie sich wünschen!

....

....

....

....

Kreuzen Sie jetzt abschließend an, wie sicher Sie sich im Moment sind, sich auf die Therapie einlassen zu können (auch hier gilt: Seien Sie ehrlich, eine geschönte Antwort hilft niemandem):

absolut unsicher —————————————— hundertprozentig sicher

© Kleinstäuber • Bleichhardt • Gottschalk • Rief, Therapie-Tools Somatoforme Störungen. Beltz, 2018

Möchten Sie sich auf eine Psychotherapie einlassen? Es wird Zeit, sich zu entscheiden. Im Folgenden finden Sie drei Positionen, die man zur Therapie haben kann. Lesen Sie sich diese durch und suchen Sie sich die aus, die am besten für Sie passt!

Nicht jetzt oder nicht hier

Nachdem Sie nun an einigen Sitzungen teilgenommen haben, ist Ihnen klar, dass Ihnen diese Behandlung nichts bringen wird. Zum gegenwärtigen Zeitpunkt können Sie sich nicht vorstellen, zu regelmäßigen Terminen zu kommen und zu Hause für die Therapie zu arbeiten.

Es ist in Ordnung, wenn Sie die Entscheidung gegen eine Therapie getroffen haben. Es ist für Sie und Ihren Therapeuten besser, Sie entscheiden sich klar dagegen, als wenn Sie unnötig viel Zeit mit den Therapiesitzungen und der Anreise verbringen. Das bedeutet ja nicht, dass Sie es nicht zu einem anderen Zeitpunkt versuchen können. Bitte machen Sie aber in jedem Fall noch ein Abschlussgespräch mit Ihrem Therapeuten.

O Ich möchte mich im Moment nicht auf eine Therapie einlassen. Meine Entscheidung möchte ich so zusammenfassen:

....

....

....

....

....

....

....

Vielleicht

Sie sind skeptisch, ob Ihnen die Therapie helfen kann. Sie würden sich sehr wünschen, dass es Ihnen besser geht. Andererseits können Sie sich kaum vorstellen, wie das durch eine Psychotherapie erreicht werden kann. Aber Sie möchten nichts unversucht lassen.

Vielleicht ist es sinnvoll, einen Zeitraum mit Ihrem Therapeuten zu vereinbaren, in dem Sie sich auf die Therapie einlassen? Wenn ja, sollten Sie sich und Ihrem Therapeuten dafür mindestens fünf Sitzungen geben.

O Ich möchte mich zunächst für eine gewisse Zeit auf die Therapie einlassen und zwar mind. ____ Sitzungen. Danach werde ich mit meinem Therapeuten besprechen, wie es weitergehen kann. Meine vorläufige Entscheidung möchte ich so zusammenfassen:

....

....

....

....

....

....

Ich möchte es versuchen

Sie können sich gut vorstellen, dass Sie von einer Therapie profitieren. Sie möchten herausfinden, welche Erklärungen und Bewältigungsstrategien diese Psychotherapie zu bieten hat. Sie sind trotz Ihrer körperlichen Belastung bereit, sich, so gut es Ihnen möglich ist, dafür zu engagieren.

O Ich möchte mich auf diese Therapie einlassen und aktiv mitarbeiten. Meine Entscheidung möchte ich so zusammenfassen:

....

....

....

....

....

....

 © Kleinstäuber • Bleichhardt • Gottschalk • Rief, Therapie-Tools Somatoforme Störungen. Beltz, 2018

Wie aussagekräftig und zuverlässig sind eigentlich Ergebnisse von bildgebenden Verfahren?

Studienbefund I: Zusammenfassung der Ergebnisse einer Untersuchung zur Aussagekraft von Röntgenuntersuchungen über Wirbelsäulenveränderungen

Ziel der Untersuchung? Das eigentliche Ziel der Untersuchung bestand darin, verlässliche Daten zur Anzahl und Verteilung verschiedener Wirbelsäulenveränderungen bei jungen Männern zu erstellen.

Was wurde gemacht bzw. wie wurde die Untersuchung durchgeführt? Es wurden bei knapp 12000 jungen und *gesunden* Bewerbern für den fliegerischen Dienst der Bundeswehr Röntgenuntersuchungen durchgeführt. Das Alter der Teilnehmer lag zwischen 17 und 25 Jahren. Diese Aufnahmen wurden dann von radiologischen Fachärzten nach einem standardisierten Diagnoseschema analysiert und eine Diagnose ausgesprochen.

Was wurde gefunden? Obwohl es sich um eine gesunde, beschwerdefreie und unauffällige Stichprobe junger Männer handelte, die keine Symptome berichtete, konnten nur bei *2,6 Prozent* der Untersuchten (286 Teilnehmer) *keine* krankhafte Veränderung an der Wirbelsäule nach den gegebenen Kriterien festgestellt werden. Sprich in *97,4 Prozent* der Fälle wurde eine krankhafte Veränderung der Wirbelsäule von Fachärzten diagnostiziert, obwohl keine Symptome oder Auffälligkeiten von Untersuchten berichtet wurden.

Studienbefund II: Zusammenfassung der Ergebnisse einer Untersuchung zur Aussagekraft einer Magnetresonanztomographie eines Abschnitts der Wirbelsäule bei Patienten ohne Rückenschmerzen

Ziel der Untersuchung? Abweichungen zwischen dem Bericht von Beschwerden und Ergebnissen eines bildgebenden Verfahrens zu einem entsprechenden Körperteil konnten bereits in mehreren Studien nachgewiesen werden. In der vorliegenden Untersuchung wurde geschaut, inwieweit ein bestimmtes bildgebendes Verfahren – Magnetresonanz-Tomographie, abgekürzt: MRT – eines bestimmten Wirbelsäulenabschnitts krankhafte Veränderungen der Bandscheiben in beschwerdefreien Teilnehmern, die keine Rückenschmerzen erleben, anzeigt. Des Weiteren wurde untersucht, ob das Ausmaß an körperlicher Aktivität mit dem Ausmaß der im MRT gefundenen Veränderungen der Wirbelsäule im Zusammenhang steht.

Was wurde gemacht bzw. wie wurde die Untersuchung durchgeführt? Es wurden Magnetresonanz-Tomographien von einem Wirbelsäulenabschnitt bei 98 Teilnehmern vorgenommen, die frei von Rückenschmerzen, und zwischen 20 und 80 Jahren alt waren (durchschnittliches Alter: 42,3 Jahre). Die Teilnehmer schätzten auch das Ausmaß ihrer körperlichen Aktivität (bis hin zu anstrengendem Sport) ein. Die MRT-Aufnahmen wurden von zwei unabhängigen neuroradiologischen Fachärzten, die erfahren in der MRT-Auswertung waren, analysiert.

Wie aussagekräftig und zuverlässig sind eigentlich Ergebnisse von bildgebenden Verfahren?

Was wurde gefunden?

- Nur in 80 Prozent der Fälle stimmten die beiden Radiologen in ihren Analyseergebnissen überein.
- 64 Prozent der beschwerdefreien Teilnehmer wiesen eine abnormale Veränderung einer Bandscheibe und 38 Prozent krankhafte Veränderungen an mehr als einer Bandscheibe auf.
- Es ergab sich ein Zusammenhang zwischen dem Alter und dem Vorliegen von mehr als einer abnormalen Bandscheibenveränderung: 76 Prozent der Teilnehmer über 50 Jahre hatten mehrere abnormale Bandscheibenveränderungen im Vergleich zu nur 27 Prozent der jüngeren Teilnehmer.
- Es zeigte sich kein Zusammenhang zwischen dem Ausmaß körperlicher Aktivität und dem Ausmaß von Veränderungen an den Bandscheiben.

Fragen an den Patienten

Wie denken Sie über diese Befunde? Was geht Ihnen durch den Kopf, wenn Sie über diese Befunde lesen?

....

....

....

Welche Schlussfolgerungen ziehen Sie aus den Studienergebnissen?

....

....

....

Können Sie Schlussfolgerungen aus diesen Ergebnisse für Ihre eigene Situation ziehen?

....

....

....

© Kleinstäuber • Bleichhardt • Gottschalk • Rief, Therapie-Tools Somatoforme Störungen. Beltz, 2018

5 Kognitive Interventionen bei somatoformen Beschwerden

5.1 Hintergrund und Einführung

Bei Patienten mit somatoformen Störungen gibt es nicht nur verzerrte Kognitionen zur Erklärung von Beschwerden, sondern auch dysfunktionale Gedanken in Form von »Stressverschärfern« und Denkfehlern. Die Kenntnis der spezifischen körperbezogenen Bewertungen und Denkverzerrungen stellt eine zentrale Voraussetzung für die therapeutische Arbeit mit diesen Patienten dar.

Unterschiedliche Konzepte zur Aufrechterhaltung und Entstehung der Körperbeschwerden wurden im Laufe der Jahre entwickelt. Barsky und Kollegen (1988) beschrieben in ihrem Modell der somatosensorischen Verstärkung die Tendenz, Körpersensationen (z. B. Schwindel) als intensiv, gefährlich, beunruhigend und Zeichen einer Erkrankung wahrzunehmen. Weiterentwicklungen dieses Modells (Rief & Hiller, 2011) griffen das Konzept der somatosensorischen Verstärkung auf und ergänzten dieses um mögliche Auslöser und verhaltensbezogene Konsequenzen (detailliertere Informationen hierzu siehe Makroanalyse Kap. 3). Mittlerweile geht man davon aus, dass eine bestimme Körpersensationen erst durch eine negative Bewertung zu einem Symptom wird. Patienten mit körperlichen Symptomen versuchen zumeist mittels (funktionaler und dysfunktionaler) Lösungsversuche (siehe Informationen zu Krankheitsverhalten in Kapitel 8) zu einer Besserung der Beschwerden beizutragen. Dieses Verhalten orientiert sich in der Regel an Überzeugungen und Gedanken zur eigenen Person, zur Welt und zu den körperlichen Beschwerden.

In diesem Kapitel möchten wir Ihnen zuerst verschiedene »typische« Gedanken und Bewertungen vorstellen. Anschließend zeigen wir Ihnen, wie Sie mit Betroffenen den Zusammenhang zwischen Gedanken, Gefühlen und körperlichen Beschwerden erarbeiten können. Dann erklären wir Ihnen, wie Sie wenig hilfreiche Gedanken identifizieren, disputieren und hilfreiche Gedanken entwickeln können. Neben der kognitiven Arbeit mit Gedanken kann es aber auch sinnvoll sein, Befürchtungen direkt zu überprüfen bzw. festzustellen, dass wir Missempfindungen provozieren und überprüfen können, was passiert. Deshalb stellen wir Ihnen zum Abschluss des Kapitels nützliche Verhaltensexperimente zur Identifikation und Überprüfung symptombezogener Erwartungen und Bewertungen vor.

5.2 Arbeitsmaterialien

- **INFO 35** *Symptombezogene Kognitionen* (T). In dieser Liste finden Sie aufgeteilt nach Gedankenarten verschiedene Beispiele für typische Gedanken, die im Zusammenhang mit körperlichen Beschwerden auftreten können. Die Liste orientiert sich an Kleinstäuber et al., 2017.
- **INFO 36** *Anleitung zur Zitronen-Übung* (T). Diese Übung ist ein Gedankenexperiment, um Patienten die Bedeutung und die Macht von Gedanken zu demonstrieren. Sie ist orientiert an Kleinstäuber et al., 2017.
- **AB 37** *Auswertung der Zitronen-Übung* (P). Die Zitronen-Übung dient der Veranschaulichung des Zusammenhanges von Gedanken und körperlichen Reaktionen. Unsere Gedanken beeinflussen unsere körperlichen Vorgänge. Allein der Gedanke an eine Zitrone löst die gleiche oder ähnliche körperliche Reaktion aus, die wir haben, wenn die Zitrone direkt vor uns liegt. Vielleicht kann der Therapeut hier auch schon den Zusammenhang mit körperlichen Beschwerden herstel-

len. Die Art und Weise, wie die Patienten über ihre Beschwerden denken, beeinflusst ihre körperlichen Vorgänge. Manche Gedanken lösen vielleicht auch ihre körperlichen Beschwerden aus, verstärken oder reduzieren diese.

- ▶ **AB 38** *Das ABC-Modell – Erklärung* (P). Um entsprechend dem allgemeinen psychotherapeutischen Modell den Zusammenhang zwischen Gedanken, Gefühlen, körperlichen Reaktionen und beobachtbaren Verhaltensweisen zu veranschaulichen, hat sich das so genannte ABC-Modell bewährt bzw. etabliert. Die drei Komponenten des Modells werden hier erklärt und die Bewertungs-Gefühls-Logik geübt. Als Hauptbotschaft sollte vermittelt werden: Je nachdem, wie man eine bestimmte Situation bewertet bzw. wie man über ein bestimmtes Ereignis denkt, führt dies zu unterschiedlichen Gefühlen und Verhaltensweisen.
- ▶ **AB 39** *Mein ABC-Modell* (P/T). Anhand zweier Beispiele wird das ABC-Modell somatoformer Patienten eingeführt und veranschaulicht. Der Therapeut sollte hier insbesondere darauf achten, dass Gefühle und Gedanken auseinandergehalten und nicht miteinander verwechselt werden. Der zweite Abschnitt des Arbeitsblattes bietet dem Patienten die Möglichkeit, ein eigenes ABC-Schema zu erstellen.
- ▶ **INFO 40** *Hammer-Story* (T). Der Therapeut liest die Geschichte, die aus der »Anleitung zum Unglücklichsein« von Paul Watzlawick (2007) entnommen ist, dem Patienten zunächst einfach vor. Danach werten Therapeut und Patient sie gemeinsam aus. Was sagt dem Patienten diese Geschichte? Folgende Aspekte sollten deutlich werden:
  - Gedanken können mächtig sein, wenn wir sie ernst nehmen. Die Geschichte mit dem Hammer könnte mit einer Schlägerei oder einem langen Nachbarschaftsstreit enden!
  - Manchmal hängen Menschen sehr stark an Gedanken, die ihnen nicht gut tun. Sie stehen sich selbst mit ihren Gedanken im Wege. Sie kommen auf Annahmen, die unangenehme Konsequenzen haben können. Oft ist es gut, sich seine Bewertungen bewusst zu machen, innezuhalten und zu versuchen, diese von einer Distanz aus zu betrachten. Wenn der Mann sich einen Moment Zeit genommen hätte und überlegt hätte, was gerade in ihm vorgeht, hätte er seinen Nachbarn vielleicht nicht angebrüllt.
- ▶ **AB 41** *Flexibles ABC-Modell – Hammer-Story* (P). Auf diesem Arbeitsblatt sollen die Komponenten des ABC-Modells anhand der Hammer-Story von INFO 40 identifiziert werden. Um erstmalig beim Patienten die Motivation zu wecken, alternative evtl. hilfreichere Gedanken zu finden, kann ihm folgende Frage gestellt werden: Was hätten Sie in der Situation getan? Danach sollen mit dem Patienten die Unterschiede der beiden Bewertungen exploriert werden. Es wird versucht, dafür Begrifflichkeiten zu finden (als »ideale« Adjektive werden »hilfreich« und »nicht-hilfreich« angesehen, aber auch andere sind denkbar, z. B. schwarz – weiß, konstruktiv – destruktiv, erleichternd – beschwerend etc.).
- ▶ **AB 42** *Schwindel am Morgen* (P). Das ABC-Modell wird dem Patienten nun mit einem Beispiel aus dem Bereich körperlicher Beschwerden erläutert. »Stellen Sie sich nun folgende Situation vor: Sie wachen morgens mit Schwindel auf. Welche Gedanken gehen Ihnen durch den Kopf? Was empfinden Sie? Was werden Sie tun?« Anschließend erhält der Patient AB 43 mit typischen Gedanken, Gefühlen und Verhaltensweisen. Hier sollte der Therapeut betonen, dass Menschen mit körperlichen Beschwerden ja meist schon länger damit zu tun haben und verständlicherweise irgendwann nicht mehr positiv denken bzw. verzweifelt sind. Je länger und stärker man schon unter Beschwerden leidet, desto mehr verfestigen sich solche hinderlichen Gedanken. Wenn sich die Gedanken so verfestigt haben, muss man oft auch gar nicht lange nachdenken. Kaum ist die Beschwerde da, kommen einem Gedanken wie »Das hört nie auf!«, »Wie soll ich jetzt meinen Tag schaffen?« etc. in den Kopf. Man spricht dabei von so genannten *automatischen Gedanken*. Aber was denkt der Patient: Sind diese Gedanken hilfreich oder weniger hilfreich für ihn?

- **AB 43** *Meine automatischen Gedanken zu meinen körperlichen Beschwerden* (P). Mittels dieses Arbeitsblattes können Patienten ihre automatischen, »typischen« Gedanken zu ihren Beschwerden sammeln. Die Gedanken sollten anschließend gemeinsam hinsichtlich der Kategorien »hilfreich« vs. »nicht hilfreich« (bzw. alternative Begriffe) eingeteilt werden.
- **AB 44** *Wenig hilfreiche Gedanken bei körperlichen Beschwerden* (P). Dieses Arbeitsblatt kann dem Patienten zusätzlich zu AB 43 vorgelegt werden und, wenn gewünscht, kann eine Übung zur Veranschaulichung des Zusammenhanges von Gedanken und Gefühlen gemacht werden. Dazu liest der Therapeut die »schwärzesten« Gedanken sowie weitere möglichst negative Bewertungen des Patienten vor. Der Therapeut bittet des Weiteren den Patienten, darauf zu achten, wie es ihm geht und lässt ihn anschließend über seine Erfahrungen berichten. Üblicherweise schildert der Patient, dass sich die Gedanken (negative Bewertungen körperlicher Missempfindungen) negativ auf sein Wohlbefinden auswirken.
  Die Nachbesprechung erfolgt in Anlehnung an Kleinstäuber et al. (2018, S. 144): »Wie Sie vielleicht gerade am eigenen Leib gespürt haben, drücken solche Gedanken auf die Stimmung, sie führen zu Besorgnis und Angst, führen zu Anspannung und verstärken sogar die Beschwerden, z. B. Schmerzen. Ziel ist nicht, die gedankliche Auseinandersetzung mit Ihren körperlichen Beschwerden zu verhindern. Es geht vielmehr darum, Grübeleien, die das Gefühl von Hilflosigkeit, Hoffnungslosigkeit und damit Verzweiflung verstärken, besser als bisher in den Griff zu bekommen. Deshalb ist es für Sie wichtig, realistische Möglichkeiten zu finden, die negativen Gedanken durch positive Gedanken ersetzen zu können. Eine wichtige Voraussetzung dafür ist, dass Sie für die Bewältigung Ihrer körperlichen Beschwerden hilfreiche und weniger hilfreiche Gedanken gut unterscheiden können.«
- **AB 45** *»Stressverschärfer« und ungünstige Einstellungen* (P). Dieses Arbeitsblatt fasst »Stressverschärfer« und ungünstige Einstellungen für Patienten zusammen und gibt die Möglichkeit individuelle »Stressverschärfer« zu erarbeiten.
- **INFO 46** *Erläuterungen für Therapeuten zu »Stressverschärfern« und ungünstigen Einstellungen* (T). Dieses Infoblatt erläutert die »Stressverschärfer« für Therapeuten und ist orientiert an Kleinstäuber et al., 2017. In Kapitel 6 wird tiefgründig auf das Thema »Stressbewältigung« eingegangen. Unter anderem wird das Modell nach Lazarus and Launier (1978) vorgestellt, welches verdeutlicht, dass Stress nicht allein von Stressoren, sondern vor allem auch Bewertungsprozessen abhängt. Bei diesen Bewertungsprozessen können bestimmte stressverschärfende Gedanken eine wichtige Rolle spielen. Dies bedeutet, dass neben nicht hilfreichen Gedanken zu körperlichen Beschwerden es auch weitere Einstellungen und Erwartungen gibt, die einerseits typisch menschlich sind, andererseits jedoch dazu führen können, dass man sich selbst unnötig unter Druck setzt. Diese Gedanken bezeichnen wir als »Stressverschärfer«. Dabei handelt es sich insbesondere um unangemessene Anforderungen und Ansprüche an sich oder andere oder um inadäquate Vorstellungen darüber, wie die Welt zu funktionieren hat. Meist sind diese Erwartungen zu hoch ausgeprägt, d. h., »die Messlatte wird in nicht erreichbare Höhen geschraubt«. Wenn man diese ungünstigen Erwartungen und Überzeugungen erkennt und selbstkritisch hinterfragt, besteht die Chance, durch Korrektur dieser Überzeugungen Stress zu reduzieren.
- **AB 47** *Konsequenzen meiner Einstellungen* (P). Auf diesem Arbeitsblatt kann der Patient zusammen mit seinem Therapeuten die kurz- und langfristigen Vor- und Nachteile typischer, wenig hilfreicher Einstellungen abwägen. Anhand eines Beispiels wird dies verdeutlicht. Der Therapeut sollte gemeinsam mit dem Patienten herleiten, was ihm seine Einstellung kurz- und langfristig bringt. Die langfristigen Nachteile dieser Einstellungen sollten dabei für eine Änderung der Einstellung im Vordergrund stehen. Dem Patienten kann verdeutlicht werden, dass mögliche Vorteile (kurz- wie auch langfristig) besonders problematisch sind, da diese zur Aufrechterhaltung der

Einstellung beitragen. Bei Änderung dieser Einstellung müssen Patienten zwangsläufig auf die (kurz- und langfristigen) Vorteile verzichten.

- **AB 48** *Überprüfung nicht hilfreicher Gedanken bei körperlichen Beschwerden* (P). Im ersten Durchgang soll der Patient ganz spontan mögliche alternative Sätze (zusätzlich zu den Gedanken, die auf den ABs 43 und 44 identifiziert wurden) sammeln, die möglicherweise zu einem angenehmeren Zustand führen könnten. Fällt dem Patienten hier nichts ein, kann AB 49 hinzugezogen werden. Im zweiten Durchgang sollen weitere Gedanken durch Durchdenken/Hinterfragen der Gedanken zusammengestellt werden.
- **AB 49** *Hilfreiche Gedanken anvisieren und üben* (P). Mithilfe dieser hilfreichen Gedanken können dem Patienten Anregungen zur Formulierung hilfreicher, positiver Gedanken gegeben werden. Anschließend sollte der Therapeut mit dem Patienten besprechen, dass normalerweise unser Gehirn zunächst in den alten Bahnen »denkt«, den automatischen (und in der Regel negativen) Bewertungen. Deshalb müssen wir so oft wie möglich trainieren, an die alternativen/hilfreichen Gedanken zu denken.
- **AB 50** *Mein flexibles ABC-Modell* (P). Anhand dieses Arbeitsblattes können der Patient und der Therapeut die unterschiedlichen Konsequenzen der nun erarbeiteten hilfreichen Gedanken den weniger hilfreichen Gedanken gegenüberstellen und abwägen.
- **AB 51** *Typen negativer Bewertungen und therapeutische Strategien am Beispiel eines Gesprächsduells* (T). In diesem Arbeitsblatt werden Ihnen noch einmal typische »somatoforme« Gedanken und die entsprechenden therapeutischen Strategien dargestellt. Als mögliche Intervention wird Ihnen hier noch ein *Gesprächsduell* vorgestellt.
- **INFO 52** *Durchführung von Verhaltensexperimenten* (T). Zunächst stellen wir Therapeuten vor, welche Arten und Zielsetzungen Verhaltensexperimente haben können. Anschließend geben wir eine Anleitung zur Durchführung von Verhaltensexperimenten und erklären den Sinn für Patienten mit körperlichen Beschwerden. Das Informationsblatt ist orientiert an Bennett-Levy et al., 2004.
- **INFO 53** *Ideen zur Provokation verschiedener Körpersymptome im Rahmen von Verhaltensexperimenten* (T). Ausgerichtet an möglichen körperlichen Symptombereichen erhält der Therapeut mit diesem Informationsblatt (orientiert an Kleinstäuber et al., 2017) Ideen, wie körperliche Symptome provoziert werden können.
- **AB 54** *Durchführung meines Verhaltensexperiments* (P). Dieses Arbeitsblatt stellt eine Vorlage für Planung und Auswertung eines Verhaltensexperiments dar.
- **INFO 55** *Alltagsphänomene unseres Körpers* (P). Es sind alltägliche Vorgänge in unserem Körper, die ablaufen, ohne dass wir sie bewusst steuern. Es ist ganz normal, dass unser Körper ab und zu bestimmte Geräusche von sich gibt oder gewisse Missempfindungen hervorruft, ohne dass diese Zeichen einer Krankheit sind. Auf diesem Arbeitsblatt werden einige solcher Phänomene und ihre Ursachen aufgelistet. Es kann als Grundlage verwendet werden, dem Patienten zu verdeutlichen, dass körperliche Veränderungen und Missempfindungen Teil eines gesunden Körperzustands sind.

(1) Gedankeninhalt: Krankheitsbefürchtungen/-überzeugungen

Beschwerden als Zeichen einer schweren Erkrankung, für nahenden Tod, einer unentdeckten Erkrankung, als Anzeichen für eine Erkrankung, die in der Familie/bei Bekannten bereits vorkam bzw. über die in Medien berichtet wurde.

Beispiel

- »Meine häufig auftretenden *Symptome* sind ein Anzeichen für *Krankheit X*/dafür, dass etwas nicht in Ordnung mit mir ist.«
- »Ich werde sterben/werde gelähmt sein/behindert sein/…«
- »Ich sterbe/ersticke/…«
- »Es muss eine Erklärung für meine *Beschwerden* geben, ich leide wahrscheinlich an einer bisher unentdeckten Erkrankung.«
- »Meine *Symptome* sind ganz ähnlich, wie die von *Person X*. Alle haben gesagt, dass es keine schlimme *Erkrankung X* sein wird, aber dann ist er daran verstorben. Ich habe möglicherweise dieselbe Erkrankung.«
- »Meine *Symptome* sind ganz ähnlich der *Erkrankung X*, über die ich vor kurzem im Radio gehört habe.«
- »Meine Beschwerden können Nebenwirkungen meiner Medikamente sein. Ich sollte *Medikament X* nicht mehr einnehmen.«

(2) Gedankeninhalt: Gedanken, die passive Haltung des Patienten unterstützen

Beispiel

- »Es muss die Ursache gefunden werden, dann kann ich ein Medikament nehmen oder bekomme eine Behandlung, die endlich dazu führt, dass ich keine *Symptome* mehr habe.«

(3) Gedankeninhalt: Unkontrollierbarkeit der Beschwerden

Beispiel

- »Meine *Symptome* kommen und gehen, wann sie wollen. Sie machen mit mir, was sie wollen.«
- »Ich bekomme meine *Beschwerden* nicht in den Griff.«
- »Ich fühle mich meinen *Symptomen* ausgeliefert.«

(4) Gedankeninhalt: gesenkte Toleranzgrenze bzgl. der Symptomwahrnehmung

Beispiel

- »Ich halte das nicht mehr aus.«

(5) Gedankeninhalt: Symptomverlauf

Beispiel

- »Meine *Beschwerden* werden immer schlimmer. Ich werde nie wieder *symptom*frei sein.«
- »Ich werde mein Leben lang von den *Beschwerden* eingeschränkt sein.«
- »Ich werde nie wieder etwas genießen können.«
- »Mir geht es nie gut. Immer ist irgendetwas mit mir nicht in Ordnung.«
- »Die *Beschwerden* sind immer da.«

(6) Gedankeninhalt: symptombezogene Prophezeiungen/Hellsehen

Beispiel

- »Spätestens wenn ich an *Ort X* bin, werden meine *Symptome* wieder stärker werden.«
- »Wenn die *Symptome* schon heute Morgen auftreten, ist der Tag gelaufen.«

(7) Gedankeninhalt: Erwartungen bzgl. symptombezogener sozialer Bewertungen

Beispiel

- »Andere Passanten denken, ich bin betrunken, wenn mir *schwindelig* wird.«
- »Die anderen finden mich abstoßend aufgrund meiner *Symptome.*«
- »Meine *Symptome* machen mich peinlich in der Öffentlichkeit.«

(8) Gedankeninhalt: zukunftsbezogene Sorgen

Beispiel

- »Ich werde meinen Job verlieren und kann meine Familie nicht mehr ernähren.«
- »Ich werde kein/e guter Vater/gute Mutter sein können.«
- »Ich werde anderen zur Last fallen. Ich werde abhängig von anderen sein.«
- »Ich werde allein sein.«
- »Ich werde meine Familie im Stich lassen.«
- »Meine Krankenversicherung wird die Kosten nicht tragen.«
- »Vielleicht werden meine Kinder ähnliche *Beschwerden* haben. Es ist meine Schuld, dass sie das von mir vererbt bekommen haben.«
- »Ich werde es nicht mehr schaffen, meinen Alltag zu bewältigen.«
- »Mit diesen *Beschwerden* werde ich nie eine/n Partner/in finden.«

 © Kleinstäuber • Bleichhardt • Gottschalk • Rief, Therapie-Tools Somatoforme Störungen. Beltz, 2018

(9) Gedankeninhalt: Schuldannahmen

Beispiel

- »Es muss einen Sinn haben, warum ausgerechnet ich an diesen *Symptomen* leide. Ich werde für etwas bestraft.« (ggf. können Gedanken religiösen Hintergrund haben)
- »Ich habe etwas falsch gemacht/mich falsch verhalten.«
- »Ich habe nicht alle Behandlungsmöglichkeiten ausgeschöpft.«

(10) Gedankeninhalt: Symptom als »Sündenbock« für Lebensprobleme

Beispiel

- »Die *Symptome* zerstören mein Leben. Ihretwegen ist nichts mehr so, wie es mal war.«
- »Wenn die *Symptome* nicht wären, dann wäre mein Leben so, wie ich es mir wünsche.«

(11) Gedankeninhalt: Gedanken zu Schon- und Vermeidungsverhalten, Angst-Vermeidungs-Gedanken

Beispiel

- »Wenn meine *Beschwerden* wieder stärker werden, sollte ich auf bestimmte Lebensmittel verzichten.«
- »Sport führt dazu, dass die *Symptome* wieder stärken werden.«
- »Wenn die *Symptome* wieder auftreten, könnte ich umkippen und mich schwer verletzen.«
- »Wenn ich jetzt mit dem Rad fahre, könnte das zur Folge haben, dass die *Beschwerden* wieder schlimmer werden.«
- »Die *Beschwerden* werden wieder stärker, ich brauche jetzt erst mal Ruhe.«
- »Ich kann so nicht weiter arbeiten. Ich muss mich berenten lassen.«
- »Ich kann nicht mit dem Zug fahren, weil es dort keine Zugtoiletten gibt.«

(12) Gedankeninhalt: Gedanken zu Sicherheits- und Krankheitsverhaltensweisen

Beispiel

- »Die *Beschwerden* sind so schlimm, ich muss dringend einen Arzt aufsuchen.«
- »Ich brauche einen sicheren Ort.«
- »Ich brauche jemanden bei mir.«
- »Ich muss Blutdruck messen/meine Haut nach Flecken absuchen/…«
- »Ich kann dem Arzt nicht glauben, es muss eine Ursache geben. Ich werde einen anderen Spezialisten aufsuchen.«

(13) Gedankeninhalt: Bedürfnis nach hundertprozentiger Sicherheit

Beispiel

- »Obwohl mein Arzt mir sagt, dass mit mir alles in Ordnung sei, kann er mir nicht die Garantie geben, dass es nicht doch *Krankheit X* ist.«
- »Eigentlich weiß ich, dass alles in Ordnung mit meinem Körper ist, aber wenn die *Symptome* dann stärker werden, kann keiner ausschließen, dass es etwas Schlimmes ist.«

(14) Gedankeninhalt: Gedanken zu Durchhaltetendenzen

Beispiel

- »Wer sich auf seinen *Beschwerden* ausruht, ist faul.«
- »Ich muss funktionieren.«
- »Reiß dich zusammen.«
- »Jetzt erst recht! Ich werde mich von meinen *Beschwerden* nicht einschränken lassen und gegen sie ankämpfen.«
- »Ich kann noch genauso funktionieren wie zuvor.«
- »Niemand darf nach außen wahrnehmen, dass ich eingeschränkt bin.«

(15) Gedankeninhalt: Körperbild/Körperfunktionsbezogene Gedanken

Beispiel

- »Mein Körper ist nicht mehr funktionsfähig. Ich kann ihm nicht mehr vertrauen/mich nicht mehr auf ihn verlassen.«
- »Ich bin sehr empfindlich/schwach/hilflos.«
- »Ich bin nicht mehr belastbar.«
- »Meine *Symptome* machen mich unattraktiv.«
- »Ich bin nicht normal.«
- »Meine Kleidung passt nicht mehr.«
- »Ich werde alt.«

 © Kleinstäuber • Bleichhardt • Gottschalk • Rief, Therapie-Tools Somatoforme Störungen. Beltz, 2018

(16) Gedankeninhalt: Gedanken zu Reaktionen der Umwelt (einschließlich Behandler)

Beispiel

- »Niemand nimmt mich und meine *Beschwerden* ernst.«
- »Ich kann keinem vertrauen.«
- »Die anderen haben so etwas nie erlebt. Die können nicht nachempfinden, was ich durchmache.«
- »Keiner versteht mich.«
- »Keiner kann mir helfen.«
- »Die anderen denken, ich bin ein Simulant.«

(17) Gedankeninhalt: Gedanken in Bezug auf Partnerschaft

Beispiel

- »Ich schäme mich so vor meiner/m Partner/in.«
- »Mit meinen *Symptomen* kann ich keine körperliche Nähe zulassen.«
- »Ich benötige viel Zuwendung und Unterstützung.«

(18) Gedankeninhalt: Gedanken gegenüber dem Therapeuten

Beispiel

- »Sie sind meine letzte Hoffnung. Wenn Sie mir nicht helfen, kann mir keiner helfen.«
- »Ich sollte meinem Arzt nicht erzählen, dass neuartige *Beschwerden* aufgetreten sind, sonst schickt er mich zu weiteren Untersuchungen.«

(19) Gedankeninhalt: Gesundheitskonzept

Beispiel

- »Gesundheit bedeutet für mich, komplett beschwerdefrei zu sein.«

(20) Gedankeninhalt: Gedanken zum Zusammenhang zwischen Beschwerden und Lebensqualität

Beispiel

- »Nur, wenn die *Symptome* ganz weg sind, kann ich wieder Lebensqualität zurückgewinnen.«

(21) Gedankeninhalt: Kontrollverlustgedanken

Beispiel

- »Ich werde einfach ohnmächtig«
- »Ich werde verrückt.«

(22) Gedankeninhalt: selbstwertbezogene Gedanken

Beispiel

- »Ich kann nicht mehr so funktionieren wie früher. Ich bin ein Versager.«
- »Ich bin ein Hypochonder. Ich bilde mir das nur ein.«

(23) Gedankeninhalt: Symptomatik persönlich nehmen

Beispiel

- »Es trifft immer mich. Das ist ungerecht.«

(24) Gedankeninhalt: lebensmüde Gedanken

Beispiel

- »Wenn das so weitergeht und die *Beschwerden* immer schlimmer werden, möchte ich so nicht weiterleben.«

(25) Gedankeninhalt: paranoide Gedanken

Beispiel

- »Jemand hat mir Drogen verabreicht.«

© Kleinstäuber • Bleichhardt • Gottschalk • Rief, Therapie-Tools Somatoforme Störungen. Beltz, 2018

Zitronenübung

»In der heutigen und in den kommenden Sitzungen wollen wir uns mit dem Einfluss unserer Gedanken auf körperliche Vorgänge beschäftigen. Dazu möchte ich mit Ihnen nun ein kleines Gedankenexperiment durchführen:

Setzen Sie sich nun bitte bequem und entspannt hin… Wenn Sie möchten, dann schließen Sie die Augen, denn mit geschlossenen Augen fällt den meisten Menschen diese Übung leichter… Stellen Sie sich nun vor, dass vor Ihnen ein gewöhnlicher Tisch steht… Auf dem Tisch befindet sich eine Zitrone, die auf einem kleinen Brettchen liegt… Neben dem Brettchen liegt ein Messer…

Nehmen Sie nun die Zitrone in Ihre linke Hand… Versuchen Sie, die Oberfläche Ihrer Zitrone mit beiden Händen zu ertasten! … Spüren Sie Unebenheiten? … Ist die Schale Ihrer Zitrone eher weich oder fest? … Versuchen Sie, sich nun die Farbe Ihrer Zitrone vorzustellen! Sie nehmen ein leuchtendes und sattes Gelb einer reifen Zitrone wahr… Fallen Ihnen Flecken oder andere Schönheitsfehler auf der Schale Ihrer Zitrone auf? Oder ist sie etwa makellos?

Stellen Sie sich nun vor, wie Sie die Zitrone langsam zu Ihrer Nase führen und an ihr riechen… Sie bemerken, dass sie ganz leicht und dezent nach Zitrone duftet…

Stellen Sie sich nun vor, wie Sie die Zitrone wieder zurück auf das Brettchen legen, das Messer in Ihre rechte Hand nehmen und die Zitrone halbieren… Beim problemlosen Schneiden spritzt etwas Saft heraus und läuft über Ihre Finger! Sie nehmen nun deutlich den sauren Zitronengeruch wahr… Betrachten Sie das saftige Innere Ihrer Zitronenhälften, die kammerartige Struktur, die nass ist und glänzt… Sie stellen fest, dass es nun sehr stark nach Zitrone duftet…

Stellen Sie sich nun vor, wie Sie von der einen Zitronenhälfte eine Scheibe abschneiden… Sie falten die Scheibe und führen sie zu Ihrem Mund… Währenddessen tropft Zitronensaft auf Ihre Kleidung und rinnt Ihnen über die Hände… Langsam führen Sie die Zitronenscheibe zu Ihrem Mund und beißen nun ohne Zögern beherzt und kräftig hinein! Nachdem Ihre Zähne das Fruchtfleisch durchdringen, breitet sich Zitronensaft in Ihrem Mund aus… Sie nehmen nun einen sehr sauren Geschmack auf Ihrer Zunge und an Ihrem Gaumen wahr! Stellen Sie sich vor, wie Sie das Fruchtfleisch langsam zerkauen! Noch mehr Zitronensaft wird frei und läuft langsam über Ihre Zunge, den Rachen hinab …«

AB 37 | Auswertung der Zitronen-Übung | P | 1/1

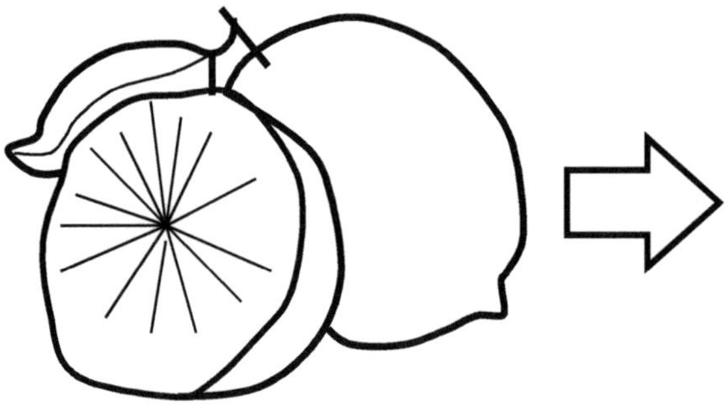

Was haben Sie gespürt?

Was lernen Sie aus dieser Übung?

....

....

....

....

! Gedanken und gedankliche Vorstellungen können unsere körperlichen Vorgänge beeinflussen!

© Kleinstäuber • Bleichhardt • Gottschalk • Rief, Therapie-Tools Somatoforme Störungen. Beltz, 2018

A	**Auslösendes Ereignis bzw. augenblickliche Situation**
	Das kann ein für jeden erkennbares Ereignis sein oder kann sich in der Person selbst abspielen.
B	**Bewertung von A bzw. Gedanken in Bezug auf A**
	Es handelt sich um die persönliche Sichtweise von A. Welche Schlussfolgerungen ziehe ich? Welche Konsequenzen vermute ich? Wie finde ich das? Um zu einer Einschätzung zu gelangen, ziehen wir mehr oder weniger bewusst unser Vorwissen und unsere Erfahrungen heran und beurteilen unsere Bewältigungsfähigkeiten und -möglichkeiten. Vorurteile, Werte und Normen beeinflussen ebenfalls unsere Einschätzung der Situation A. Denkprozesse können bewusst und unbewusst ablaufen.
C	**Consequences bzw. Konsequenzen auf B**
	Meist ist es sinnvoll, drei verschiedene Anteile der Konsequenzen zu trennen: Gefühle, körperliche Reaktionen und das beobachtbare Verhalten. Unsere Gedanken in Bezug auf A beeinflussen zum einen unser Gefühlsleben und zum anderen unsere körperlichen Vorgänge sowie unser Verhalten. Die Bewertung legt eindeutig und endgültig fest, mit welchem Gefühl wir reagieren. Man spricht von der so genannten Bewertungs-Gefühls-Logik.

A ⟶	**B** ⟶	**C** ⟶
Was ist eben geschehen?	Was denke ich über A? Was bedeutet das für mich? Wie finde ich das?	Welches Gefühl habe ich? Spüre ich körperliche Begleiterscheinungen? Was tue ich schließlich?

Bitte überlegen Sie, welches Gefühl aus den jeweiligen Bewertungen in der linken Spalte folgt und tragen Sie diese ein:

Bewertungs-Gefühls-Logik	
Bewertung von A	**Gefühl** **Konsequenz auf B**
Ausgezeichnet! Prima! Toll! Super! Schön!	
Mist! Verdammt! Sauerei! Frechheit!	
Ich schaffe das nie!	
Oh je! Wie peinlich!	

Lesen Sie sich die beiden Beispiele für ABC-Modelle somatoformer Patienten durch.

A **Situation**	**B** **Bewertung**	**C** **Konsequenz**
Frau Müller muss eigentlich schnell zur Arbeit, ist schon müde und abgeschlagen. Ihre Schwägerin ruft kurz vorher an, um zu fragen, ob sie wirklich kommen müsse, um auf die pflegebedürftige Mutter aufzupassen. Frau Müller besteht darauf, dass die Schwägerin kommt.	»Das darf doch nicht wahr sein!« »Ich kann mich wirklich auf niemanden verlassen!« »Wenn das so weitergeht, falle ich irgendwann noch tot um!« »Jetzt fängt mein Magen bestimmt gleich wieder an…«	**1. Gefühl:** Wut, Trauer, Enttäuschung, Hoffnungslosigkeit **2. körperliche Begleiterscheinungen:** Magen rebelliert & schmerzt, Übelkeit, Durchfall **3. (sichtbares) Verhalten:** geht unruhig umher, auf die Toilette, nimmt beruhigende Medikation, ruft Mann an
Herr Meier legt sich nach anstrengender Schreibarbeit (zwei Stunden) um 0:30 Uhr ins Bett, ist sehr angespannt, hat Kopfschmerzen und bereits Schmerzmittel eingenommen.	»Warum kann ich es einfach nicht schaffen, wie alle anderen, normal zu arbeiten?« »Verdammte Scheiße, mein Körper will einfach nicht!« »Es kann doch nicht sein, dass ich nicht das bisschen Schreibarbeit schaffe!«	**1. Gefühl:** Wut, Trauer, Enttäuschung **2. körperliche Begleiterscheinungen:** Erhöhung der Anspannung, Muskelkrämpfe & Schmerzen **3. (sichtbares) Verhalten:** Er schreit sich selber an, schlägt sich auf den schmerzenden Kopf.

 © Kleinstäuber • Bleichhardt • Gottschalk • Rief, Therapie-Tools Somatoforme Störungen. Beltz, 2018

In dieser Tabelle können Sie ihr eigenes ABC-Modell ausfüllen.

A Situation	B Bewertung	C Konsequenz
		1. Gefühl: **2. körperliche Begleiterscheinungen:** **3. (sichtbares) Verhalten:**

© Kleinstäuber • Bleichhardt • Gottschalk • Rief, Therapie-Tools Somatoforme Störungen. Beltz, 2018

Hammer-Story

Ein Mann will ein Bild aufhängen. Den Nagel hat er, nicht aber den Hammer. Der Nachbar hat einen. Also beschließt unser Mann, hinüberzugehen und ihn auszuborgen.

Doch da kommt ihm ein Zweifel: ‚Was, wenn der Nachbar mir den Hammer nicht leihen will? Gestern schon grüßte er mich nur so flüchtig. Vielleicht war er in Eile. Aber vielleicht war die Eile nur vorgetäuscht, und er hat etwas gegen mich. Und was? Ich habe ihm nichts angetan; der bildet sich da etwas ein. Wenn jemand von mir ein Werkzeug borgen wollte, *ich* gäbe es ihm sofort. Und warum er nicht? Wie kann man einen Mitmenschen einen so einfachen Gefallen abschlagen? Leute wie dieser Kerl vergiften einem das Leben. Und dann bildet er sich noch ein, ich sei auf ihn angewiesen. Bloß weil er einen Hammer hat. Jetzt reicht´s mir wirklich!‘

Und so stürmt er hinüber, läutet, der Nachbar öffnet, doch bevor dieser »Guten Tag!« sagen kann, schreit ihn unser Mann an: »Behalten Sie Ihren Hammer, Sie Rüpel!«

 © Kleinstäuber • Bleichhardt • Gottschalk • Rief, Therapie-Tools Somatoforme Störungen. Beltz, 2018

Flexibles ABC-Modell – Hammer-Story

<table>
<tr><th colspan="2">A
Situation</th></tr>
<tr><td colspan="2">Ein Mann will ein Bild aufhängen und braucht einen Hammer.</td></tr>
<tr><th>B1
Bewertung 1</th><th>B2
Bewertung 2</th></tr>
<tr><td>Der Nachbar hat was gegen mich. Er gibt mir niemals den Hammer.</td><td></td></tr>
<tr><th>C1
Konsequenz 1</th><th>C2
Konsequenz 2</th></tr>
<tr><td>1. Gefühl:
Ärger

2. körperliche Begleiterscheinungen:
hoher Puls, Hitze, roter Kopf, Herzklopfen

3. (sichtbares) Verhalten:
»Behalten Sie Ihren Hammer, Sie Rüpel!!«</td><td>1. Gefühl:

2. körperliche Begleiterscheinungen:

3. (sichtbares) Verhalten:</td></tr>
</table>

Schwindel am Morgen

A Situation	B Bewertung, Gedanken	C Konsequenzen, Folgen		
		Gefühle	**körperliche Reaktionen**	**sichtbares Verhalten**
Ich wache morgens mit Schwindel auf.	»Wenn ich das morgens schon habe, dann wird es den ganzen Tag so sein.« »Wie soll ich so arbeiten?« »Wird das jemals besser?« »Ich muss mich schonen.« »Ich halte überhaupt nichts mehr aus.«	▶ Verzweiflung ▶ Traurigkeit ▶ Angst ▶ Unsicherheit ▶ Einsamkeit	▶ anhaltender Schwindel ▶ Übelkeit ▶ Schwächegefühl ▶ zittrig	▶ im Bett liegen bleiben ▶ viele Pausen machen ▶ möglichst wenig den Kopf bewegen (schonen) ▶ Treffen mit Freunden absagen ▶ Rückzug ▶ Reduktion auch angenehmer Tätigkeiten

 © Kleinstäuber • Bleichhardt • Gottschalk • Rief, Therapie-Tools Somatoforme Störungen. Beltz, 2018

AB 43	Meine automatischen Gedanken zu meinen körperlichen Beschwerden	P	1/1

Bitte sammeln Sie hier möglichst viele Gedanken, die Ihnen kommen, wenn körperliche Beschwerden auftreten, stärker werden oder Sie einfach nur an sie denken!

....

....

....

....

....

....

....

....

....

....

....

....

....

....

....

....

....

....

....

....

Wenig hilfreiche Gedanken bei körperlichen Beschwerden

Welche dieser Gedanken (bezogen auf Ihre Beschwerden) kennen Sie bei sich selbst? Kreuzen Sie an!

- ○ Ich halte es einfach nicht mehr aus!
- ○ Ich kann sowieso nichts dagegen tun!
- ○ Das hört bestimmt nie mehr auf!
- ○ Das wird immer schlimmer!
- ○ Ich bin ein hoffnungsloser Fall!
- ○ Mir kann sowieso keiner helfen!
- ○ Die Beschwerden treiben mich an den Rand des Wahnsinns!
- ○ Wie soll es in Zukunft nur weitergehen?!
- ○ Damit werde ich nicht fertig!
- ○ Ich bin meinen Beschwerden ausgeliefert – ich bin hilflos!
- ○ Die anderen werden mich nie verstehen!
- ○ Hätte ich mich doch nicht wieder übernommen!
- ○ Ich bin schwach und leide mehr als andere!
- ○ Trotz meiner Beschwerden darf ich mir keine Fehler erlauben – ich muss funktionieren!
- ○ Was soll ich bloß tun?
- ○ Ich muss mich mehr zusammenreißen!
- ○ Ich bin überhaupt nicht mehr leistungsfähig!
- ○ Ich gebe auf!
- ○ Den Tag überstehe ich nicht!
- ○ Ich bin wertlos, zu nichts zu gebrauchen!

Gibt es noch weitere Gedanken, die bei Ihnen auftreten? Ergänzen Sie die Liste um Ihre persönlichen Gedanken.

....

....

....

....

....

....

....

....

 © Kleinstäuber • Bleichhardt • Gottschalk • Rief, Therapie-Tools Somatoforme Störungen. Beltz, 2018

Innere Antreiber und Kritiker

- **Sei perfekt!** Wunsch nach Erfolg, Selbstbestätigung und Anerkennung durch andere über Leistung sowie Angst vor Misserfolg, Versagen und eigenen Fehlern
- **Sei beliebt!** Wunsch nach Zugehörigkeit, Angenommen-Sein und Liebe sowie Angst vor Ablehnung, Kritik und Zurückweisung durch andere
- **Sei stark!** Wunsch nach persönlicher Unabhängigkeit und Selbstbestimmung sowie Angst vor Abhängigkeit von anderen, eigener Hilfsbedürftigkeit und Schwäche
- **Sei auf der Hut!** Wunsch nach Sicherheit und Kontrolle sowie Angst vor Kontrollverlust, Fehlentscheidungen und Scheu vor Risiken
- **Ich kann nicht!** Wunsch nach eigenem Wohlbefinden und einem bequemen Leben sowie Angst vor unangenehmen Gefühlen und vor Anstrengung

Katastrophisieren

- maßlos übertreiben, den Teufel an die Wand malen

Muss-Denken

- Wünsche werden zu absoluten Forderungen, die bei Nicht-Erfüllung zu Ärger und Frustration führen.

Generalisieren, Verallgemeinern

- von einem Teil auf das Ganze, von einem auf alle, vom heutigen Erlebnis auf künftige Ereignisse schließen

Eigenlob stinkt!

- Tut es das tatsächlich?! Eigenlob ist eine notwendige Voraussetzung, um mit sich selbst zufrieden zu sein, um unabhängig von der Meinung anderer und selbstsicherer zu werden.

Sich selbst erfüllende Prophezeiungen

- Häufig nehmen wir das wahr, was wir wahrnehmen wollen, und wir interpretieren unsere Erfahrungen so, dass sie unsere Vorurteile über uns selbst und die Welt immer neu bestätigen; zudem beeinflusst unsere Erwartungshaltung nicht nur unsere Wahrnehmung, sondern auch unser Verhalten.

Gedankenlesen

- Vermutungen darüber anstellen, was andere Leute denken

Positives externalisieren, Negatives internalisieren

- bei Erfolg: Das war Glück, die Aufgabe war einfach; bei Misserfolg: eigene Unfähigkeit, Schuld bei sich suchen

Meine individuellen Stressverschärfer

....

....

....

....

....

....

....

....

....

....

....

....

....

....

....

....

 © Kleinstäuber • Bleichhardt • Gottschalk • Rief, Therapie-Tools Somatoforme Störungen. Beltz, 2018

Erläuterungen für Therapeuten zu »Stressverschärfern« und ungünstigen Einstellungen

Innere Antreiber und Kritiker

- **Sei perfekt!** Dahinter steckt ein überhöhter Wunsch nach Erfolg, Selbstbestätigung und Anerkennung durch andere über Leistung sowie eine ausgeprägte Angst vor Misserfolg, Versagen und eigenen Fehlern. Der Anspruch lautet: »Ich darf keinen Fehler machen und muss immer die richtige, perfekte Lösung finden.« Wir sind jedoch weder Gott noch ein Computer, sondern ablenkbar und manchmal unkonzentriert. Irren gehört zur Natur des Menschen, und Fehler sind demnach unvermeidbar.
- **Sei beliebt!** Dahinter steckt ein überhöhter Wunsch nach Zugehörigkeit, Angenommen-Sein und Liebe sowie eine ausgeprägte Angst vor Ablehnung, Kritik und Zurückweisung durch andere. Der Anspruch lautet: »Ich möchte es allen recht machen und alle sollen mich mögen.« Dies ist ebenfalls eine unrealistische Zielsetzung, da Geschmack, Meinungen, Vorlieben und Ziele verschieden sind. Demzufolge gibt es keine Chance, es allen recht zu machen.
- **Sei stark!** Dahinter steckt ein überhöhter Wunsch nach persönlicher Unabhängigkeit und Selbstbestimmung sowie ausgeprägte Angst vor Abhängigkeit von anderen, eigener Hilfsbedürftigkeit und Schwäche. Dieser Anspruch wird mitunter in einer Einzelkämpfer-Mentalität sichtbar.
- **Sei auf der Hut!** Dahinter steckt ein überhöhter Wunsch nach Sicherheit und Kontrolle sowie eine ausgeprägte Angst vor Kontrollverlust, Fehlentscheidungen und Scheu vor Risiken. Es besteht die Überzeugung, dass wer sich nicht freut, auch nicht enttäuscht werden kann bzw. wer das Schlechteste annimmt, allenfalls positiv überrascht werden kann. Das Ziel dieser Anspruchshaltung besteht darin, sich vor unangenehmen Überraschungen zu schützen. Negative Konsequenzen können sein: Missmut, Unzufriedenheit, Zukunftsängste, Selbstwertprobleme, Passivität, Rückzug bis hin zur sozialen Isolation.
- **Ich kann nicht!** Dahinter steckt ein überhöhter Wunsch nach eigenem Wohlbefinden und einem bequemen Leben sowie eine ausgeprägte Angst vor unangenehmen Gefühlen und vor Anstrengung sowie Einstellungen der eigenen Hilflosigkeit und eine geringe Frustrationstoleranz. Typischerweise manifestiert sich diese Überzeugung in einer Opfer-Haltung.

Katastrophisieren

Situationen, Personen oder Dinge werden als furchtbar, unerträglich, entsetzlich, schrecklich, nicht auszuhalten oder katastrophal bewertet. Meist steckt eine unrealistische Übertreibung dahinter. Mögliche Konsequenzen dieser Art des Denkens: resignieren, aufgeben, hängen lassen, jammern, mit dem Schicksal hadern, lamentieren, Opfer-Haltung einnehmen. Da Katastrophen nicht beeinflussbar sind, kann das Gefühl absoluter Hilflosigkeit geweckt werden. Folglich praktiziert man »Schwarzseherei« und erstarrt in Passivität. Bewertet man hingegen die gleiche Situation als »nur« unangenehm oder sehr schlimm, besteht immerhin die Möglichkeit, zu überprüfen, ob man etwas dagegen unternehmen, demnach eine Veränderung bewirken kann.

Muss-Denken

Dabei handelt es sich um eingefahrene, feste, rigide Vorstellungen. Beispiele: »Es ist eine Katastrophe, wenn die Dinge nicht so sind bzw. die Welt nicht so ist, wie sie sein sollten bzw. sollte.« Wörter wie *unbedingt, fordern, müssen, nicht dürfen, gefälligst, bestehen auf, Anspruch, sollte* oder *verlangen* sind Ausdruck dieser Denkweise. Aus einem Wunsch entsteht eine absolute Forderung, ein unerbittliches Verlangen. Wenn wir dann nicht bekommen, was wir meinen, unbedingt haben zu müssen, wenn andere nicht tun oder lassen, was sie gefälligst tun oder lassen sollten, dann resultieren daraus Ärger, Hass, Wut, Frustration und Aggression. Dahinter steckt meist ein unrealistischer, unbegründbarer Anspruch an die Umwelt, an andere oder das Schicksal: Etwas soll sein, muss unbedingt sein oder darf nicht sein. Es werden allgemein gültige Normen und Gesetze aufgestellt, hinter denen folgende Begründung steht: »Weil ich das so will bzw. weil man das so macht.« Die Behauptung, etwas zu müssen, suggeriert keine Wahl und keinen Einfluss auf die Situation zu haben (was aber nur selten der Fall ist). Ziel ist es, unangenehme Realitäten akzeptieren zu lernen.

Generalisieren, Verallgemeinern

Von einem Teil auf das Ganze schließen, von einem auf alle, vom heutigen Erlebnis auf künftige Ereignisse. Zum Beispiel:

- etwas missglückt → »Mir gelingt NIE etwas!«
- Ein Mensch gilt im Ganzen als gut oder schlecht.
- Metapher mit dem Früchtekorb: Vor Ihnen steht ein Korb, der mit zahlreichen Früchten gefüllt ist. Sämtliche Früchte sind knackig, frisch und sauber. Dann entdecken Sie eine angefaulte Kirsche. Sie sagen: »Alles Mist!« und werfen sogleich den kompletten Korb samt Inhalt in den Müll.

Eigenlob stinkt!

Tut es das wirklich?! Wer sagt das? Mit welcher Begründung? Man sollte nicht erwarten, dass andere einen für Fortschritte loben. Man sollte stattdessen lernen, sich selbst innerlich »auf die Schulter zu klopfen«, wenn man etwas Zielführendes getan oder erreicht hat. Eigenlob ist eine notwendige Voraussetzung, um mit sich selbst zufrieden zu sein, um unabhängig von der Meinung anderer und selbstsicherer zu werden.

Sich-selbst-erfüllende Prophezeiungen (Pygmalion-Effekt)

Allzu oft nehmen wir das wahr, was wir wahrnehmen wollen. Häufig interpretieren wir unsere Erfahrungen so, dass sie unsere Vorurteile über uns selbst und die Welt immer wieder aufs Neue bestätigen. Ist es denn tatsächlich möglich, dass Erwartungen, die an eine Person gerichtet sind, ihr Verhalten in einer Art und Weise beeinflussen, dass diese Person sich letztlich unbewusst diesen Erwartungen entsprechend verhält?

Der erstmals von Robert Rosenthal und Lenore Jacobson (1986) untersuchte Pygmalion-Effekt – als ein Phänomen im Schulunterricht – beschreibt die Auswirkungen der Lehrererwartungen auf das Verhalten ihrer unterrichteten Schüler. Hat ein Lehrer bereits eine (vorweggenommene) Einschätzung der Schüler (etwa Schüler A ist dumm, Schüler B hochbegabt, Schüler C ein Störenfried etc.), so wird sich diese Ansicht im späteren Verlauf auch bestätigen. Dieses wird dadurch möglich, dass der Lehrer seine Erwartungen in subtiler Weise den Schülern übermitteln kann, z. B. durch die Wartezeit auf eine

 © Kleinstäuber • Bleichhardt • Gottschalk • Rief, Therapie-Tools Somatoforme Störungen. Beltz, 2018

Schülerantwort, durch Häufigkeit und Stärke von Lob oder Tadel, durch stärkere oder schwächere Beachtung von Schülern und unterschiedlich hohe Leistungsanforderungen.

Ein anderes Beispiel: Wenn die Nachricht über eine drohende Benzinknappheit in den Medien kursiert und sich demzufolge jeder, der ein motorisiertes Gefährt sein Eigen nennt, Hals über Kopf zur Tankstelle begibt, um noch etwas von dem bald kostbaren und seltenen Gut zu ergattern, dann kommt es tatsächlich schnell zu einer Verknappung des Benzins.

Eine Erwartung wird als bevorstehende Tatsache betrachtet (um später sagen zu können, man habe es gewusst). »So genügt zum Beispiel die Annahme – ob sie faktisch begründet oder grundlos ist, spielt keine Rolle –, dass die anderen über einen tuscheln und sich heimlich lustig machen. Angesichts dieser »Tatsache« legt es der gesunde Menschenverstand nahe, den Mitmenschen nicht zu trauen und, da das Ganze natürlich unter einem löchrigen Schleier der Verheimlichung geschieht, genau aufzupassen und auch die kleinsten Indizien in Betracht zu ziehen. Es ist dann nur eine Frage der Zeit, bis man die anderen beim Tuscheln und heimlichen Lachen, beim verschwörerischen Augenzwinkern und gegenseitigen Zunicken ertappen kann. Die Prophezeiung hat sich erfüllt« (Watzlawick, 2007, S. 62-63). Das Phänomen der »Hamsterkäufe«, das bereits oben anhand von prophezeiter Benzinknappheit erläutert wurde, ist so zu erklären. »Die Prophezeiung des Ereignisses führt zum Ereignis der Prophezeiung« (Watzlawick, 2007, S. 63).

Gedankenlesen

Vermutungen darüber anstellen, was andere Leute denken. Es existieren keine wissenschaftlichen Beweise, dass dies möglich ist.

Positives externalisieren, Negatives internalisieren

Hierbei macht man sich für die schlechten Ereignisse auf der Welt verantwortlich. Als Beispiel kann folgende Situation angeführt werden: Ein Regenschauer trübt die Stimmung auf einer Gartenparty. Der Gastgeber schreibt die gedämpfte Stimmung allerdings nicht dem Wetter zu, sondern gibt sich selbst die Schuld und sucht nach Gründen, die in ihm selbst liegen. Ein anderes Muster ist bei der Erklärung eines positiven Ereignisses, z. B. dem Bestehen einer Prüfung, zu erkennen. Die betreffende Person attribuiert den Erfolg auf externale Faktoren, z. B. die vermeintliche Leichtigkeit der Aufgabe oder sagt sich: »Da hatte ich eben einfach Glück.« Misserfolg wird bei dem hier beschriebenen Denkstil typischerweise mit eigener Unfähigkeit erklärt. Die Ursache des Scheiterns wird demnach der eigenen Person zugeschrieben. Externe Erklärungsmöglichkeiten werden ausgeblendet oder nicht berücksichtigt.

Konsequenzen meiner Einstellungen

Bitte notieren Sie im Folgenden Ihre »nicht hilfreichen Einstellungen« und machen Sie sich dann Gedanken, was Ihnen die jeweilige Einstellung bringt. Zu was führt das, wenn Sie so denken? Überlegen Sie sich bitte kurz- und langfristige, positive wie auch negative Konsequenzen Ihrer Einstellung!

Meine Einstellung lautet:

....

....

	positive Konsequenzen	negative Konsequenzen
kurzfristig		
langfristig		

 © Kleinstäuber • Bleichhardt • Gottschalk • Rief, Therapie-Tools Somatoforme Störungen. Beltz, 2018

Meine Einstellung lautet:

Herr M.: »Nur, wenn ich immer mit meinen Kollegen essen gehe, respektieren und mögen sie mich.« (Wunsch nach Zugehörigkeit, Verallgemeinerung)

	positive Konsequenzen	negative Konsequenzen
kurzfristig	▶ Gefühl von Zugehörigkeit ▶ Ich verpasse nichts. ▶ keine Diskussion über Zeitpunkt oder Gründe warum ich nicht mit will ▶ kein Stress	▶ Ich hätte eigentlich gerne mal meine Ruhe. ▶ Das Essen, was die anderen essen, mag ich eigentlich nicht. ▶ Ich habe eigentlich erst später Hunger. ▶ Bauchschmerzen und Übelkeit ▶ Ich komme mit meinen Terminen nicht hin und muss Überstunden machen.
langfristig	▶ Ich behalte meine »Freunde«. ▶ Ich gehöre weiter dazu. ▶ ???	▶ Ich traue mich gar nicht mehr, es anders zu machen. ▶ Die Kollegen kennen mich gar nicht richtig. ▶ Ich bin von mir selber gestresst.

© Kleinstäuber • Bleichhardt • Gottschalk • Rief, Therapie-Tools Somatoforme Störungen. Beltz, 2018

AB 48	Überprüfung nicht hilfreicher Gedanken bei körperlichen Beschwerden	P	1/2

Welche Sätze fallen Ihnen spontan in Bezug auf ihre körperlichen Beschwerden ein, mit denen Sie sich dann besser fühlen könnten?

....

....

....

....

Hilfsfragen

- Fragen nach dem **Nutzen**
  Wie werde ich mich fühlen und verhalten, solange ich das glaube? Hilft mir dieser Gedanke auf lange Sicht? Hilft mir mein Gedanke, mich so zu fühlen und zu verhalten, wie ich es gerne möchte? Hilft es mir, dauernd an die möglichen Folgen zu denken?

....

....

....

- **Katastrophisiere** ich?
  Übertreibe ich? Nehme ich den schlimmstmöglichen Ausgang an? Ist es wirklich nicht auszuhalten, furchtbar oder katastrophal, oder ginge das Leben trotzdem weiter?

....

....

....

- Versuche ich mich im **Hellsehen?**
  Übe ich mich in übernatürlichen Fähigkeiten, indem ich denke, ich könnte die Zukunft vorhersagen?

....

....

....

▶ Ist die Annahme mit **Logik und Realitätsgehalt** klar abzuleiten?
Gibt es für meine Bewertung einen objektiven Beweis? Woher weiß ich das? Ist sie überprüfbar? Wie sehr bin ich von ihr überzeugt? Was spricht dafür (pro)? Was spricht dagegen (kontra)? Was könnte ich tun, um meine Bewertung zu überprüfen?

....

....

....

....

▶ Was würden **andere Menschen** in meiner Lage denken?
Kennen Sie jemanden, der/die meist gut gelaunt und hoffnungsvoll ist? Oder können Sie sich so jemand vorstellen? Was würde diese Person denken?
Was würde jemand denken, der/die noch nicht so lange unter körperlichen Beschwerden leidet?

....

....

....

....

▶ Was würden Sie einem **guten Freund** raten, der sich in Ihrer Lage befindet?

....

....

....

....

Hilfreiche Gedanken anvisieren und üben

Welche dieser Gedanken kennen Sie, in Bezug auf Ihre Beschwerden, von sich? Kreuzen Sie an!

- ○ Bisher ging es immer wieder weg, dieses Mal wird es auch vergehen!
- ○ Ich lasse mich nicht unterkriegen!
- ○ Nur keine Panik – ich werde das schon wieder in den Griff bekommen!
- ○ Andere schaffen das auch!
- ○ Heute lasse ich mal Fünfe gerade sein!
- ○ Ich habe schon so viel geschafft, das schaffe ich auch noch!
- ○ Das wird nicht den ganzen Tag dauern!
- ○ Es gibt Menschen, die sind noch viel schlimmer dran als ich!
- ○ Kopf hoch – ich schaffe das!
- ○ Erstmal ganz ruhig atmen!
- ○ Ich lenke mich ab!
- ○ Jetzt überlege ich erst einmal, was ich Schritt für Schritt gegen meine Beschwerden tun kann!
- ○ Ich weiß, dass es auch wieder besser wird!
- ○ Ich halte das aus – ich bin stark!
- ○ Ich betrachte es als Herausforderung!
- ○ Ich habe solche Situationen schon öfters gemeistert!
- ○ Ich muss jetzt nicht zu 100 Prozent funktionieren!
- ○ Es geht auch wieder bergauf!
- ○ Ich achte auf meinen Körper und respektiere meine Grenzen!
- ○ Auch wenn ich Beschwerden habe, kann ich folgendes tun:

  ....

- ○ Ich leiste meine Arbeit so gut ich kann!
- ○ Ich bin mir meiner gesunden Anteile bewusst!
- ○ Ich suche aktiv nach Lösungen!
- ○ Ich kann positiv auf meine Beschwerden einwirken!

Sammeln Sie noch weitere eigene Ideen.

....

....

....

....

....

 © Kleinstäuber • Bleichhardt • Gottschalk • Rief, Therapie-Tools Somatoforme Störungen. Beltz, 2018

An folgenden Gedanken möchte ich gern öfter denken:

....

....

....

....

....

! Unser Gehirn »denkt« in alten Bahnen, den automatischen und meist negativen Bahnen. Deshalb braucht es viel Übung, den neuen »Trampelpfad zur einer Autobahn« auszubauen!

Was kann ich tun, um hilfreiche Gedanken mehr in meinen Alltag zu bekommen?

- Karten mit Sätzen aufhängen (an den Kühlschrank, ans WC, an die Haustür)
- Bilder/Fotos finden, die diese Gedanken verkörpern und diese aufhängen
- Bildschirmschoner am PC oder Handy beschreiben
- sich vom Handy regelmäßig an die Gedanken erinnern zu lassen
- morgens vor dem Aufstehen daran denken
- immer, wenn ich an einer roten Ampel stehe, daran denken

....

....

....

....

....

Mein flexibles ABC-Modell

<table>
<tr><th colspan="2">A
Situation</th></tr>
<tr><td colspan="2"></td></tr>
<tr><th>B1
Bewertung 1</th><th>B2
Bewertung 2</th></tr>
<tr><td></td><td></td></tr>
<tr><th>C1
Konsequenz 1</th><th>C2
Konsequenz 2</th></tr>
<tr><td>1. Gefühl:

2. körperliche Begleiterscheinungen:

3. (sichtbares) Verhalten:</td><td>1. Gefühl:

2. körperliche Begleiterscheinungen:

3. (sichtbares) Verhalten:</td></tr>
</table>

 © Kleinstäuber • Bleichhardt • Gottschalk • Rief, Therapie-Tools Somatoforme Störungen. Beltz, 2018

Typen negativer Bewertungen und therapeutische Strategien am Beispiel eines Gesprächsduells

Typen negativer Bewertung	**Wie können Sie diesen Gedanken therapeutisch begegnen? Welche kritischen Fragen können Sie stellen? Gibt es Übungen, die man machen könnte?**
Die Beschwerden sind **Zeichen einer lebensbedrohlichen Krankheit** (z. B. Gelenkschmerzen bedeuten Lähmung; Bauchschmerzen bedeuten Magenkrebs; Hautflecken bedeuten AIDS; Kribbelgefühle bedeuten Multiple Sklerose).	Welche alternativen Erklärungen gibt es für die Beschwerden? Wie wahrscheinlich ist die lebensbedrohliche Krankheit für eine Person meines Alters? Was haben Ärzte zu diesen Ideen gesagt und warum?
Die Beschwerden sind **Zeichen einer bisher unentdeckten oder extrem seltenen Krankheit** (z. B. »Ich leide unter einer Krankheit, die niemand oder nur ein unbekannter Spezialist am anderen Ende der Welt kennt.«).	Wie wahrscheinlich ist das? Gibt es andere Erklärungen für die Missempfindungen – wie wahrscheinlich sind die? Wenn es stimmt, wie müsste mein Leben dann weitergehen?
Die Beschwerden sind **unkontrollierbar** (z. B. »Ich bin ausgeliefert, hilflos. Die Beschwerden sind durch mich nicht zu beeinflussen.«).	Kann ich etwas tun, um die Beschwerden zu verstärken? Kann ich nicht doch etwas tun, um die Beschwerden zu vermindern? Gab es Momente, in denen die Beschwerden in den Hintergrund traten – wenn ja, mit was war ich da beschäftigt?
Die Beschwerden werden als **untolerierbar eingestuft** (z. B. »Ich halte das nicht aus. Die Beschwerden sind unerträglich. Ich werde verrückt. Ich wäre besser tot.«).	Keine Frage, es ist schlimm, so starke Beschwerden zu haben. BIN ich schon verrückt? WÄRE ich jetzt gerade besser tot? Halte ich die Beschwerden gerade aus?
Annahme, dass die Beschwerden **immer schlimmer werden** und negative Konsequenzen nach sich ziehen (z. B. »Die Beschwerden werden niemals enden bzw. sich stets verschlechtern. Ich werde meinen Arbeitsplatz verlieren, meinen Partner, meine Wohnung.«).	Woher weiß ich, dass es immer schlimmer wird? Könnte es sich anders entwickeln? Kann ich etwas tun, dass es nicht schlimmer wird? Wie wahrscheinlich ist es, dass ich Job, Partner, Wohnung,... verliere?

Instruktion: »Gesprächsduell«

Zu Beginn der Übung wird der Patient gebeten, kurz eine reale Situation zu beschreiben, in der körperliche Beschwerden auftraten. Bei der Übung kann auf die beiden Listen (AB 44 *Wenig hilfreiche Gedanken bei körperlichen Beschwerden* und AB 49 *Hilfreiche Gedanken anvisieren und üben*) zurückgegriffen werden.

»In den vergangenen Sitzungen ging es darum, Ihnen die Bedeutung hilfreicher Gedanken bei der Bewältigung körperlicher Beschwerden zu verdeutlichen. Trotz dieser Erkenntnis stellt sich Ihnen möglicherweise die Frage »Wie soll ich es in einer belastenden Situation schaffen, positiv zu denken?« Da dies wirklich schwierig ist, möchte ich mit Ihnen eine Übung durchführen. Es handelt sich um ein kleines »Gesprächsduell« zwischen uns beiden. Ich werde Sie mit Ihren typischen negativen Gedanken konfrontieren bzw. »angreifen«. Sie sollen daraufhin versuchen, diesem negativen Gedanken einen positiven bzw. hilfreichen entgegen zu setzen. Verteidigen Sie diesen Gedanken! Seien Sie Anwalt in eigener Sache! Im Anschluss werde ich Sie wiederum mit einem negativen Gedanken attackieren, den Sie abermals mithilfe eines geeigneten positiven Gedankens abwehren sollen!«

 © Kleinstäuber • Bleichhardt • Gottschalk • Rief, Therapie-Tools Somatoforme Störungen. Beltz, 2018

Durchführung von Verhaltensexperimenten

Verhaltensexperimente können unterschiedlichsten Zwecken dienen. Die folgende Tabelle veranschaulicht die Rahmenbedingungen von Verhaltensexperimenten.

Ziel	▶ **Herausarbeitung der genauen Annahme** ▶ **Überprüfung negativer Annahmen** ▶ **Erarbeitung und Überprüfung neuer und funktionalerer Annahmen**
Design	**Hypothesen-überprüfende Experimente** ▶ Test Hypothese A ▶ Vergleich Hypothese A & B ▶ Test Hypothese B **Klärungs-Experimente** ▶ keine oder sehr vage Hypothese
Typen von Verhaltensexperimenten	**aktive Experimente** ▶ in Realität ▶ künstlich (Rollenspiel) **Beobachtungs-Experimente** ▶ direkte Beobachtung (Modellernen) ▶ Umfragen ▶ Informationssammlung
Art der Kognition	▶ **automatische Gedanken** ▶ **dysfunktionale Annahmen** ▶ **Grundannahmen**
Setting	**Zeit und Ort** ▶ in Therapie ▶ in vivo ▶ Hausaufgabe **Menschen** ▶ Patient ▶ Therapeut ▶ Familie, Freunde, Kollegen ▶ Bevölkerung **Material** ▶ Aufnahmegerät Audio & Film, Blätter, etc.

Anleitung zur Durchführung von Verhaltensexperimenten (Blanko Vorlage auf AB 54):

(1) Wählen Sie gemeinsam eine Zielsetzung aus und machen diese explizit (z. B. Falle ich tot um, wenn ich Treppen laufe? = Überprüfung negativer Annahmen).

(2) Überlegen Sie sich gemeinsam, wie Sie diese Annahme überprüfen können und was Sie dafür benötigen, um danach diese dysfunktionale Annahme zu verändern (z. B. Wie lange müsste ich ehrlicherweise Treppen laufen, um mir sicher zu sein, keinen Herzinfarkt zu bekommen?).

(3) Wählen Sie das Setting aus: Wo, wie und wann? Wo werden meine Erfahrungen verschriftlicht, damit ich sie später auch glauben kann?

(4) Verschriftlichen Sie die Ergebnisse des Verhaltensexperiments.

Sinn von Verhaltensexperimenten bei Menschen mit körperlichen Beschwerden

Der Patient sollte die Erfahrung machen, dass körperliche Beschwerden selbst hervorgerufen werden können und z. B. nicht zwingend Zeichen einer bedrohlichen Krankheit oder eines wenig robusten Organismus sein müssen. Durch Verhaltensexperimente »Provokation einer körperlichen Missempfindung« kann eine Korrektur ungünstiger Interpretationen bewirkt bzw. angestoßen werden. In diesem Sinne wird mit dem Patienten überlegt, ob er etwas tun kann, um die eigenen Missempfindungen zu provozieren oder zu steigern. Um die Motivation zu erhöhen, sollte betont werden, dass es sich nur um ein Verhaltensexperiment handelt!

- Wenn ich weiß, warum ich eine Missempfindung habe, erlebe ich sie als weniger bedrohlich.
- Chronische körperliche Beschwerden sind auch dann so schlimm, weil sie als unkontrollierbar erlebt werden – sie bewusst zu produzieren bedeutet aber Kontrolle!
- Damit verbundene Gedanken (»wird noch schlimmer«, »hört nicht mehr auf«) werden überprüft.

Wissenschaftliche Untersuchungen zeigen – als wegweisend gilt hierbei die Arbeit von Craik und Lockhart (1972) – , dass Lernprozesse umso effektiver sind, je mehr Erfahrungskanäle involviert sind (Hören, Lesen, Schreiben, Ausführung), d. h., je tiefer die Verarbeitung bzw. je breiter die Auseinandersetzung mit dem zu erlernenden Material erfolgt. Aus diesem Grund ist es sinnvoll und hilfreich, sich nicht allein auf theoretische Erkenntnis zu beschränken, sondern auch seine neu gewonnenen Einsichten und Denkweisen in der Realität zu erproben (»learning by doing«). Ein altes chinesisches Sprichwort untermauert die Logik dieser Sichtweise: »Ich höre und vergesse. Ich sehe und behalte. Ich tue und begreife.«

Ein Beispiel aus dem Alltag: Niemand lernt Schwimmen, ohne sich eines Tages ins Wasser zu begeben. Sich bestimmte Schwimmtechniken erklären und zeigen zu lassen, auf dem trockenen Land die Bewegungen zu üben, darüber zu lesen oder Schwimmwettkämpfe im Fernsehen zu verfolgen – all das reicht allein nicht aus, um das Schwimmen zu erlernen. Der sprichwörtliche beherzte »Sprung ins kalte Wasser« ist unerlässlich. Dafür aber effektiv. Oder, um es in Anlehnung an die Worte von Erich Kästner zu sagen (Kästner, 1989): »Es gibt nichts Gutes außer: Man tut es!«

Besonders geeignet sind Verhaltensexperimente, um Erfahrungen mit den neuen, hilfreichen Gedanken zu machen. Der Patient sollte sich demnach immer wieder körperlichen Missempfindungen stellen, indem er sie bewusst hervorruft.

Hier einige Übungsvorschläge, um körperliche Missempfindungen bewusst zu provozieren:

- Das Verzehren von reichlich Linsen, Bohnen, Kohl oder Zwiebeln führt zu Blähungen.
- Sich mehrmals um die eigene Achse drehen provoziert Schwindel.
- Zügiges Auf- und Ablaufen einiger Treppenabsätze oder 20 Kniebeugen verhelfen dazu, dass das Herz schneller und kräftiger schlägt, die Atmung schneller wird und man ggf. »aus der Puste« gerät.

© Kleinstäuber • Bleichhardt • Gottschalk • Rief, Therapie-Tools Somatoforme Störungen. Beltz, 2018

Ideen zur Provokation verschiedener Körpersymptome im Rahmen von Verhaltensexperimenten

Symptom	Provokationsübung
kardiovaskuläre Symptome	▶ wiederholtes, zügiges Treppensteigen/Ergometer/Kniebeuge/jegliche andere Form von körperlicher Aktivität (erhöhte Herzrate, Kurzatmigkeit, höhere Atemfrequenz, Schwitzen) ▶ durch Strohhalm atmen (Kurzatmigkeit, Gefühl keine Luft zu bekommen) ▶ viel koffeinhaltige Getränke konsumieren ▶ Stresstest (z. B. Allgemeinwissenstest-Fragen schnellst möglich und richtig beantworten)
Benommenheit Zittern	▶ Hyperventilation ▶ körperliche Anstrengung/wiederholtes zügiges Treppensteigen ▶ etwas Schweres über längere Zeit mit ausgestrecktem Arm halten ▶ nach körperlicher Anstrengung Arm und Hand ausstrecken und anspannen sowie Finger unter Muskelanspannung stark spreizen ▶ feinmotorische Aufgabe mit Kameraaufnahme durchführen ▶ Terrabänder ▶ mit dem Rücken auf Hocker an die Wand setzen und Beine heben und halten
Kloßgefühl im Hals	▶ wiederholt schlucken und Aufmerksamkeit auf Kehlkopf lenken ▶ etwas Trockenes essen ▶ Schal um den Hals wickeln und beim Schlucken auf Kehlkopf konzentrieren
Schwindel/ Gleichgewichtsprobleme	▶ auf Drehstuhl setzen und sich drehen lassen ▶ sich hinlegen und spontan, schnell aufstehen ▶ Hyperventilation ▶ Hand auf den Boden und im Kreis um die Hand laufen (ohne Kontakt zu Boden zu verlieren) ▶ schnelle kreisende Kopfbewegungen ▶ Balance auf einem Bein stehend mit geschlossenen Augen finden ▶ Täuschungsbilder ▶ Kipptisch ▶ auf schwankendem Untergrund (z. B. Wackelplatten, Hängebrücke) gehen ▶ Kopf zwischen die Beine und dann spontan Kopf nach oben bewegen und aufstehen ▶ im Stehen mit geschlossenen Augen um die eigene Achse drehen

© Kleinstäuber • Bleichhardt • Gottschalk • Rief, Therapie-Tools Somatoforme Störungen. Beltz, 2018

Symptom	Provokationsübung
Kribbelgefühl in Extremitäten	▶ auf Hände oder Schienbeine setzen ▶ Hände anhaltend senkrecht nach oben ausstrecken ▶ auf den Rücken legen und Beine im 90°-Winkel anhaltend nach oben strecken ▶ Hyperventilation ▶ Hände in kaltes Wasser ▶ bei niedrigen Außentemperaturen Hände kalt werden lassen und dann im warmen Innenraum aufwärmen lassen ▶ medizinische Handschuhe für Diabetiker zur Überprüfung der Nervenaktivierbarkeit in Extremitäten (Simulation von Nervenschädigungen) ▶ Brennnessel berühren
gastrointestinale Symptome	▶ Luftschlucken (Blähungen) ▶ Kohlensäurehaltige Getränke trinken (Aufstoßen) ▶ blähende Nahrungsmittel essen (z. B. Kohl, Linsen, Sauerkraut, Körnerbrot) ▶ scharfes Essen zu sich nehmen ▶ bestimmte Gerüche können Übelkeit erzeugen (z. B. Ammoniak, abgestandenes Blumenwasser) ▶ einmalig übermäßig große Menge Nahrung aufnehmen oder viel süße Nahrungsmittel essen (Völlegefühl) ▶ pflanzliches Abführmittel/Leinsamen ▶ Trockenpflaumen/Salzstangen/Zartbitter-Schokolade/Cola (Verstopfung) ▶ eng geschnallten Gürtel tragen (Bauchschmerzen) ▶ Hunger etwas übergehen und im Anschluss eine größere Menge essen (Blähungen, Bauchschmerzen) ▶ schnell verschiedene Nahrungsmittel durcheinander essen (Blähungen) ▶ Aufschieben eines Toilettengangs ▶ viel milchhaltige (kalte) Getränke schnelle konsumieren (Bauchschmerzen, Durchfall, Blähungen)
Beklemmungsgefühl in Brust	▶ Hyperventilation ▶ Schal eng um die Brust wickeln ▶ auf den Rücken legen und ein Buch auf die Brust legen ▶ Liegestütze ▶ Coolpack auf Brust legen ▶ enges Oberteil aus starker Textilie tragen

© Kleinstäuber • Bleichhardt • Gottschalk • Rief, Therapie-Tools Somatoforme Störungen. Beltz, 2018

AB 54 | Durchführung meines Verhaltensexperiments | P |

(1) Welche Annahme will ich testen?

....

....

....

....

(2) Was genau werde ich wie lange tun, um meine Annahme zu testen?

....

....

....

....

(3) Wann (und evtl. mit wem) werde ich mein Verhaltensexperiment durchführen?

....

....

....

....

(4) Was nehme ich aus diesem Experiment an Erfahrungen mit?

....

....

....

....

....

....

© Kleinstäuber • Bleichhardt • Gottschalk • Rief, Therapie-Tools Somatoforme Störungen. Beltz, 2018

- **Magenknurren.** Unser Körper produziert ca. 1,5 Liter Speichel und Schleim am Tag. Beim Schlucken rutscht immer auch ein wenig Luft mit in den Magen. Wenn dort keine Nahrung verarbeitet wird, drückt der Magen Luft mit dem restlichen Schleim herum. Durch diese Kontraktionen des speiseleeren Magens entsteht das Knurren. Je leerer der Magen, umso stärker das Knurren und die Kontraktionen. Wenn Nahrung im Magen ist, arbeitet der Magen hingegen langsamer.
- **Übelkeit.** Diese entsteht im Brechzentrum, einem Teil unseres Gehirns. Ausgelöst werden kann dies, neben »typischen Ereignissen« wie Vergiftungen, Gleichgewichtsstörungen, Darmerkrankungen, Anblick von Dingen, die in uns Ekel hervorrufen, aber auch durch Angst, Kummer und psychischen Stress.
- **Musikantenknochen.** Jeder kennt das: Sie stoßen sich am Ellenbogen und es schießt ein Schmerz vom Ellenbogen bis in die Spitze des kleinen Fingers und kann minutenlanges Kribbeln und ein Taubheitsgefühl verursachen. Dieses Phänomen wird durch einen der drei Hauptversorgungsnerven des Armes, den Nervus ulnaris, ausgelöst. Er liegt am Ellenbogen sehr knapp unter der Haut, in einer engen Knochenrinne, sodass er leicht angestoßen und gereizt werden kann.
- **Eingeschlafene Füße.** Ursache dieser Empfindung ist ein langer Druck, der auf Nerven ausgeübt wird. Wenn ein Muskelnerv längerem Druck ausgesetzt wird, kann dies auch leichte Lähmungserscheinungen im betreffenden Körperteil hervorrufen. Typische Körperhaltungen die zu diesem Phänomen führen sind z. B. Schneidersitz, überschlagene Beine, das Liegen auf einer Seite oder fast jede Position in der man lange verharrt.
- **Unkontrolliertes Muskelzucken beim Einschlafen.** Hierbei handelt es sich um harmlose Muskelentladungen in der Einschlafphase. Nachdem unsere Muskeln den Tag über angespannt haben, entspannen sie sich im Schlaf. In dieser ersten Schlafphase können sich aber noch aktivierende Muskelimpulse durchsetzen. Das Großhirn schaltet beim Einschlafen schon auf Ruhe, andere Bereiche des Nervensystems sind aber noch aktiv. Diese Signale lösen Reflexe aus, die sich in Muskelzuckung äußern und von uns zum Teil noch wahrgenommen werden.
- **Augenlidzucken.** Dieses Zittern oder Flattern des Lids tritt meist plötzlich auf und kann ziemlich stören. Auslöser für dieses Zucken sind meistens, in Stressphasen, Hormone wie Adrenalin, Noradrenalin und Cortisol. Alle unsere Muskeln sind in stressigen Phasen in Alarmbereitschaft, auch unser Lidmuskel. Weil unsere Augenpartie so empfindlich und die Haut dort sehr dünn ist, spüren wir die Zuckungen so deutlich. Dieses Zucken kann auch durch nah beieinanderliegende Gefäße ausgelöst werden. Sind wir gestresst, steigt unser Blutdruck, die Arterien weiten sich, dadurch wird der Abstand zwischen pulsierenden Adern und Nerven geringer, sodass sie miteinander in Berührung kommen können. Der Nerv gibt dann unsinnige Impulse an die Muskeln weiter.

 © Kleinstäuber • Bleichhardt • Gottschalk • Rief, Therapie-Tools Somatoforme Störungen. Beltz, 2018

6 Stresserleben und -bewältigung

6.1 Hintergrund und Einführung

Stresserleben spielt bei vielen Patienten mit somatoformen Beschwerden in verschiedener Hinsicht eine wichtige Rolle. Obwohl die bisherigen Befunde zu einem direkten Zusammenhang von anhaltendem Stresserleben und der Entwicklung von medizinisch unerklärten Körperbeschwerden auf physiologischer Ebene eher uneindeutig sind, ist nachgewiesen, dass Patienten mit unerklärten Körperbeschwerden auf kognitiv-emotionaler Ebene deutlich mehr Stresserleben und negative Emotionen berichten als gesunde Menschen (Houtveen & van Doornen, 2007). Dabei scheinen Stressereignisse zum einen Risikofaktoren für die Entwicklung von somatoformen Störungen darzustellen. Es lassen sich z. B. erhöhte Raten von traumatisierenden Erfahrungen oder körperlichem wie auch sexuellem Missbrauch in der Vorgeschichte von Patienten mit medizinisch unerklärten Körperbeschwerden nachweisen (Roelofs & Spinhoven, 2007). Patienten mit unerklärten Körperbeschwerden scheinen zudem anfälliger gegenüber Stresserleben zu sein – sprich reagieren auf stressreiche Ereignisse schneller als gesunde Menschen (Fischer et al., 2014).

Zum anderen stellen die Körperbeschwerden selbst einen entscheidenden Stressor im Leben von Patienten mit somatoformen Störungen dar. Studien zeigen bei Patienten mit unerklärten Körperbeschwerden z. B. erhöhte Raten für bestimmte physiologische Stressparameter, wie Cortisollevel und Herzrate, oder einen erniedrigten Adrenalinspiegel (Mellner et al., 2005). Natürlich kann spekuliert werden, inwieweit Stresserleben und möglicherweise damit einhergehende physiologische Veränderung wiederum in die Chronifizierung der Körperbeschwerden involviert sind.

Stresserleben als Einstieg in die Therapie

Das Thema »Stress« stellt ein sehr geeignetes Thema für den Einstieg in die Therapie dar. Vor allem für Patienten mit eher biomedizinisch geprägten Vorstellungen zu den Ursachen ihrer Körperbeschwerden hat der Begriff »Stress« einen weniger bedrohlichen und stigmatisierenden Charakter. Der Beginn der Therapie mit einer Psychoedukation zum Thema »Stress« erlaubt es, auf einer biomedizinischen Ebene die Behandlung zu beginnen. Der erste Teil der Arbeitsmaterialien fokussiert dementsprechend auf die Psychoedukation zur menschlichen Stress- und Entspannungsreaktion. Wenn es dem Therapeuten die technische Ausstattung erlaubt, ist eine begleitende Biofeedbackbehandlung sehr empfehlenswert. Sie erfüllt zugleich mehrere Ziele: Zunächst ist sie hervorragend geeignet, dem Patienten Zusammenhänge zwischen Psyche und Körper zu vermitteln. Des Weiteren unterstützt sie den Prozess, die Entspannungsfähigkeit zu verbessern. Aus klinischer Erfahrung erlebt man häufig, dass die Patienten interessanterweise – trotz einer Hypervigilanz gegenüber körperlichen Veränderungen – zugleich keinen guten Zugang zu ihrem Körper haben sowie einen Kontrollverlust über ihren Körper erleben. Biofeedback kann auf beide Probleme einen positiven Einfluss nehmen. Bisher liegen leider nur sehr wenige Befunde zur Wirksamkeit von Biofeedback vor. Die wenigen existierenden wissenschaftlichen Untersuchungen zeigen jedoch sehr vielversprechende Ergebnisse (Katsamanis et al., 2011; Nanke & Rief, 2003). Eines der Informationsblätter für Therapeuten stellt einen Exkurs in das Thema Biofeedback dar.

Neben der körperlich-physiologischen Ebene der Stressreaktion spielt die kognitive Ebene eine wichtige Rolle. Bewertungsprozesse, inwieweit ein Ereignis als stressreich bewertet wird und inwieweit das Individuum die Möglichkeit sieht, mit der Stresssituation umgehen zu können, haben einen maßgeblichen Einfluss darauf, ob man Stress erlebt oder nicht. Diese beiden Prozesse werden im Modell nach Lazarus und Launier (1978) beschrieben. Neben der Psychoedukation spielt natürlich die Vermittlung verschiedener Entspannungsverfahren eine wichtige Rolle. Das individuelle Erproben, welches Entspannungsverfahren für den Patienten am meisten Nutzen bringt, ist maßgeblich. Es gibt kein Entspannungsverfahren, das bei allen Patienten gleich gut wirkt. Entspannung ist sehr individuell. Zu einem besseren Umgang mit Stressoren oder für eine Reduktion des Einflusses von Stressoren kann es bedeutsam sein, dass der Patient in seinem Leben Dinge grundsätzlich verändert. Für manche Patienten ist die innere Überwindung zu solch einem Schritt sehr ambivalent. Wir widmen uns diesem Problem der Entscheidungsfindung ebenfalls in unseren Arbeitsmaterialien und greifen ein häufiges Problem bei Personen mit somatoformen Störungen heraus, dass Distress auslösen kann: das Problem der Zeitplanung.

6.2 Arbeitsmaterialien

- **AB 56** *Was bedeutet Stress und welche Funktion hat er?* (P). Das vorliegende Arbeitsblatt kann zum Einstieg in die Psychoedukation zum Thema »Stress« genutzt werden. Es erklärt die verschiedenen Formen von Stress sowie dessen Funktion. Damit dient es auch dazu, die häufig negative Sichtweise von Patienten auf Stress zu hinterfragen. Es werden bereits erste Informationen vermittelt, die eine gesunde von einer krankhaften bzw. zu starken Stressreaktion abgrenzen. Diese werden auf dem Arbeitsblatt 59 vertieft.
- **AB 57** *Die menschliche Stressreaktion: Die Funktionsweise des autonomen Nervensystems* (P). Dieses Arbeitsblatt dient als Grundlage zur Erarbeitung der Funktionsweise des autonomen Nervensystems und seinen beiden untergeordneten Systemen, dem Sympathikus und Parasympathikus. Des Weiteren werden ein paar typische Merkmale der menschlichen Stressreaktion zusammengefasst. Das Arbeitsblatt eignet sich v.a. für die Arbeit mit Patienten, die ein stärker biomedizinisches Störungsmodell aufweisen.
- **INFO 58** *Hintergrundwissen zu Stress und Hormonen* (P/T). Das Informationsblatt fasst für den Therapeuten weitere biologische (v.a. hormonelle) Prozesse der menschlichen Stressreaktion zusammen, die über die Informationen des Arbeitsblatts 57 hinausgehen. Bei Patienten mit entsprechendem Bildungsgrad und Verständnis für biologische Prozesse im menschlichen Körper, kann es auch für die Psychoedukation genutzt werden. Vertiefende Informationen können auch bei Kaluza (2012) gefunden werden.
- **AB 59** *Stress, der krank macht: Die Folgen von langanhaltendem Stress* (P). In Anlehnung an das Allostase-Stress-Modell nach McEwen und Lasley (2003) wird auf diesem Arbeitsblatt ein Modell zur Erklärung von Konsequenzen langfristigen Stresserlebens vermittelt. Dem Patienten sollte die Abgrenzung zwischen einer gesunden und pathologischen Stressreaktion vermittelt werden.
- **AB 60** *Zusammenhang zwischen Stresserleben und Körperbeschwerden* (P). Die Pfade, über die Stresserleben Körpersymptome auslösen bzw. aufrechterhalten kann, sind sehr vielseitig und noch lange nicht erschöpfend erforscht. Das Modell auf diesem Arbeitsblatt gibt lediglich ein paar Beispiele, wie Erleben von Distress mit Körpersymptomen zusammenhängen kann. Es hat keinen Anspruch auf Vollständigkeit und ist eine vereinfachende Darstellung. Es soll dem Patienten verdeutlichen, dass es nicht allein die körperliche Stressreaktion ist, die körperliche Veränderungen hervorruft. Des Weiteren haben Stresserleben und damit einhergehende negative Emotionen einen starken Einfluss auf unser kognitives System. Zum Beispiel wurde in experimentellen Studien nachgewiesen, dass negative Gefühle einen Einfluss auf die Wahrnehmung körperlicher Veränderungen haben (Bogaerts et al., 2010; Bogaerts et al., 2005).

- ▶ **AB 61** *Teufelskreis aus Schmerz, psychischem Wohlbefinden und Muskelanspannung* (P). Dieses Arbeitsblatt spiegelt den Aufschaukelungsprozess aus Schmerz, psychischem Wohlbefinden und Muskelanspannung wieder. Es eignet sich für Patienten mit primärer Schmerzsymptomatik und kann ergänzend zu einer Biofeedback-Behandlung ausgehändigt werden.
- ▶ **INFO 62** *Übungen zur Induktion von Stress und der Exploration von Stresssymptomen des Patienten* (T). Dieses Informationsblatt vermittelt dem Therapeuten verschiedene Möglichkeiten, wie er Stress im Therapiesetting induzieren kann, um die individuellen Stresssymptome und -anzeichen des Patienten zu explorieren.
- ▶ **AB 63** *Protokoll individueller Stressoren und Stresssymptome im Alltag* (P). Dieses Protokoll dient zur Sammlung von individuellen Auslösern vom Stresserleben des Patienten sowie seinen individuellen Stresssymptomen. Es kann z. B. als Dokumentationsmöglichkeit zu den stressinduzierenden Verhaltensexperimenten auf INFO 62 eingesetzt werden bzw. zur Beobachtung der eigenen Stressreaktion im Alltag als therapeutische Übung gegeben werden. Insbesondere für Patienten, denen es schwerfällt, Zugang zu ihrem Körper zu gewinnen und körperliche Veränderungen im Rahmen von Stresserleben aufzubauen, stellt dieses Protokoll eine wichtige Selbstbeobachtungsübung dar.
- ▶ **INFO 64** *Exkurs: Protokolle zur begleitenden Biofeedbacktherapie bei somatoformen Störungen* (T). Das Biofeedback stellt, wie bereits erwähnt, eine sinnvolle Ergänzung für die Verbesserung von Stressbewältigung bei somatoformen Patienten dar. Wir können im Rahmen dieses Kapitels nicht in die Details der Biofeedback-Behandlung gehen. Dieses Informationsblatt setzt von daher Vorwissen und -erfahrungen von Therapeuten mit Biofeedback voraus. Es fasst die Wirkmechanismen und Ziele von Biofeedback in der Behandlung von somatoformen Störungen zusammen und gibt einen Leitfaden für eine kurzfristige Intervention (primär psychoedukativ zur Vermittlung von Zusammenhängen zwischen Körper und Psyche) und ein langfristiges therapiebegleitendes Biofeedbackkonzept. Letzteres ist orientiert an Martin und Rief (2010).
- ▶ **AB 65** *Merkmale der Entspannungsreaktion* (P). Dieses Arbeitsblatt dient zur Psychoedukation über die Entspannungsreaktion. Es werden Merkmale auf körperlicher und psychischer Ebene beschrieben. Dieses Arbeitsblatt bietet sich zum Einstieg in das Entspannungstraining an.
- ▶ **AB 66** *Warum ist Entspannung so wichtig?* (P). Weiterführend zur Psychoedukation über Entspannung dient dieses Arbeitsblatt. Es veranschaulicht zunächst modellhaft, dass wir alle ein Grundanspannungsniveau in uns tragen. Dieses Anspannungsniveau ist notwendig, damit wir im Alltag funktionieren können. Liegt diese Grundanspannung jedoch zu stark erhöht, dann können bereits kleine Ärgernisse oder leichte Stressoren eine Stressreaktion auslösen. Das langfristige Ziel des Entspannungstrainings besteht darin, dieses Grundanspannungsniveau zu senken. Damit ist die Überleitung zum zweiten Modell auf diesem Arbeitsblatt geschaffen. Das Waage-Modell zeigt, dass unser inneres Gleichgewicht zum einen durch das Ausmaß von Stressoren in unserem Alltag bestimmt ist und zum anderen in unserer Fähigkeit, Stress zu bewältigen oder unserer Stressresistenz. Stressoren gehören zum Alltag von jedem Menschen und lassen sich manchmal nicht reduzieren. Ein langfristig angelegtes Entspannungstraining kann dem Patienten helfen, weniger anfällig gegenüber Stress zu werden.
- ▶ **AB 67** *Was hilft mir zu entspannen? – Individuelle Entspannungsmöglichkeiten des Patienten* (P). Für manche Patienten funktionieren Entspannungsverfahren sehr gut, für manche Patienten funktionieren sie weniger gut. Bevor in der Therapie mit einer konkreten Entspannungstechnik eingestiegen wird, ist es hilfreich zu explorieren, mit was der Patient gut entspannen kann. Möglicherweise hat der Patient bereits Erfahrungen mit Entspannungstechniken gesammelt, die an dieser Stelle exploriert werden sollten.

- **INFO 68** *Potenzielle Probleme bei der Durchführung von Entspannungsverfahren (insbesondere der PME) bei Patienten mit somatoformen Störungen* (T). Mit der Vermittlung eines Entspannungsverfahrens kann der Therapeut vor allem bei Patienten mit somatoformen Beschwerden auf Widerstand stoßen. Manche z. B. empfinden Entspannungsverfahren als zu banal für die Bewältigung ihrer Beschwerden, weswegen sie sich nur schwer darauf einlassen können. Andere Patienten haben wiederum mit der Aufmerksamkeitslenkung auf den Körper (z. B. bei der Progressiven Muskelentspannung) starke Probleme. Auf INFO 68, welches in Anlehnung an Kleinstäuber und Kollegen (2017) und basierend auf unserer klinischen Erfahrung zusammengestellt wurde, finden Sie verschiedene mögliche problematische Reaktionen von somatoformen Patienten auf Entspannungsverfahren sowie Vorschläge, wie Sie mit diesen Reaktionen umgehen können.
- **AB 69** *Leitfaden für ein langfristiges Entspannungstraining* (P/T). Das Arbeitsblatt beschreibt ein auf 20-25 Wochen angelegtes Entspannungstraining, das auf der Progressiven Muskelentspannung (PME) aufbaut, diese jedoch zunehmend in ein alltagstauglicheres Verfahren wandelt. Wir haben die PME gewählt, da es sich um ein Verfahren handelt, welches aufgrund seiner einfachen physiologischen Wirkmechanismen besonders gut bei Patienten mit somatoformen Störungen anwendbar ist. Entscheidend ist, dass es kein Entspannungsverfahren gibt, das für alle Patienten gleich gut wirkt. Mit dem Patienten muss individuell exploriert werden, welche Methoden ihm zur Entspannung verhelfen. Die zeitliche Struktur des auf dem Arbeitsblatt beschriebenen Entspannungstrainings kann auf andere Entspannungsverfahren übertragen werden. Wir stellen in diesen Arbeitsmaterialien keine Instruktion zur Langform der PME zur Verfügung, da diese leicht über verschiedene andere Quellen verfügbar ist (z. B. in Basler & Kröner-Herwig, 1998; Kleinstäuber et al., 2017 oder online z. B. unter https://www.palverlag.de/muskelentspannung-jacobson-durchfuehrung.html). Für das Entspannungstraining finden Sie jedoch auf AB 70 eine Instruktion für eine Kurzform der PME und auf AB 71 eine Instruktion für die Ampelübung.
- **AB 70** *Anleitung für die Kurzform der Progressiven Muskelentspannung (PME)* (P/T). Dieses Arbeitsblatt enthält eine Anleitung für die Kurzform der PME.
- **AB 71** *Anleitung für die Ampelübung* (P/T). Hier finden Therapeuten eine Instruktion für die Ampelübung.
- **AB 72** *Entspannungsprotokoll* (P). Das Entspannungsprotokoll kann zur Dokumentation der Erfahrungen des Patienten während des langfristigen Entspannungstrainings (siehe AB 69) genutzt werden und in den Therapiesitzungen besprochen werden. Wir haben dieses Arbeitsblatt jedoch bewusst nicht mit Fokus auf die Progressive Muskelentspannung formuliert, sodass es für die Dokumentation jeglicher anderer Entspannungsverfahren genutzt werden kann.
- **AB 73** *Meine Entspannungsinseln im Alltag* (P). Mit dem Patienten sollte bewusst geplant werden, wie und wann er verschiedene Entspannungsübungen (nicht allein die Übungen des langfristigen Entspannungstrainings auf AB 69, sondern jegliche Entspannungsmöglichkeiten, siehe AB 67) in seinen Alltag einbauen kann und aus ihnen positive Entspannungsroutinen werden lassen kann.
- **AB 74** *Welche Rolle Gedanken und Bewertungen beim Erleben von Stress spielen* (P). Dieses Arbeitsblatt beleuchtet das Thema »Stresserleben« aus der kognitiven Perspektive. Ziel dieses Arbeitsblattes ist es, dem Patienten zu vermitteln, dass es nicht allein von der stressreichen Situation abhängt, wie Stress erlebt wird, sondern davon wie wir die Situation bewerten. Nach dem Transaktionalen Stressmodell von Lazarus und Launier (1978) spielen insbesondere zwei Bewertungen eine wichtige Rolle: (a) die Bedeutung der Situation für die Person und (b) die Bewältigungskapazitäten der Person für die Situation. AB 74 fasst das Modell in einfacher Sprache für die Patienten zusammen.

- **AB 75** *Welche Rolle meine Gedanken und Bewertungen beim Erleben von Stress spielen* (P). Auf diesem Arbeitsblatt kann der Patienten das Stressmodell von Lazarus und Launier (1978) mit eigenen Erfahrungen füllen.
- **INFO 76** *Probleme im Umgang mit der Zeitplanung: Ideen zur Protokollauswertung* (T). Ein häufiges Problem, das Patienten im Zusammenhang mit Stresserleben berichten, ist der Umgang mit Zeit. Insbesondere bei der Umsetzung des Entspannungstrainings haben viele Patienten Schwierigkeiten, dieses in ihren Alltag zu implementieren. Der Therapeut kann den Patienten zunächst AB 110 (Wochenprotokoll zur Erfassung des Aktivitätenpensums in Kapitel 8) über einen Zeitraum von einer Woche ausfüllen lassen und den Patienten all seine Tagesaktivitäten protokollieren lassen. Für manche Patienten sind allein die Auflistung der Aktivitäten und die Fülle deren Tagesplanes, der in dem Protokoll offensichtlich wird, schon augenöffnend. Bei der Auswertung des Protokolls zu alltäglichen Aktivitäten und Ableitung von Veränderungsmöglichkeiten können die Fragen auf dem INFO 76 genutzt werden. AB 77 kann erneut genutzt werden – nun jedoch als Plan für Veränderungen.
- **AB 77** *Entscheidungsfindung: Bin ich bereit Dinge in meinem Leben zu ändern, die mir Stress bereiten und die meine Körpersymptome verstärken?* (P/T). Für einen langfristig verbesserten Umgang mit Stress ist es häufig notwendig, dass Patienten Dinge in ihrem Leben verändern. Dies können z. B. Veränderungen sein, die notwendig sind für die Verbesserung der eigenen Stressresistenz. Dazu zählen u. a. Veränderungen in der Lebensführung, wie z. B. die Arbeitslast zu reduzieren, um sich mehr Freiraum für sich selbst und Auszeiten zu schaffen. Alternativ können z. B. auch Veränderungen wichtig sein, die zu einer Reduktion von Stressoren führen, wie z. B. zu lernen, nein zu sagen (siehe Arbeitsmaterialien zu dieser Problematik in Kapitel 9). Solche Veränderungen können sich zum Teil tiefgreifend auf den aktuellen Lebensstil auswirken und benötigen ein hohes Ausmaß an Motivation. Das Vierfelder-Schema auf AB 77 soll helfen, den Entscheidungsprozess für mögliche Veränderungen zu unterstützen. Es kann möglicherweise hilfreich sein, dass der Patient dieses Schema auch mit einer nahestehenden Person bzw. einem Freund bespricht.

Was bedeutet Stress?

Stress
Aus medizinischer bzw. biologischer Sicht ist Stress eine natürliche Reaktion des menschlichen Körpers auf Belastungen aller Art (z.B. Gefahrensituationen, Problemlagen, innere und äußere Anforderungen). Stress löst das in jedem Menschen genetisch verankerte Programm »Alarmverhalten« aus.

Eustress
positives Stresserleben, das mit Gefühlen der Herausforderung und Befriedigung einhergeht

Distress
negatives Stresserleben, das mit Gefühlen der Überforderung einhergeht

Welche Funktion hat Stress?

Stress

- biologisch sinnvolle Reaktion
- sehr altes menschliches Reaktionsmuster, das sich evolutionär bereits während der Steinzeit zur Sicherung des eigenen Überlebens in gefahrvollen Situationen entwickelt hat
- angeborener Anpassungsmechanismus als Schutzreaktion vor Bedrohung

Die Stressreaktion stellt im Körper Energie bereit für die …

Fluchtreaktion

Kampfreaktion

Wenn die anderen beiden Bewältigungsmechanismen versagen, gibt es eine dritte Verhaltensvariante:

Totstellreflex

- Schockreaktion
- Gefühl der Überwältigung
- aktiviert eine Art Lähmung

Wann verliert Stress seine Funktion?

- bei Auslösung in ungefährlichen Situationen
- bei zu langem Andauern
- bei zu häufigem Auftreten

 © Kleinstäuber • Bleichhardt • Gottschalk • Rief, Therapie-Tools Somatoforme Störungen. Beltz, 2018

Die menschliche Stressreaktion: Die Funktionsweise des autonomen Nervensystems

	autonomes Nervensystem	
	sympathisches Nervensystem Mobilisierung körpereigener Energiereserven → Kampf und Flucht	**parasympathisches Nervensystem Aufbau von körpereigenen Energiereserven → Entspannung**
ZNS	↑ Aufmerksamkeit, gesteigerte Durchblutung des Gehirns	
Augen	↑ Erweiterung der Pupillen	↓ Pupillenverengung
Mund	↓ Hemmung des Speichelflusses	↑ Stimulation des Speichelflusses
Haut	↑ Schweißbildung	Parasympathikus hat keine Wirkung auf Schweißdrüsen
Lunge	↑ Erweiterung der Luftwege, schnellere Atmung, gesteigerte Aufnahme von Sauerstoff	↓ Verengung der Luftwege, langsamere Atmung
Herz	↑ Schlagfrequenz und des Blutdrucks	↓ Verlangsamung der Schlagfrequenz und Senkung des Blutdrucks
Magen	↓ Magensaftsekretion und der Durchblutung des Magens	↑ Aktivierung der Magensaftsekretion
Leber	↓ Abbau von Glykogen, Freisetzung von Glucose ins Blut → Energie	Speicherung von Glucose in Form von Glykogen
Verdauungsorgane (Bauchspeicheldrüse, Nieren, Harnblase, Darm)	↓ Hemmung des Verdauungsprozesses → Energieeinsparung	↑ Aktivierung des Verdauungsprozesses
Skelettmuskulatur	↑ Durchblutung und Zunahme der Muskelspannung und Reflexgeschwindigkeit	
Fettgewebe	↓ Abbau von Fettreserven, Freisetzung von Fettsäuren ins Blut → Energie	
Blut	↓ Blutungsneigung nimmt ab, das Blut gerinnt schneller (für den Fall einer Verletzung)	

© Kleinstäuber • Bleichhardt • Gottschalk • Rief, Therapie-Tools Somatoforme Störungen. Beltz, 2018

	autonomes Nervensystem	
	sympathisches Nervensystem Mobilisierung körpereigener Energiereserven → Kampf und Flucht	**parasympathisches Nervensystem Aufbau von körpereigenen Energiereserven → Entspannung**
Immunsystem	Immunfunktion wird zunächst gesteigert und nach 30-60 Min gedrosselt	
Schmerz	↑ gesteigerte Ausschüttung von Schmerzhemmstoffen → bei andauerndem Stress: Ressourcen der Schmerzhemmstoffe erschöpft: ↑ Schmerzempfindlichkeit	

Kennzeichen der menschlichen Stressreaktion

Es laufen verschiedene biologische Vorgänge ab, die dazu beitragen, dass unser Körper aktiviert wird:

- Das Herz klopft schneller.
- Die Atmung wird schneller und flacher.
- Die Muskeln, insbesondere von Nacken, Schultern und Rücken, spannen sich an.
- Schwitzen
- Der Mund wird trocken.
- flaues Gefühl in der Magengegend
- zittrige Hände und Knie
- Gefühl innerer Unruhe und Nervosität

 © Kleinstäuber • Bleichhardt • Gottschalk • Rief, Therapie-Tools Somatoforme Störungen. Beltz, 2018

INFO 58 Hintergrundwissen zu Stress und Hormonen

Zwei Achsen der körperlichen Stressreaktion

Situation

↓

Unter Rückgriff auf gespeicherte Erfahrungen: Bewertung »bedrohliche Situation«

↓

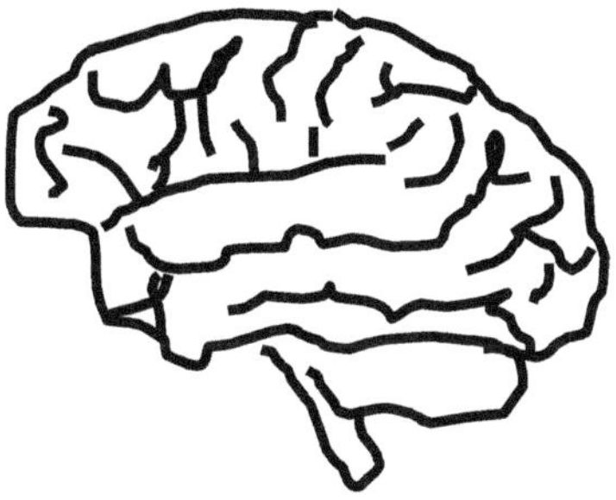

Mandelkerne
Glutamat

→ emotionale Tönung: negative Emotionen (Angst, Ärger…)

↓

Locus coeruleus (»blauer Kern« = Stresszentrum)
Noradrenalin

sympathisches Nervensystem
(Nervenstrang des vegetativen/autonomen Nervensystems entlang der Wirbelsäule → innerviert wichtige Organe/Gefäße)

Noradrenalin

↓

Nebennierenmark
Adrenalin

(Adrenalin und Noradrenalin bewirken die unmittelbare Aktivierung von Atmung, Kreislauf und Energiebereitstellung)

akute Stressbelastung: Sympathikusaktivierung für Bewältigung der Stresssituation ausreichend → »blauer Kern« stoppt Aussendung von Alarmsignalen → ↓sympathische Aktivierung → ↑Beruhigung des Körpers

bei anhaltender Bedrohung: anhaltende Aktivierung des Mandelkerns und „blauen Kerns" → Aktivierung Hypothalamus-Hypophysen-Nebennierenrinden (HHNR)-Achse

Hypothalamus
Kortikotropin-Releasing-Hormon (CRH)

↓

Hypophyse (Hirnanhangdrüse)
Adrenokortikotropes Hormon (ACTH)

↓

Nebennierenrinde
Kortisol
(vermehrte Bereitstellung von energieliefernden Blutzucker, Feinabstimmung des Immunsystems, Vorbereitung des Körpers auf eine längerfristige Auseinandersetzung mit einer stressreichen Situation)

Stress, der krank macht: Die Folgen von langanhaltendem Stress

Wozu führt langanhaltender Stress?

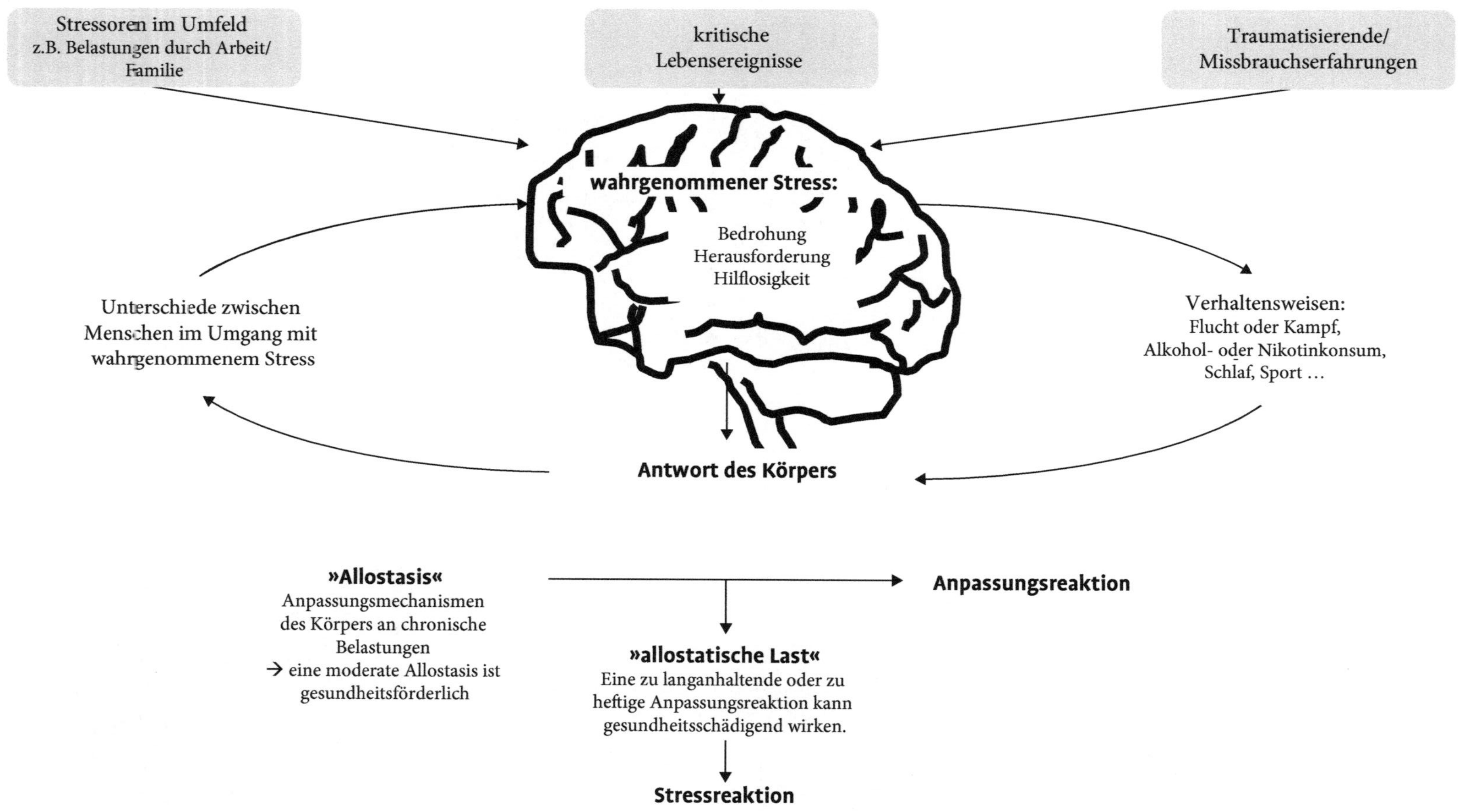

© Kleinstäuber • Bleichhardt • Gottschalk • Rief, Therapie-Tools Somatoforme Störungen. Beltz, 2018

AB 60

Zusammenhang zwischen Stresserleben und Körperbeschwerden

P 1/1

Stresserleben und körperliche Veränderungen können über viele verschiedene Wege zusammenhängen.

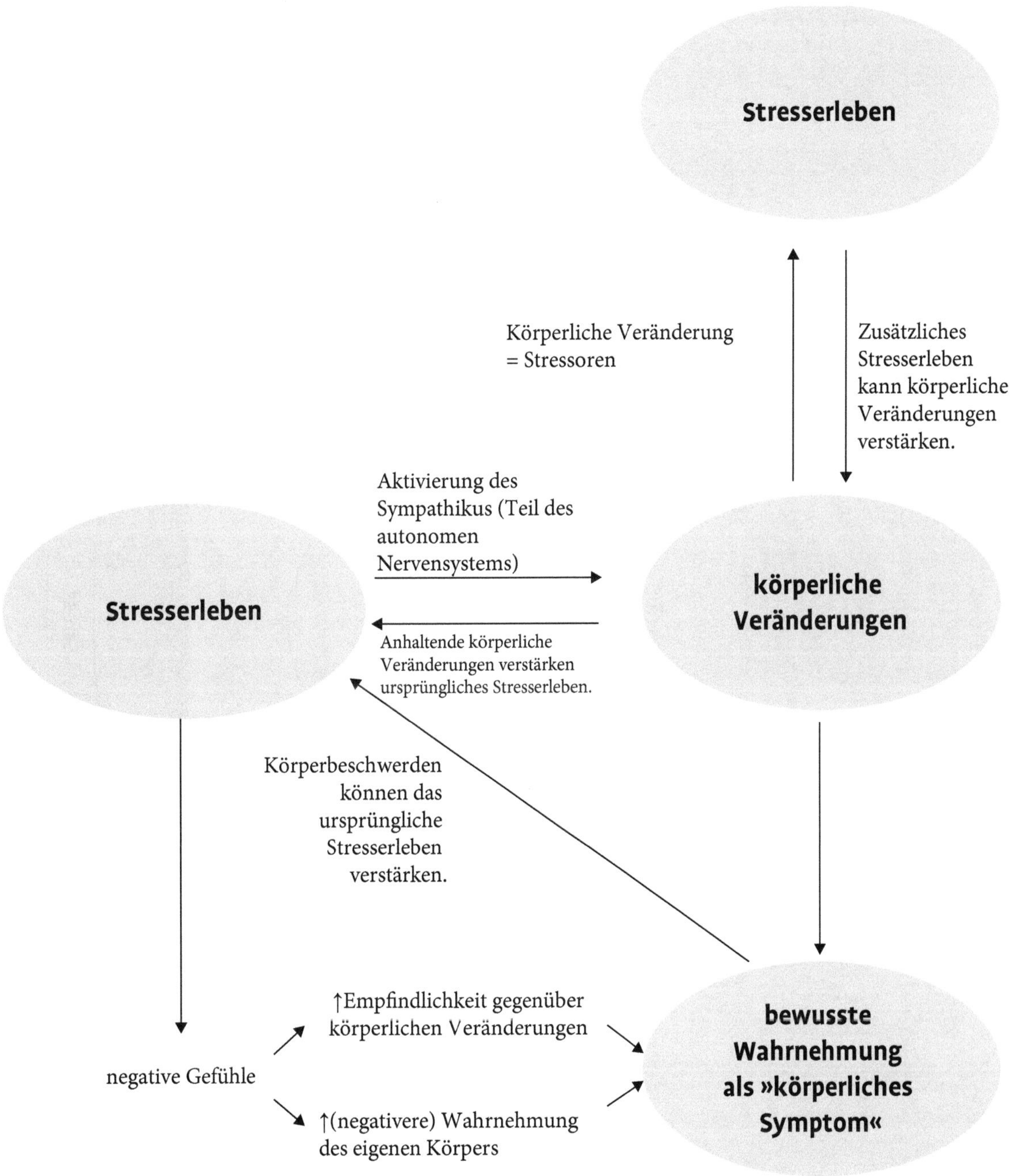

AB 61

Teufelskreis aus Schmerz, psychischem Wohlbefinden und Muskelanspannung

P 1/1

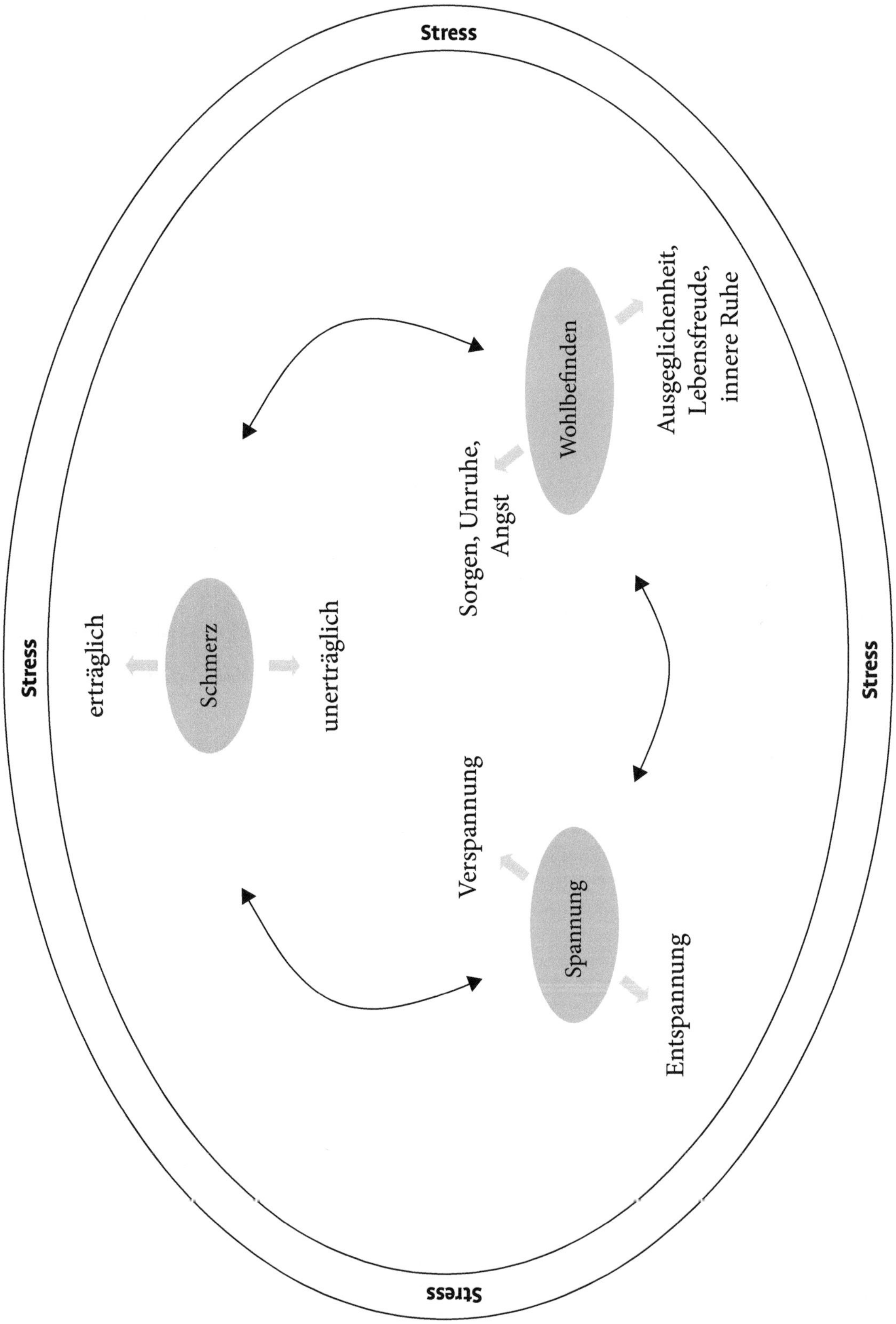

 © Kleinstäuber • Bleichhardt • Gottschalk • Rief, Therapie-Tools Somatoforme Störungen. Beltz, 2018

Übungen zur Induktion von Stress und der Exploration von Stresssymptomen des Patienten

Übungen zur Induktion von Stress

Allgemeinwissenstest	Lassen Sie den Patienten unter Zeitdruck verschiedene Aufgaben aus einem Allgemeinwissenstest bearbeiten. Sie können ergänzend Zeitdruck aufbauen durch eine Begrenzung der Antwortzeit. Das Stresserleben kann durch eine Betonung falscher Antworten verstärkt werden (z. B. »Die Antwort ist falsch!«, »Sie haben das nicht richtig beantwortet!«). Fragen zum Allgemeinwissen findet man auf verschiedenen Webseiten (z. B. https://allgemeinwissenstest.plakos.de/).
Rückwärtszählen von 1000 in 14er Schritten/ lautes Kopfrechnen	Diese Übung kann zur Steigerung des Stresserlebens ebenfalls unter Zeitdruck durchgeführt werden.
Lied singen	Der Patient wird von dem Therapeuten aufgefordert, vor ihm ein Lied zu singen, das er kennt.
Spontanvortrag	Der Therapeut gibt dem Patienten spontan ein Thema vor, zu dem der Patient drei Minuten einen Vortrag halten soll. Das Stresserleben kann gesteigert werden, wenn der Vortrag aufgezeichnet wird.
Übungen aus Intelligenz- und Aufmerksamkeitstests	Für diese Übung sind z. B. Aufgaben aus dem Hamburg-Wechsler-Intelligenz-Test für Erwachsene oder der Stroop-Test geeignet.
Imaginationsübung: Erinnerung an ein emotional belastendes Ereignis	Der Therapeut kann mit dem Patienten eine Imaginationsübung zu einer zeitlich möglichst nicht weit zurückliegenden Situation durchführen, die für den Patienten sehr unangenehm, stressreich oder peinlich war. Die Situation soll möglichst sehr bildhaft imaginiert werden. Dies kann unterstützt werden, indem der Therapeut gezielt verschiedene Sinneserfahrungen anspricht. Während der Übung kann der Therapeut den Patienten in regelmäßigen Abständen das Ausmaß an Stresserleben auf einer Skala von 0 bis 100 einschätzen lassen. Das Stresserleben kann erhöht werden, in dem der Patient die Situation in der Ich-Form und wie im Hier-und-Jetzt-Erleben erzählt und der Therapeut vertiefende Nachfragen stellt.

Protokoll individueller Stressoren und Stresssymptome im Alltag

Wie mein Körper auf Stress reagiert

Beschreiben Sie in wenigen Worten die als stressreich erlebte Situation…	**An welchen körperlichen Veränderungen haben Sie in dieser Situation bemerkt, dass Sie Stress erleben?**	**Wie haben Sie Ihre Körperbeschwerden in der Situation erlebt?**

 © Kleinstäuber • Bleichhardt • Gottschalk • Rief, Therapie-Tools Somatoforme Störungen. Beltz, 2018

Ziele der Biofeedbackbehandlung bei somatoformen Störungen

- Psychoedukation: Zusammenhänge zwischen mentalen und körperlichen Prozessen
- Verbesserung der Motivation für eine Psychotherapie
- Erweiterung von organmedizinischen Krankheitsvorstellungen des Patienten
- Verbesserung des Zugangs zu körperlichen Prozessen
- Steigerung des Kontrollerlebens hinsichtlich körperlicher Prozesse und der Selbstwirksamkeit
- Verbesserung und Intensivierung der Entspannungsfähigkeiten

Protokolle für Biofeedback-Interventionen bei somatoformen Störungen

Die folgenden Protokolle sind für Therapeuten bestimmt, die bereits Erfahrungen in der Durchführung von Biofeedback haben. Es ist sehr wichtig, dass beide Protokolle in ein komplexeres Therapieprogramm (z. B. eine ambulante kognitive Verhaltenstherapie mit weiteren Behandlungsmodulen) eingebettet sind und nicht als isolierte Therapieeinheit zu verstehen sind.

(1) Protokoll für eine psychoedukative Sitzung mit Biofeedback

Erste Demonstration am Biofeedback (ca. 15 min)

Einführung: »In der letzten Stunde haben wir gemeinsam die Entspannung geübt und angefangen uns mit Stress zu beschäftigen. Heute geht es nun darum, einmal tatsächlich körperliche Reaktionen abzuleiten/zu messen und daran eine typische Stressreaktion zu demonstrieren.«
Ableitung: elektrodermale Aktivität (EDA), Elektromyogramm (EMG)-Trapezius, Atmung
Ablauf: Ruhe (Baseline), kognitive Stressoren (Rechnen, Allgemeinwissen, etc., siehe INFO 62 für stressinduzierende Übungen), Entspannung (kurz, sodass Reduktion der Werte sichtbar wird)
Auswertung: »Was ist passiert?« (eigene Beobachtung der Person, dann die Beobachtungen des Therapeuten besprechen)

Zweite Demonstration am Biofeedback (ca. 15 min)

Ablauf: Baseline (ca. 2 Min.) --- sozialer Stressor (ca. 2 Min., z. B. Der Patient erhält die Instruktion ein Lied zu singen) --- Entspannung (ca. 3 Min.) --- positive Imagination (ca. 3 Min). Bei der positiven Imagination sollte der Patient an ein für sich angenehmes Bild oder Ereignis denken und sich dieses in der Vorstellung genau ausmalen.

Auswertung und Zusammenfassung der Sitzung

Nachbesprechung: Händigen Sie, wenn möglich, einen Ausdruck der Reaktionen an den Patienten aus. Reaktionen erläutern und kontrollieren, ob es einen Unterschied zwischen Stressphase und Entspannungsphase bzw. Imaginationsphase (hinsichtlich Anspannungsreaktion) gibt. Wenn ja, als (kleinen) Teilerfolg positiv verstärken. An dieser Stelle die Wichtigkeit eigener Bewältigungsansätze und die dabei grundsätzlich mögliche Beeinflussbarkeit von körperlichen Prozessen hervorheben.

Therapeut: »An der Abnahme der Anspannungsmaße, die sich in der Entspannungsphase zeigte, können Sie die grundsätzliche Beeinflussbarkeit der körperlichen Vorgänge sehen. Dies geschieht zwar nicht unbedingt direkt – wie bei einem Lichtschalter– ist aber indirekt möglich (z. B. über positive Imagination/ Entspannung).«

(2) Protokoll für eine sechs Behandlungseinheiten umfassende, therapiebegleitende Biofeedbackintervention (orientiert an Martin & Rief, 2010)

Sitzung 1	**Einführung in das Biofeedback und Zusammenhang zwischen mentalen Prozessen und körperlichen Veränderungen (Teil I)**
20 Min	▶ Psychoedukation: Was ist Biofeedback? ▶ Herleitung der Ziele der Biofeedbackbehandlung gemeinsam mit Patienten (Aufgreifen dysfunktionaler Zielvorstellungen, wie z. B.: »Meine Beschwerden sollen komplett abklingen.«) ▶ Erklärung der Ableitungen (Mehrkanalableitung) und Anlegen der Messfühler: Hautleitfähigkeit, periphere Hauttemperatur, Blutvolumenpuls-Veränderungen, Muskelanspannung des Stirn- und Nackenmuskels, ggf. andere Maße in Abhängigkeit von der Symptomatik des Patienten
5 Min	▶ Baseline-Phase: Gewöhnung des Patienten an Ableitung, Erfassung von Ausgangswerten
5 Min	▶ Stressphase: Induktion von Stress (siehe mentale Stressprovokationsübungen auf INFO 62)
5-10 Min	▶ Entspannungsphase: Anhaltend hohe Hautleitfähigkeit weist auf Probleme des Patienten zum gedanklichen Abschalten hin.
10 Min	▶ Auswertung des Kurvenverlaufs: Herleitung typischer Merkmale der körperlichen Stressreaktion ▶ Übung für zu Hause: Wiederholung von AB 57 oder AB 65, welche bereits in vorherigen Sitzungen besprochen worden sein sollten, und deren Übertragung auf die Erfahrungen während erster Biofeedbackeinheit
Sitzung 2	**Zusammenhang zwischen mentalen Prozessen und körperlichen Veränderungen (Teil II)**
5 Min	▶ Nachbesprechung der Erfahrungen des Patienten von der letzten Sitzung ▶ Klärung offener Fragen
5 Min	▶ Anlegen der Messfühler (Mehrkanalableitung)
5 Min	▶ Baseline-Phase

 © Kleinstäuber • Bleichhardt • Gottschalk • Rief, Therapie-Tools Somatoforme Störungen. Beltz, 2018

3 Min	▶ Mentaler Stressprovokationstest: sozialer Stressor, den der Patient als unangenehm empfindet (z. B. ein Lied singen, einen spontanen Vortrag zu einem unbekannten Thema halten)
7 Min	▶ Ruhephase
3-5 Min	▶ Imaginationsübung einer für den Patienten individuell emotional belastenden Situation
5-10 Min	▶ Imaginationsübung: angenehme und entspannende Bilder (für den Patienten individuell entspannende Situation; Fantasiereise)
10 Min	▶ Auswertung des Kurvenverlaufs: Einfluss von Gedanken und Bewertungen auf Gefühle, körperliche Veränderungen und Symptomwahrnehmung ▶ Übung für zu Hause: Protokollierung individueller Stressoren im Alltag und der körperlichen Stressreaktion des Patienten (z. B. AB 63)
Sitzung 3	**Zusammenhang zwischen Aufmerksamkeitslenkung und körperlichen Veränderungen (begleitend zu Arbeitsmaterialien aus Kapitel 7)**
5-10 Min	▶ Nachbesprechung der Erfahrungen des Patienten von der letzten Sitzung ▶ Nachbesprechung der Selbstbeobachtungsübung ▶ Klärung offener Fragen ▶ Einleitung: Erläuterung und Wiederholung der Funktionsweise von Aufmerksamkeit (z. B. INFO 79) und Zusammenhang zwischen Aufmerksamkeit und körperlichen Prozessen (z. B. INFO 80)
5 Min	▶ Anlegen der Messfühler (Mehrkanalableitung)
5 Min	▶ Baseline-Phase
5-10 Min	▶ Übung zur Aufmerksamkeitslenkung: Sie können als Grundlage die Instruktion zum Ablenkungsspaziergang (AB 87) verwenden und als eine Übung im Therapiezimmer adaptieren. Ergänzen Sie einen Abschnitt, in dem Sie die Aufmerksamkeit auf die individuellen Körperbeschwerden des Patienten lenken.
5 Min	▶ Ruhephase

15-20 Min	▶ Auswertung des Kurvenverlaufs: – Mit der Übung wird demonstriert, dass die Aufmerksamkeitsausrichtung auf körperliche Prozesse an der Symptomwahrnehmung und (im Zusammenhang mit einer ängstlichen Bewertung) an der Aufrechterhaltung der Symptome beteiligt ist. – Die Wahrnehmung körpereigener Signale kann ggf. unter der Ruhebedingung in den Vordergrund treten. → Diese Wahrnehmung verdeutlicht wieder die Wirkungsweise von Aufmerksamkeit. – Falls sich der Patient während der Übung entspannt hat: Herleitung der positiven Wirkung von Aufmerksamkeitsumlenkung auf andere Sinneserfahrungen. ▶ Herleitung individueller Zusammenhänge zwischen spezifischer körperlicher Symptomatik des Patienten und mentalen Prozessen: – *Schmerzen*: anhaltende Muskelanspannung → Beeinträchtigung der Durchblutung → Ansammlung von Schlackstoffen im Gewebe → Schmerzen → Schmerzen intensivieren Muskelanspannung → begleitende Angstemotion verstärkt Aufmerksamkeitslenkung auf körperliche Veränderungen – *kardiovaskuläre Symptome:* Zusammenhang zwischen Aktivierung des sympathischen Nervensystems (siehe auch AB 57) und Veränderungen der Atmung/Hyperventilation – *Globusgefühl/Schluckschwierigkeiten:* Betonung des Zusammenhangs von Aufmerksamkeitslenkung/katastrophisierenden Gedanken und Angstemotionen und körperlichen Veränderungen ▶ Übung für zu Hause: Trainieren von Aufmerksamkeitsfokussierung auf körperliche Symptomatik versus Aufmerksamkeitsweglenkung (siehe z. B. AB 89, INFO 90)
Sitzung 4	**Verbesserung der Einflussmöglichkeiten auf körperliche Symptome unter optimalen Bedingungen (begleitend zu Arbeitsmaterialien aus Kapitel 6)**
5 Min	▶ Nachbesprechung der Erfahrungen des Patienten von der letzten Sitzung ▶ Nachbesprechung der Übung zur Aufmerksamkeitslenkung ▶ Klärung offener Fragen ▶ Zielstellung: Therapeut muss entscheiden, ob allgemeine Entspannungsfähigkeit oder spezifische Kontrollvorgänge (z. B. Entspannung bestimmter Muskelgruppen, die mit individueller Symptomatik des Patienten zusammenhängen) verbessert werden sollen.
5 Min	▶ Anlegen der Messfühler – Auswahl der Messkanäle in Abhängigkeit von vorangegangenen Reaktionsspezifika und Hauptsymptomen – Beschränkung folgender Übungen auf ein bis zwei Rückmeldesignale
10 Min	▶ Entspannungsphase

 © Kleinstäuber • Bleichhardt • Gottschalk • Rief, Therapie-Tools Somatoforme Störungen. Beltz, 2018

15 Min	▶ Anspannung reduzieren, zunächst mit, dann ohne akustische Rückmeldung – langsame Steigerung des Schwierigkeitsgrads: Patient sollte während Übungen wiederholt Erfahrung von Steuerungsmöglichkeiten machen. → Aufbau von Kontrollerleben – Instruktion, spezifische physiologische Vorgänge zu beeinflussen (mit und ohne unmittelbare Rückmeldung, damit Patient lernt, Einfluss auch ohne Feedback auszuüben)
15 Min	▶ Auswertung des Kurvenverlaufs – Betonung, dass nicht besonders tiefe Entspannung zwangsläufig notwendig sondern eine Normalisierung der physiologischen Parameter – Schmerzsymptomatik: Betonung des Kreislaufes von Schmerz, Muskelanspannung und psychischem Wohlbefinden (siehe AB 61) ▶ ggf. Einbettung in Informationen zur allgemeinen Entspannungsreaktion (z. B. AB 65 und 66) ▶ Übungen für zu Hause: Entspannungstraining (siehe AB 69–72)
Verbleibende Sitzungen	**Übertragung der Einflussmöglichkeiten auf körperliche Symptome auf erschwerte Alltagsbedingungen**
	▶ Die verbleibenden Sitzungen (Empfehlung ≥ 2 Sitzungen) verlaufen nach einem ähnlichen zeitlichen Schema wie Sitzung 4 unter Berücksichtigung folgender Aspekte: – zunehmende Erschwerung der Übungsbedingungen durch Einsatz von bekannten Stressoren zur Aktivierung → Förderung der Übertragung auf erschwerte Alltagsbedingungen des Patienten – Auswahl der Provokationstests orientiert an individuellen Belastungsbedingungen – Zeitpunkt der Beeinflussung des körperlichen Parameters (z. B. vor/während/nach Provokationsübung) abhängig von Belastungsbedingung des Patienten – Reduktion der Rückmeldung des Zielparameters, um Übertragung in Alltag zu erleichtern ▶ Abschlussbesprechung: – Patient fasst die für ihn wichtigen Aspekte der Biofeedbackbehandlung zusammen. – Patient schätzt seine Behandlungsfortschritte ein. – Überlegungen, wie Patient seine Erfahrungen weiter in seinen Alltag einbauen kann

© Kleinstäuber • Bleichhardt • Gottschalk • Rief, Therapie-Tools Somatoforme Störungen. Beltz, 2018

Wodurch ist unsere Entspannungsreaktion auf körperlicher Ebene gekennzeichnet?

- Gliedmaßen werden besser durchblutet, wodurch wir ein Wärme- und Schweregefühl erleben, teilweise auch Kribbelempfindungen in den Armen und Beinen.
- Die Muskeln lockern sich.
- Unsere Herzfrequenz verlangsamt sich, der Blutdruck sinkt.
- Unsere Atmung verlangsamt und vertieft sich.
- Unsere Schweißdrüsenaktivität nimmt ab.
- Die elektrische Aktivität in unserem Gehirn verändert sich: Gehirnwellen niedriger Frequenz vermehren sich.

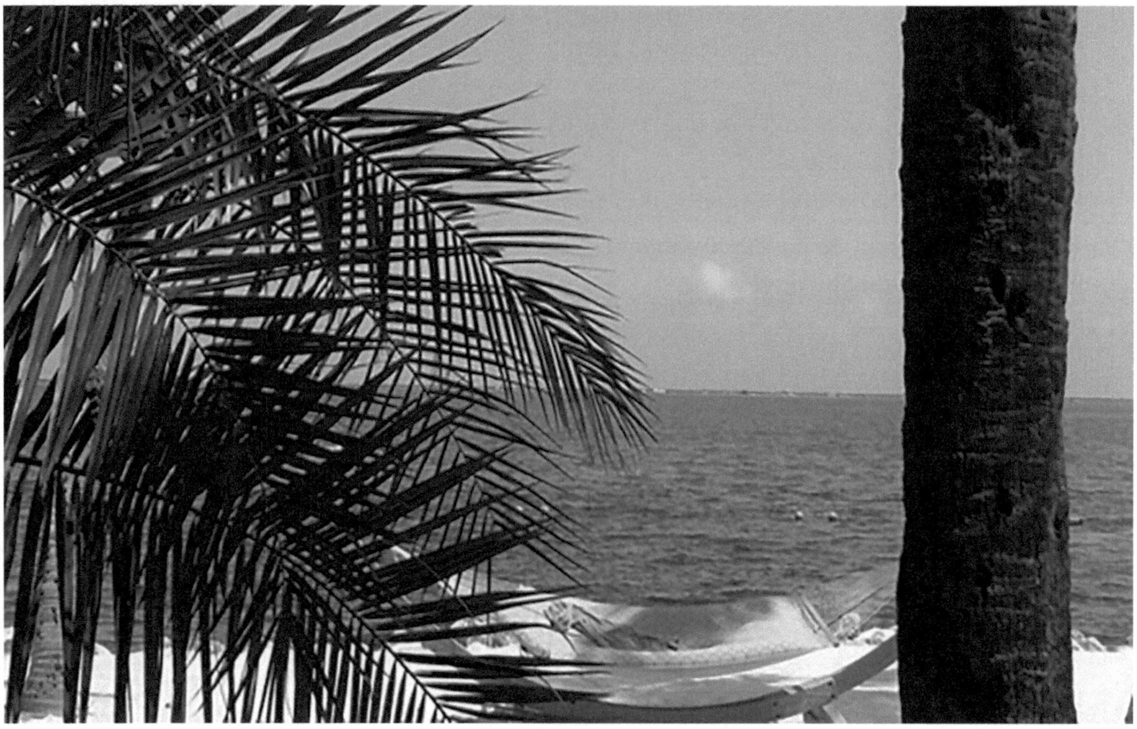

Wodurch ist unsere Entspannungsreaktion auf psychischer Ebene gekennzeichnet?

- Wir fühlen uns gelassener.
- Unsere sogenannten »Wahrnehmungsschwellen« erhöhen sich: Von außen auf uns einwirkende Reize (z. B. Geräusche oder Berührungen) müssen stärker sein, damit sie bei uns eine Reaktion auslösen können.
- Wir fühlen uns geistig frisch und können uns besser konzentrieren.
- Wir fühlen uns wohl und ausgeglichen.
- Belastende Gedanken nehmen ab und wir können besser abschalten.

 © Kleinstäuber • Bleichhardt • Gottschalk • Rief, Therapie-Tools Somatoforme Störungen. Beltz, 2018

Warum Entspannung so wichtig ist?

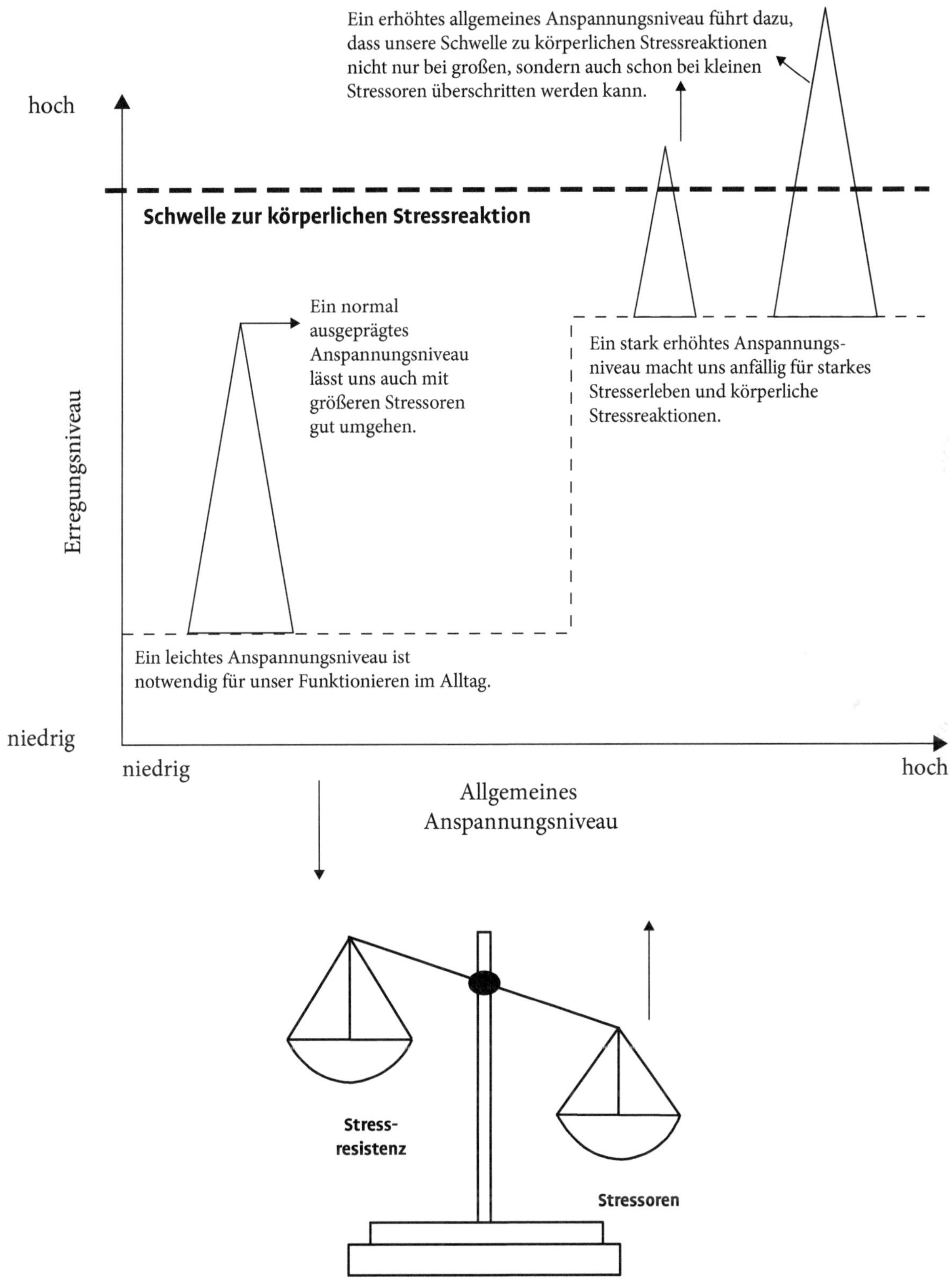

AB 67	Was hilft mir zu entspannen? – Individuelle Entspannungsmöglichkeiten des Patienten	P	1/1

In welchen Situationen können Sie entspannen oder konnten Sie in der Vergangenheit entspannen?

Was haben Sie genau gemacht, um entspannen zu können?

Situation:______________________________

____

Was machen Sie und wie geht es Ihnen in der Situation?

____

____

Situation:______________________________

____

Was machen Sie und wie geht es Ihnen in der Situation?

____

____

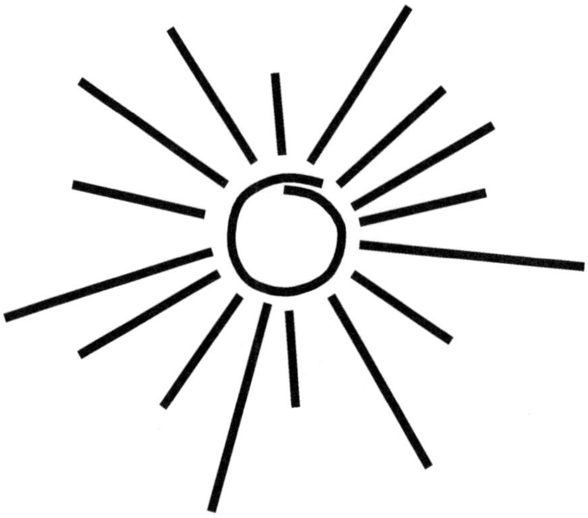

Situation:______________________________

____

Was machen Sie und wie geht es Ihnen in der Situation?

____

____

Situation:______________________________

____

Was machen Sie und wie geht es Ihnen in der Situation?

____

____

 © Kleinstäuber • Bleichhardt • Gottschalk • Rief, Therapie-Tools Somatoforme Störungen. Beltz, 2018

Potenzielle Probleme bei der Durchführung von Entspannungsverfahren (insbesondere der PME) bei Patienten mit somatoformen Störungen

häufige Probleme bei der Vermittlung eines Entspannungsverfahrens	mögliche Ursachen und Vorschläge für das therapeutische Umgehen
»Das funktioniert bei mir einfach nicht.«	**überhöhte Erwartungen** ▶ Normalisierung, dass das Erlernen einer Entspannungstechnik Übung benötigt wie andere Fertigkeiten (z. B. Autofahren) auch ▶ Patienten beruhigen und ggf. überhöhte Erwartungen an die PME hinterfragen ▶ Zunächst Geduld des Patienten einfordern, für einen bestimmten Zeitraum PME zu üben. Wenn sich abzeichnet, dass PME wirklich kein geeignetes Verfahren für den Patienten ist, dann können alternative Verfahren (z. B. Imaginationsübungen) geübt werden. **sonstige Ursachen** ▶ Gründe für Probleme bei der Durchführung genau explorieren (ggf. über Verhaltensbeobachtung während PME-Durchführung in Sitzung; Entspannungsprotokoll) und Lösungsmöglichkeiten mit dem Patienten erarbeiten (z. B. wenn Patient sich durch Liegeposition unwohl fühlt, sollte PME schon frühzeitig in anderen Körperpositionen geübt werden, Hilfsmittel, wie z. B. Kissen, Decken, herangezogen werden oder kürzere Übungssequenzen über den Tag verteilt durchgeführt werden) ▶ kleine Fortschritte im Verlauf betonen und verschiedene Ziele der PME betonen (neben Entspannungsfähigkeit ist allein schon eine verbesserte Körperwahrnehmung ein wichtiges Ziel)
»Ich habe keine Zeit.«	**Probleme mit der Zeitplanung** ▶ siehe AB 76 **Probleme, sich selbst etwas Gutes zu tun** ▶ ressourcenorientierte Arbeit: Ausgleich von Stressoren und Stressresistenz ▶ Kognitionen, die hinter dem Problem stehen, explorieren und hinterfragen ▶ euthyme Strategien und Techniken zur Förderung von Genussfähigkeit ▶ achtsamkeitsbasierte Strategien zum Aufbau von Selbstfürsorge

häufige Probleme bei der Vermittlung eines Entspannungsverfahrens	**mögliche Ursachen und Vorschläge für das therapeutische Umgehen**
»Meine Beschwerden werden stärker während der PME.«	**zu starke Anspannung bestimmter Muskelgruppen (ggf. aus dem Motiv des Patienten, die Übung »so gut und richtig wie möglich« durchzuführen)** ▶ Betonung, dass Entspannungs- und nicht Anspannungsphase bei PME vordergründig ist ▶ Muskulatur wird nur so weit angespannt, dass leichtes Anspannungsgefühl vorhanden und ein Unterschied zur Entspannungsphase spürbar ▶ ggf. Kombination mit EMG-Biofeedback ▶ ggf. Hinterfragung des Leistungsdenkens des Patienten bei der Durchführung von Entspannungsübungen ▶ vor Durchführung einer PME-Einheit zunächst das optimale Anspannungsausmaß für einzelne PME-Übungen mit Patienten ausprobieren **Körperteile, in denen Symptomatik auftritt, sind sehr sensibel hinsichtlich Muskelanspannung** ▶ Bestimmte Muskelgruppen, die unter Anspannung für Patienten zu schmerzhaft werden, können ggf. zunächst ausgelassen werden und später schrittweise integriert werden. ▶ Suche nach alternativen Muskelanspannungsübungen für bestimmte Körperregionen, die weniger Schmerz verursachen ▶ imaginative Vorstellung der Muskelanspannung ▶ Freiwilligkeit und Autonomie des Patienten betonen, der jederzeit die Übung abbrechen kann, wenn sie für ihn nicht aushaltbar ist **Aufmerksamkeitslenkungsproblem** ▶ Normalisierung des Aufmerksamkeitslenkungseffekts: Wenn Patient in Ruhesituation kommt, ist das Risiko erhöht, dass Aufmerksamkeit sich auf Körpersymptomatik ausrichtet (diese Problematik sollte bereits vor Durchführung der PME mit dem Patienten antizipiert werden). ▶ PME kann neben Entspannungseffekt als Aufmerksamkeitslenkungsübung genutzt werden (Patient kann bewusst Aufmerksamkeitslenkung zwischen Körperwahrnehmung und Therapeutenstimme üben). ▶ Langfristig wird sich der Entspannungseffekt verstärken und Körpersymptome bleiben im Hintergrund (ggf. Austausch über positive Erfahrungen anderer Patienten).
»Ich schweife gedanklich ab.«	▶ Normalisierung, dass vor allem bei den ersten Durchgängen gedankliche Abschweifung normal ist ▶ achtsamkeitsbasierte Übungen (z. B. Gedanken werden als Wolken imaginiert, die bewertungsfrei wahrgenommen werden und vorüberziehen)
»Während der Entspannungsübung treten noch mehr körperliche Wahrnehmungen in den Vordergrund.«	▶ Psychoedukation: a) Aufmerksamkeitslenkung auf den Körper bewirkt, dass Körperwahrnehmungen in den Vordergrund treten, die ansonsten nicht bewusst sind; b) Körperliche Entspannungsreaktion (Aktivierung des Parasympathikus) geht mit körperlichen Veränderungen einher.

häufige Probleme bei der Vermittlung eines Entspannungsverfahrens	**mögliche Ursachen und Vorschläge für das therapeutische Umgehen**
»Ich könnte einschlafen und ggf. anfangen zu schnarchen. Dann störe ich andere Gruppenmitglieder.«	▶ Normalisierung, dass in anfänglicher Übungsphase Einschlafen eine normale Reaktion sein kann ▶ positives Reframing: Das Einschlafen zeigt, dass der Patient sich auf die Übung einlässt. ▶ Langfristig soll natürlich eine Differenzierung zwischen Entspannung und Einschlafen erlernt werden. ▶ Im Rahmen einer Gruppentherapie kann mit dem Patienten vereinbart werden, dass er sich in die Nähe vom Therapeuten legt/setzt, und es kann ein Zeichen vereinbart werden, mit dem der Therapeut den Patienten beim Einschlafen oder Schnarchen wecken darf. ▶ Patient kann angeboten werden, Übungen im Sitzen anstatt Liegen durchzuführen, was das Einschlafrisiko senkt.
»Ich habe PME schon so oft gemacht. Das ist nichts für mich.«	▶ Exploration bisheriger Erfahrungen des Patienten und möglicher Ursachen, warum die PME bisher keine Wirkung gezeigt hat (z. B. fehlende professionelle Anleitung) ▶ dem Patienten vorschlagen, zumindest einmal die PME in Langform unter Therapeuteninstruktion in der Sitzung durchzuführen → Raum geben für neue Erfahrungen in neuem Setting ▶ Falls sich herausstellt, dass trotz richtiger Durchführung der Patient durch PME keine Entspannung erleben kann, können andere Entspannungsverfahren ausprobiert werden. → Betonung, dass nicht jede Entspannungsstrategie bei jedem gleich wirksam ist und es sinnvoll ist, über ein Repertoire an Entspannungsstrategien zur verfügen **dysfunktionales Verhaltensmuster »viele Strategien kurz anreißen und bei ausbleibendem Erfolgserlebnis beiseitelegen«** ▶ Manche Patienten tendieren dazu, Bewältigungsstrategien voreilig abzubrechen, wenn sie nicht spontan die gewünschte Wirkung zeigen. ▶ Dieses Verhaltensmuster sollte transparent gemacht werden und hinterfragt werden (vor allem wenn das Verhaltensmuster genutzt wird, um passives Verhalten zu rechtfertigen: »Ich habe PME schon probiert. Sie funktioniert bei mir nicht. Also kann ich es sein lassen«). ▶ Patienten motivieren, sich einmal auf Übungen wirklich einzulassen
»Ich kann bei Entspannungsübungen nicht entspannen. Im Gegenteil, ich spüre starke innere Unruhe.«	▶ Zunächst wird eine genaue Problemanalyse empfohlen. ▶ respektieren, dass manche Patienten sich mit Entspannungsverfahren nicht gut in einen Entspannungszustand versetzen können und Schwierigkeiten des Patienten, sich zu entspannen, ernst nehmen und validieren ▶ individuelle Exploration, welche alternativen, positiven Aktivitäten den Patienten entspannen ▶ Patienten vor der Entspannungsübung körperliche oder geistige Aktivität durchführen lassen

häufige Probleme bei der Vermittlung eines Entspannungsverfahrens	mögliche Ursachen und Vorschläge für das therapeutische Umgehen
»Wenn meine Beschwerden so stark sind, habe ich keine Chance in einen Entspannungszustand zu kommen.«	▶ Validierung und Verständnis gegenüber Patienten, dass unter Körpersymptomatik Entspannungsübungen schwierig durchführbar ▶ Aufbau von Akzeptanz gegenüber zu erwartender Symptomverstärkung während der ersten PME-Durchführungen und Betonung, dass langfristig die Übungen zu Erfolg und zur Symptomreduktion führen werden
»Ich kann mich auf die Entspannung nicht einlassen, weil ich das Gefühl habe, zu viel Kontrolle abzugeben.«	▶ PME in abweichender Form: z. B. Augen während der Übung geöffnet lassen und auf entfernten Punkt im Raum fixieren; nur kurze Übungen durchführen ▶ »Experimentiercharakter« betonen: Der Patient soll mit den PME-Übungen experimentieren und herausfinden, was ihm gut tut.
»Ich kann zu Hause nicht üben, weil ich einfach keinen ruhigen Raum habe.«	▶ Validierung, dass Entspannung ohne das geeignete Setting erschwert ist ▶ zugleich Betonung, dass langfristig Entspannungsfähigkeit vor allem in Situationen gesteigert werden soll, die als stressreich empfunden werden → Dazu kann langfristig das bewusste Üben in wenig entspannender Atmosphäre hilfreich sein.

 © Kleinstäuber • Bleichhardt • Gottschalk • Rief, Therapie-Tools Somatoforme Störungen. Beltz, 2018

Plan für ein Entspannungstraining begleitend zu einer Kurzzeittherapie (ausgelegt auf 20-25 Wochen)

Ziele

- Förderung der allgemeinen Entspannungsfähigkeit und Stressresistenz
- Da das körperliche Anspannungsniveau einen Einfluss auf körperliche Beschwerden nehmen kann, wird durch eine Verbesserung der Entspannungsfähigkeit und damit einhergehend einer Reduktion der körperlichen Stressreaktion in alltäglichen Stresssituation förderlich auf die Körperbeschwerden Einfluss genommen.
- Erlernen von Fähigkeiten zur tiefen Entspannung (in ruhigen Situationen) und zur schnellen Entspannung in Alltagssituationen, in denen Entspannungsmöglichkeiten eingeschränkt sind
- Aufrechterhaltung der Entspannungsfähigkeit im Alltag in erschwerten Situationen
- Erlernen von Körperbewusstheit und Unterscheidung zwischen Anspannung und Entspannung
- Aufbau von Kontrolle über den Anspannungszustand in der Muskulatur

Trainingsplan

Woche 1-3	**Progressive Muskelentspannung mit vorheriger Muskelanspannung (Langform)**
	Üben Sie die Progressive Muskelentspannung in ihrer Langform mit Muskelanspannungs- und Muskelentspannungsphasen zunächst mit Ihrem Therapeuten in der Sitzung und dann allein zu Hause. **Übung:** 1x täglich, wenn möglich im Liegen, ab Woche 2: alle 2-3 Tage, wenn möglich Variieren der Körperposition (Liegen und Sitzen), mit geschlossenen Augen
Woche 4-5	**Progressive Muskelentspannung ohne vorherige Muskelanspannung in Kombination mit der Bauchatmung**
	Für diese Entspannungsübung müssen Sie sich zunächst die Bauchatmung aneignen: Stresserleben kann mit einer veränderten Atmung – häufig einer flachen und schnellen Atmung in die Brust – einhergehen. Die Bauchatmung ist tiefer und erleichtert die Entspannung. Für die Bauchatmung legen Sie Ihre eine Hand auf den Brustkorb und die andere Hand auf den Bauch. Achten Sie beim Ein- und Ausatmen, welche Hand sich stärker anhebt und wieder senkt. Versuchen Sie dann zwischen Brust- und Bauchatmung zu wechseln und beobachten Sie, welche Hand sich jeweils stärker bewegt.

	Für die Progressive Muskelentspannung ohne vorherige Muskelanspannung halten Sie die Abfolge der Muskelgruppen wie bei der vorherigen Langform-Übung ein, jedoch ohne konkrete Muskelanspannung, was die Übung deutlich verkürzt. Folgen Sie der folgenden *Instruktion* für jede Muskelgruppe: Atmen Sie tief in den Bauch ein und, während Sie langsam ausatmen, denken Sie an »Ich entspanne [Muskelgruppe 1].« Atmen Sie weitere ca. 30 Sekunden durch den Bauch und denken Sie jedes Mal an »Ich entspanne [Muskelgruppe 1]«, wenn Sie ausatmen. Gehen Sie nach diesem Prozedere alle Muskelgruppen durch. **Übung:** 1x täglich, wenn möglich Variieren der Körperposition (Liegen und Sitzen), mit geschlossenen Augen
Woche 6-9	**Verknüpfung der Entspannungsübung mit einem Signalwort**
	Setzen Sie die Übung aus den Wochen 4-5 fort, kombinieren Sie diese jedoch mit einem Signalwort. Denken Sie jedes Mal, wenn Sie Ihre Entspannungsübung beginnen, an ein bestimmtes, angenehmes Wort. Sagen Sie sich dieses Wort still im Inneren mehrmals vor Beginn der Übung und während des Ausatmens während der Übung. Durch die Verbindung zwischen dem Wort und dem Entspannungszustand wird das Wort eine Art »Signal« zur Entspannung für Ihren Körper. Sie können jedes Wort mit einem beruhigenden Charakter verwenden (z. B. »ruhig«, »entspannen«, »beruhigen« usw.). Sie sollten jedoch immer ein und dasselbe Wort verwenden. Notieren Sie diese Wort im Folgenden: .... **Übung:** 1x täglich, wenn möglich Variieren der Körperposition (Liegen und Sitzen), mit geöffneten Augen
Woche 10-11	**Progressive Muskelentspannung <u>mit</u> vorheriger Muskelanspannung (Kurzform) mit Signalwort**
	Sie üben jetzt eine Kurzform der Progressiven Muskelentspannung bei der verschiedene Muskelgruppen zusammengefasst werden. Nutzen Sie dafür die Instruktion auf AB 70. Üben Sie die kommenden zwei Wochen zunächst mit tatsächlicher Muskelanspannung und denken Sie während der Entspannungsphasen an Ihre Entspannungswort **Übung:** 1x täglich, wenn möglich Variieren der Körperposition (Liegen und Sitzen), mit geschlossenen Augen

© Kleinstäuber • Bleichhardt • Gottschalk • Rief, Therapie-Tools Somatoforme Störungen. Beltz, 2018

Woche 12-13	**Progressive Muskelentspannung ohne vorherige Muskelanspannung mit Bauchatmung und Signalwort**
	Üben Sie die Kurzform der Progressiven Muskelentspannung ohne vorherige Anspannung und in Kombination mit der Bauchatmung sowie Ihrem Signalwort. **Übung:** 1x täglich, wenn möglich Variieren der Körperposition (Liegen und Sitzen), abwechselnd mit geöffneten und geschlossenen Augen
Woche 14	**Ampelübung mit vorheriger Muskelanspannung mit Signalwort**
	Die Ampelübung bezieht ihren Namen aus einer kleinen beispielhaften Situation, in der diese Übung angewendet werden kann: Man ist in Eile mit dem Auto unterwegs. Die Ampel springt auf Rot. Anstatt nun ungeduldig zu warten, kann die erzwungene Pause für eine »Ampelübung« zur Entspannung genutzt werden. Im Rahmen der Ampelübung werden alle Muskelgruppen der Progressiven Muskelentspannung zusammengefasst. Führen Sie die Übung entsprechend der Instruktion auf AB 71 durch und kombinieren Sie die Entspannungsphase wieder mit Ihrem Ruhewort. **Übung:** 2x täglich, möglichst nur im Sitzen, abwechselnd mit geöffneten und geschlossenen Augen
Woche 15	**Ampelübung ohne vorherige Muskelanspannung mit Bauchatmung und Signalwort**
	Führen Sie jetzt genauso wie die Progressive Muskelanspannung Lang-/ Kurzform auch die Ampelübung ohne vorherige Muskelanspannung sondern in Kombination mit der Bauchatmung durch. **Übung:** 2x täglich, möglichst nur im Sitzen, abwechselnd mit geöffneten und geschlossenen Augen
Woche 16-17	**Anwendung der Ampelübung in einfachen Situationen**
	Üben Sie in den folgenden zwei Wochen die Ampelübung ohne vorherige Muskelanspannung mit Bauchatmung und Signalwort in Situationen in Ihrem Alltag, in denen Sie nicht unter Stress stehen (z. B. nachmittags auf der Couch, im Büro am Schreibtisch usw.). Es sollten Ihnen möglichst 2 Minuten zur Verfügung stehen, in denen Sie nicht gestört werden. Wählen Sie dabei auch Situationen, in denen Sie stehen.

	Notieren Sie im Folgenden bitte fünf Situationen, in denen Sie üben können: …………………………………… …………………………………… …………………………………… …………………………………… **Übung:** 3-5x täglich, im Sitzen und Stehen, mit geöffneten Augen
Woche 18-19	**Anwendung der Ampelübung in schweren Situation**
	Üben Sie in den folgenden zwei Wochen die Ampelübung ohne vorherige Muskelanspannung mit Bauchatmung und Signalwort in Situationen, in denen Sie sich gestresst oder angespannt fühlen, in denen Ihre Körperbeschwerden besonders in den Vordergrund treten, oder in denen Sie an einer schwierigen Aufgabe arbeiten. Notieren Sie im Folgenden bitte fünf Situationen, in denen Sie üben können: …………………………………… …………………………………… …………………………………… **Übung:** je nach Vorhandensein von angespannten und stressreichen Situationen im Alltag, möglichst 1x täglich, im Sitzen und Stehen, mit geöffneten Augen
Woche 20	**Entspannungsroutinen im Alltag aufrecht erhalten**
	Planen Sie gemeinsam mit Ihrem Therapeuten, wie Sie die während der Therapie entwickelte Entspannungsroutine in Zukunft und ggf. nach Abschluss der Therapie aufrechterhalten können.

! Es ist wichtig, dass Sie Ihre Erfahrungen mit den Entspannungsübungen protokollieren und mit ihrem Therapeuten in jeder Sitzung nachbesprechen.

 © Kleinstäuber • Bleichhardt • Gottschalk • Rief, Therapie-Tools Somatoforme Störungen. Beltz, 2018

Anleitung für die Kurzform der progressiven Muskelentspannung (PME)

Vorbereitung

Setzen Sie sich möglichst bequem hin und versuchen Sie, Ihre Muskeln so locker wie möglich zu lassen! Beginnen Sie die Übung mit Ihren Armen und Händen. Die Anspannung sollte immer einige Sekunden gehalten werden, bevor die entsprechende Muskulatur wieder gelockert wird. Achten Sie immer auf die Anspannung und den anschließenden Übergang zur angenehmen Entspannung! Das langfristige Ziel in der PME besteht darin, die Muskelgruppen zunehmend zusammenzufassen, damit die Übungsdauer zu verkürzen und die PME somit »alltagstauglicher« zu machen bzw. schneller das Entspannungsgefühl hervorrufen zu können.

Im Folgenden wird beschrieben, wie Sie die Muskelgruppen zusammenfassen können:

1. rechte Hand und rechter Unterarm → Hand zur Faust ballen
   rechter Oberarm → Ellenbogen anwinkeln mit geöffneter Hand
   linke Hand und linker Unterarm → Hand zur Faust ballen
   linker Oberarm → Ellenbogen anwinkeln mit geöffneter Hand
2. Stirn → Stirn runzeln
   Augen → Augen zusammenkneifen
   Nase → Nase rümpfen (nach oben ziehen)
   Kiefer → Zähne aufeinander beißen
   Zunge → Zunge nach oben gegen den Gaumen drücken
   Mund und Lippen → Lippen aufeinander pressen
   Hals und Nacken → Kopf etwas einziehen und nach hinten drücken *oder* Kopf nach vorne auf die Brust ziehen
3. Schultern und obere Rückenpartie → Schultern nach oben ziehen und Schulterblätter nach hinten drücken
   untere Rückenpartie → leichtes Hohlkreuz machen, indem das Becken nach vorne gekippt wird
   Bauch → die Bauchdecke »hart machen« bzw. einziehen und anspannen
4. Gesäß → Pobacken zusammendrücken, Beine leicht heben
   Beinmuskulatur → strecken
   Füße → Fußspitzen nach oben ziehen

Zurücknehmen der Entspannung

Achten Sie darauf, die Entspannung nach dem Ende der Übung wieder zurückzunehmen! Und zwar indem Sie langsam von Vier nach Eins zählen!

- Bei **Vier** bewegen Sie die Arme und Beine etwas!
- Bei **Drei** recken und strecken Sie sich!
- Bei **Zwei** treten Sie mit den Füßen auf den Boden!
- Und bei **Eins** öffnen Sie die Augen, gähnen, wenn nötig, und sagen zu sich »Ich bin hellwach und fühle mich erfrischt, erholt und konzentriert«!

! Wenn Sie die Übung zum Einschlafen nutzen wollen, dann lassen Sie das Zurücknehmen einfach weg!

Anleitung für die Ampelübung

»Nehmen Sie eine möglichst bequeme Haltung ein und stellen Sie sich darauf ein, dass Sie sich entspannen. Atmen Sie einige Male tief ein und dann langsam wieder aus. Achten Sie darauf, wie sich beim Einatmen Ihre Bauchdecke hebt und beim Ausatmen wieder senkt. Achten Sie bei der folgenden Übung bitte ganz aufmerksam auf Ihre Empfindungen bei der Anspannung und der anschließenden Entspannung der Muskeln. Es kommt nicht darauf an, die Muskeln stark anzuspannen, sondern nur darauf, dass Sie die Unterschiede zwischen Anspannung und Entspannung deutlich bemerken. Es dürfen auch keine Verkrampfungen beim Anspannen der Muskeln entstehen, lassen Sie diese Muskeln dann einfach aus. Bitte spannen Sie Ihre Muskeln immer erst an, wenn ich »jetzt« sage. Wir beginnen nun mit den Übungen.

- Ballen Sie beide Hände zur Faust und beugen Sie Ihre Arme in Richtung Schulter.
- Schneiden Sie im Gesicht eine Grimasse.
- Ziehen Sie die Schultern nach hinten, drücken Sie den Brustkorb und die Wirbelsäule etwas nach vorne.
- Heben Sie Ihre Beine leicht an und ziehen Sie Ihre Zehenspitzen in Richtung Gesicht.

JETZT anspannen! Spüren Sie die Anspannung... Spannung halten...

Lassen Sie nun wieder los. Lassen Sie Ihre Muskeln ganz entspannt und locker und achten Sie auf die Empfindungen von Entspannung, die sich nun langsam im ganzen Körper einstellen. Überlassen Sie sich nun ganz dem angenehmen Gefühl der Entspannung und lassen Sie es auf den ganzen Körper ausstrahlen, in die Arme und Hände, bis in die Finger, in die Schultern, den ganzen Rücken hinunter, in den Bauch, in die Beine, bis in die Füße, bis in die Zehenspitzen hinein. Lassen Sie die Entspannung mit jedem Ausatmen immer noch tiefer und tiefer werden. Beobachten Sie nun einfach Ihren Atem und gehen Sie mit jedem Ausatmen ein Stück tiefer in die Entspannung hinein. Genießen Sie dieses wohlige und angenehme Gefühl tiefer Entspannung.

Sagen Sie sich nun, dass Sie die Übung allmählich beenden. Bewegen Sie Ihre Füße und Beine, Ihre Arme und Hände, Ihren Kopf und Rumpf. Öffnen Sie Ihre Augen.«

© Kleinstäuber • Bleichhardt • Gottschalk • Rief, Therapie-Tools Somatoforme Störungen. Beltz, 2018

Datum & Uhrzeit	Wo haben Sie die Entspannungsübung durchgeführt? Durchführung im Sitzen oder Liegen?	Schätzen Sie den Grad Ihrer Entspannung ein: 0 = maximale Anspannung 100 = maximale Entspannung		Schwierigkeiten oder Besonderheiten während der Übung	Wie haben sich Ihre körperlichen Beschwerden während der Übung angefühlt?
		vor der Übung	nach der Übung		

Meine Entspannungsinseln im Alltag

Wie kann ich mir »Entspannungsinseln« in meinem Alltag schaffen? Zu welchen Zeiten und in welchen Situationen kann ich Entspannungszeiten in meinen Alltag einbauen?

Sammeln Sie im Folgenden Ideen.

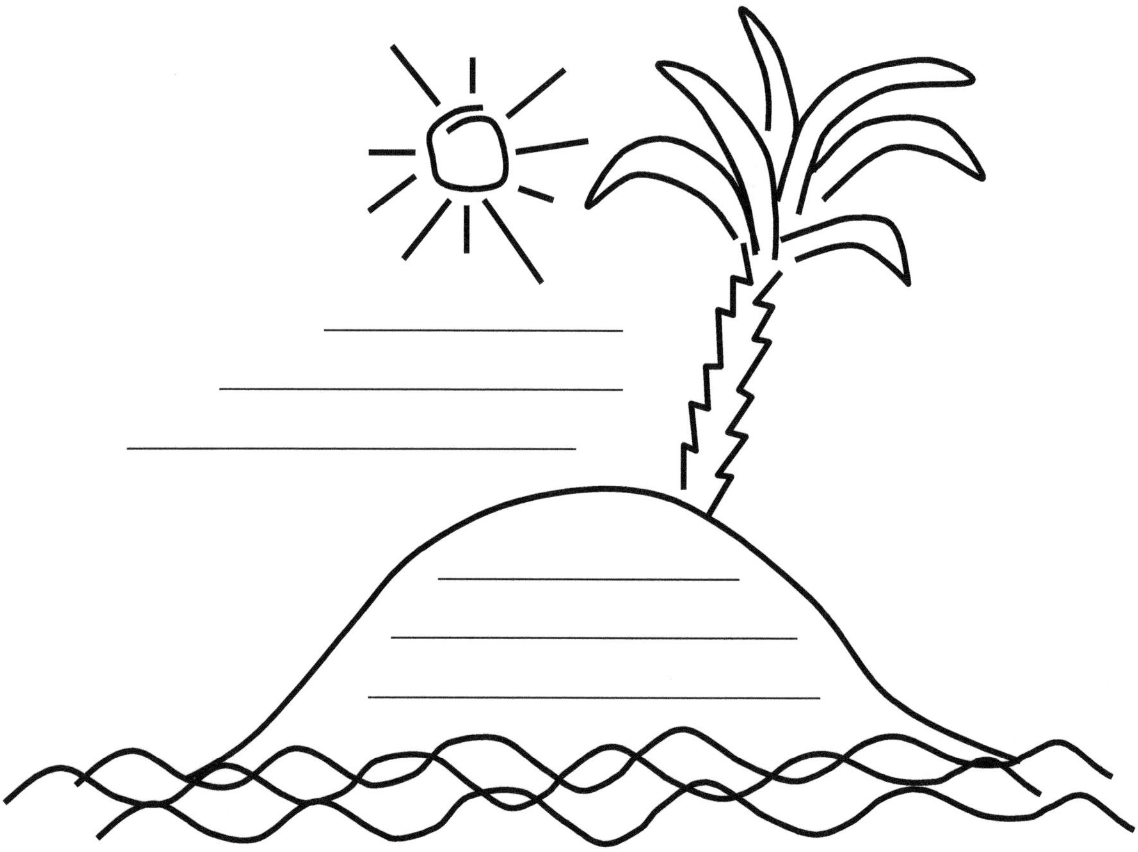

 © Kleinstäuber • Bleichhardt • Gottschalk • Rief, Therapie-Tools Somatoforme Störungen. Beltz, 2018

AB 74 Welche Rolle Gedanken und Bewertungen beim Erleben von Stress spielen

P

Menschen können Stress sehr unterschiedlich erleben: Ein und dieselbe Situation kann von verschiedenen Personen als mehr oder weniger stressreich empfunden werden. Ein und dieselbe Situation kann auch von einer Person verschieden empfunden werden – je nach ihrer Verfassung.

Woran liegt das?

… u. a. an unseren GEDANKEN und BEWERTUNGEN zu einer Situation.

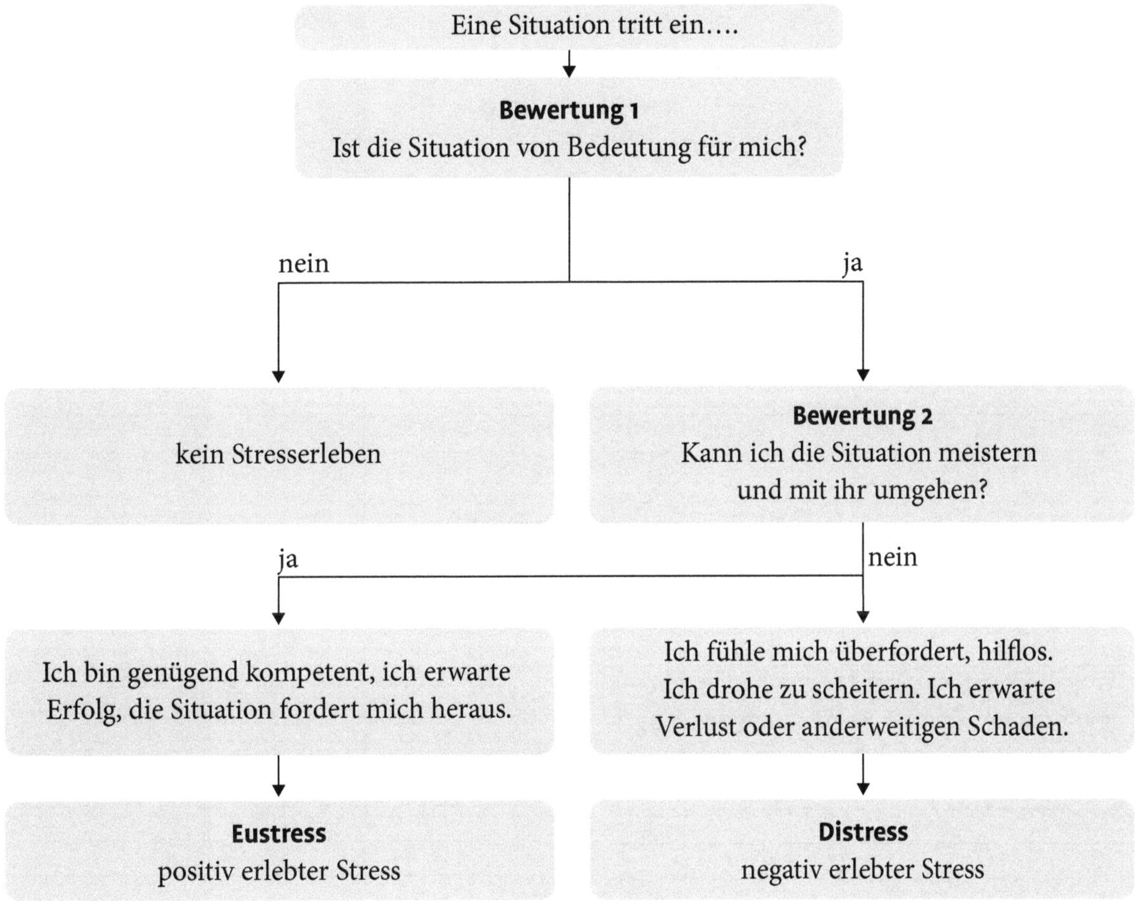

© Kleinstäuber • Bleichhardt • Gottschalk • Rief, Therapie-Tools Somatoforme Störungen. Beltz, 2018

AB 75 Welche Rolle meine Gedanken und Bewertungen beim Erleben von Stress spielen

P 1/2

Denken Sie bitte an eine Situation, die Sie als stressreich erlebt haben, die jedoch Menschen in Ihrem Umfeld keinen Stress bereitet hat.

Stellen Sie sich im Folgenden die zwei Fragen zu dieser Situation und notieren Sie Ihre Gedanken. Machen Sie sich zudem Gedanken, was die andere Person aus Ihrem Umfeld zu diesen beiden Fragen gedacht haben könnte. Notieren Sie sich diese Gedanken ebenfalls.

Eine Situation tritt ein.

↓

Bewertungsfrage 1
Ist die Situation von Bedeutung für mich?

Was denken Sie, welche Gedanken gehen der anderen Person zu Frage 1 durch den Kopf?	Welche Gedanken gehen Ihnen zu Frage 1 durch den Kopf?
____________________	____________________
____________________	____________________
____________________	____________________

↓

Bewertungsfrage 2
Kann ich die Situation meistern und mit ihr umgehen?

Was denken Sie, welche Gedanken gehen der anderen person zu Frage 2 durch den Kopf?	Welche Gedanken gehen Ihnen zu Frage 2 durch den Kopf?
____________________	____________________
____________________	____________________
____________________	____________________

↓

Eustress positiv erlebter Stress	**Distress** negativ erlebter Stress

AB 75

Welche Rolle meine Gedanken und Bewertungen beim Erleben von Stress spielen

P 2/2

Ein und dieselbe Person kann auch Stress je nach Situation sehr verschieden erleben. Denken Sie z. B. an eine Situation, in der Sie ein Problem ohne Schwierigkeiten meistern konnten. Wären Sie mit diesem Problem jedoch an einem anderen Tag konfrontiert gewesen, hätten Sie damit nicht so gut umgehen können.

Notieren Sie Ihre Gedanken zu den zwei folgenden Fragen.

Eine Situation tritt ein.

↓

Bewertungsfrage 1
Ist die Situation von Bedeutung für mich?

Ich fühle mich in der Situation **gut und sicher.**
Welche Gedanken gehen Ihnen zu Frage 1 durch den Kopf?

____

____

____

Ich fühle mich in der Situation **unsicher.**
Welche Gedanken gehen Ihnen zu Frage 1 durch den Kopf?

____

____

____

↓

Bewertungsfrage 2
Kann ich die Situation meistern und mit ihr umgehen?

Ich fühle mich in der Situation **gut und sicher.**
Welche Gedanken gehen Ihnen zu Frage 2 durch den Kopf?

____

____

____

Ich fühle mich in der Situation **unsicher.**
Welche Gedanken gehen Ihnen zu Frage 2 durch den Kopf?

____

____

____

Eustress
positiv erlebter Stress

Distress
negativ erlebter Stress

INFO 76

Probleme im Umgang mit der Zeitplanung: Ideen zur Protokollauswertung

T 1/1

Worin liegen genau die Probleme des Patienten mit der Zeitplanung?

Explorieren Sie die Probleme mit den folgenden Fragen, die geleitetes Entdecken fördern sollen:

- Wie war das für Sie, als Sie dieses detaillierte Protokoll zu Ihren alltäglichen Aktivitäten ausgefüllt haben?
- Sind Ihnen bestimmte Aspekte in Ihrem Aktivitätenprotokoll aufgefallen?
- Was läuft Ihrer Meinung nach gut?
- Was läuft Ihrer Meinung nach weniger gut? Womit sind Sie unzufrieden?
- Was genau an diesem Zeitplan bewirkt bei Ihnen Stresserleben?
- Haben Sie genügend Puffer- und Ausgleichszeiten in Ihrem Alltag berücksichtigt?
- Haben Sie genügend Schlaf?
- Wie häufig nehmen Sie sich in der Woche Zeit für positive Aktivitäten (Hobbys, Sport,...)?

Wie kann der Patient seine Zeitplanung verbessern?

Besprechen Sie mit dem Patienten, wie sein individueller Zeitplan verändert werden könnte, damit seine Zeitplanung nicht weiterhin ein Stressfaktor bleibt. Folgende Fragen können dabei Prozesse des geleiteten Entdeckens unterstützen:

- Was fällt Ihnen spontan auf, was Sie versuchen könnten zu verändern an Ihrem Zeitplan?
- Welche Aktivitäten in Ihrem Zeitplan lassen sich nicht verschieben? Lassen Sie uns diese in Ihrem Zeitplan markieren.
- An welchen Aktivitäten könnten Änderungen vorgenommen werden (z. B. zeitlich verschieben, die Dauer kürzen)?
- Was wäre notwendig, um Veränderungen in Ihrem Zeitplan einzurichten (z. B. Unterstützung durch andere, Delegieren von Aufgaben)?
- Wo könnten Sie sich gezielt jeden Tag eine Auszeit in Ihren Aktivitätenplan einbauen?
- Wenn Schlafprobleme vorliegen: Was könnten Sie in der Stunde vor dem Schlafengehen beachten oder anders machen?
- Wo können Sie regelmäßig die Durchführung der Progressiven Muskelentspannung einplanen?

Falls bei dem Patienten Probleme hinsichtlich der Setzung von Prioritäten deutlich werden und er zu viele Aktivitäten ohne Zwischenpausen in seinen Alltag integriert, können die zu erledigenden Aufgaben mit Hilfe der ABC-Analyse in sehr wichtige (A), wichtige (B) und weniger wichtige (C) Aufgaben unterteilt werden. Diese Prioritätensetzung zielt nicht darauf ab, nur noch A-Aufgaben zu erledigen und auf C-Aufgaben gänzlich zu verzichten, sondern alle Aktivitäten in eine ausgewogene Relation und richtige Rangordnung für die Tageserledigung zu bringen.

Sie können abschließend mit Ihrem Patienten einen Plan für die kommende Woche erstellen (ggf. unter Verwendung von AB 77).

 © Kleinstäuber • Bleichhardt • Gottschalk • Rief, Therapie-Tools Somatoforme Störungen. Beltz, 2018

Entscheidungsfindung: Bin ich bereit Dinge in meinem Leben zu ändern, die mir Stress bereiten und die meine Körpersymptome verstärken?

T P

Anhaltendes Stresserleben kann Veränderungen in Ihrem Leben notwendig machen.

Beschreiben Sie im Folgenden kurz, was Sie verändern möchten:

....

....

....

....

....

....

Beantworten Sie die folgenden Fragen für sich selbst, zusammen mit Ihrem Therapeuten und vielleicht einer nahestehenden Person (möglichst eine Person, mit der Sie offen über Ihre Probleme sprechen können und auf deren Urteil Sie vertrauen).

© Kleinstäuber • Bleichhardt • Gottschalk • Rief, Therapie-Tools Somatoforme Störungen. Beltz, 2018

Entscheidungsfindung: Bin ich bereit Dinge in meinem Leben zu ändern, die mir Stress bereiten und die meine Körpersymptome verstärken? T P

Was spricht **kurzfristig für** eine Veränderung?

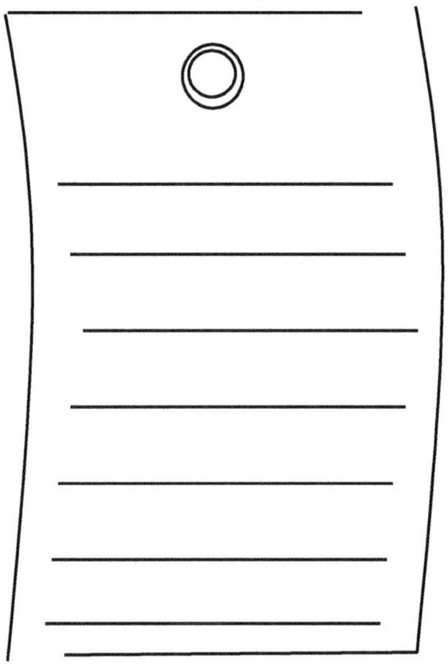

Was spricht **kurzfristig gegen** eine Veränderung?

Beantworten Sie die folgenden Fragen für sich selbst, zusammen mit Ihrem Therapeuten und vielleicht einer nahestehenden Person (möglichst eine Person, mit der Sie offen über Ihre Probleme sprechen können und auf deren Urteil Sie vertrauen).

Was spricht **langfristig für** eine Veränderung?

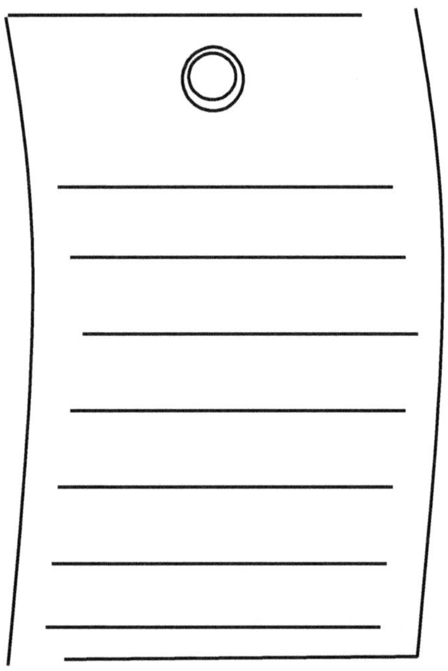

Was spricht **langfristig gegen** eine Veränderung?

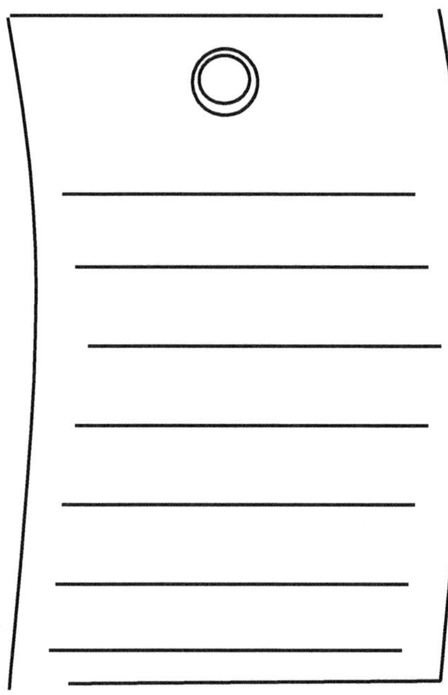

 © Kleinstäuber • Bleichhardt • Gottschalk • Rief, Therapie-Tools Somatoforme Störungen. Beltz, 2018

7 Flexibilisierung der Aufmerksamkeitsausrichtung

7.1 Hintergrund und Einführung

Ein häufiges Phänomen, das bei Patienten mit medizinisch unerklärten Körperbeschwerden bzw. somatoformen Störungen beobachtet werden kann, ist eine ausgeprägte Ausrichtung der Aufmerksamkeit auf den Körper und die körperlichen Beschwerden. Nach dem Konzept der sogenannten *somatosensorischen Verstärkung* (Barsky et al., 1988) können Menschen die Tendenz aufweisen, somatische Wahrnehmungen als intensiv, schädlich und störend wahrzunehmen. Das Modell der somatosensorischen Verstärkung schafft einen geeigneten »roten Faden« für die Vermittlung der Rolle von Aufmerksamkeitsausrichtung auf körperliche Wahrnehmungen für die Patienten und stellt somit eine wichtige Grundlage für die Arbeitsmaterialien in diesem Kapitel dar.

Somatosensorische Verstärkung

Das Modell postuliert, dass Menschen, die eine stärkere Tendenz zu somatosensorischer Verstärkung aufweisen, drei wichtige Komponenten in sich tragen:

(1) eine Hypervigilanz gegenüber Veränderungen an ihrem Körper
(2) die Tendenz, sich auf eher leicht ausgeprägte und unregelmäßig auftretende körperliche Veränderungen besonders stark zu konzentrieren
(3) die Disposition, auf körperliche Veränderungen mit Emotionen und Kognitionen zu reagieren, die die körperlichen Veränderungen als alarmierend einstufen und zu deren Verstärkung führen

Diese drei Komponenten erhöhen das Risiko, dass sich aus einfachen, wenig bedrohlichen körperlichen Veränderungen durch einen Teufelskreis intensive Körpersymptome entwickeln. Das Modell geht davon aus, dass die körperlichen Veränderungen z.B. auf eine schlimme körperliche Ursache attribuiert werden. Damit lösen sie negative Emotionen aus und treten als körperliche Beschwerden, auf die immer stärker die Aufmerksamkeit ausgerichtet wird, in den Vordergrund.

Eine modernere Weiterentwicklung dieses schon historischen, jedoch sehr eingänglichen Modells geht davon aus, dass sich bei Personen mit einer Tendenz zur somatosensorischen Verstärkung jegliche Arten von Bedrohung des eigenen Körpers verstärken können (Köteles & Witthöft, 2017) – sprich nicht nur aktuell empfundene körperliche Veränderungen, sondern auch externe und interne bedrohliche Reize, auch wenn diese keinen Einfluss auf den Körper nehmen. Ein typisches Beispiel wären Personen mit sogenannten multiplen chemischen Sensitivitäten. Diese nehmen körperliche Symptome wahr, die sie auf chemische Substanzen in ihrer Umgebung zurückführen, die sie als schädigend für ihren Körper ansehen, auch wenn *keine* biomedizinische Erklärung für einen Zusammenhang zwischen diesen Substanzen und körperlichen Veränderungen vorliegen. In diesem Fall würden höhere Ausprägungen von somatosensorischer Verstärkung Symptome hervorrufen, die die Betroffenen auf verschiedene Faktoren in der Umgebung zurückführen, die jedoch tatsächlich keinen Einfluss auf ihren Körper nehmen.

Geleitetes Entdecken und Aufmerksamkeitsausrichtung

Aus klinischer Erfahrung lässt sich das Modell der somatosensorischen Verstärkung sehr gut dem Patienten vermitteln, da die Kernannahmen des Models durch verschiedene kleine Übungen dem Patienten als »Aha«-Erlebnisse vermittelt werden können und somit geleitetes Entdecken sehr gut gefördert werden kann. Die Herausforderung der Arbeit an der Aufmerksamkeitsausrichtung besteht darin, dass Patienten die Strategien zur Veränderung der Aufmerksamkeitsausrichtung häufig als »zu banal« für ihre bereits seit vielen Jahren bestehenden und intensiven Beschwerden erleben. Das hat meist seinen Ursprung darin, dass die Patienten das Grundkonzept der Arbeit an der Aufmerksamkeitsausrichtung noch nicht richtig verstanden haben. Wichtig ist, bei der Einführung des Themas zu verdeutlichen, dass es sich nicht um eine »einfache Ablenkung« von den körperlichen Beschwerden oder ein »dauerhaftes nicht mehr an die Beschwerden denken« handelt.

Mithilfe der Metapher des Aufmerksamkeitsscheinwerfers (siehe INFOs 79 und 80) wird deutlich, dass die Patienten lernen sollen, ihre Aufmerksamkeitsausrichtung zu flexibilisieren – sprich bewusst die Aufmerksamkeit von den Beschwerden weg bzw. hinlenken zu können. In Situationen, in denen z.B. kognitive Kapazitäten für konzentrationsreiche Aufgaben benötigt werden, ist eine zeitlich begrenzte Aufmerksamkeitsausrichtung weg von den Beschwerden hilfreich. In anderen Situationen, z.B. wenn der Patient sich in einer ruhigen, entspannten Situation befindet, in der die Wahrscheinlichkeit hoch ist, dass sich die Aufmerksamkeit auf den Körper ausrichtet, soll der Patient z.B. lernen, eine achtsame, akzeptierende und aufmerksamkeitsfokussierende Wahrnehmung des Körpers zu erproben. Wir vermitteln mit den Arbeitsblättern in diesem Kapitel zunächst verschiedene Übungen, mit denen die Prinzipien der Aufmerksamkeitsauslenkung und die Wirkung von Aufmerksamkeitslenkung auf die Körperwahrnehmung verdeutlicht werden. Aus Erkenntnissen zu diesen Übungen kann der Patient das Modell der somatosensorischen Verstärkung ableiten. Danach folgen Arbeitsmaterialien, die dem Patienten helfen sollen, die Aufmerksamkeitsausrichtung zu flexibilisieren.

7.2 Arbeits- und Informationsblätter

- **AB 78** *Wie funktioniert unsere Aufmerksamkeit? – Übungen zur Selbst- und Fremdbeobachtung* (P). Das erste Arbeitsblatt bietet dem Patienten mehrere Übungen zur Selbst- und Fremdbeobachtung der Wirkweise von Aufmerksamkeit – zunächst in alltäglichen Situationen und dann auch zu Körperwahrnehmungen. Es ist empfehlenswert, dass der Therapeut die Übungen zunächst zusammen mit dem Patienten durchführt. Der Patient sollte motiviert werden – z.B. als Hausaufgabe – die Übungen mit einer nahestehenden Person durchzuführen. Die Erfahrungen des Patienten sollen dahingehend ausgewertet werden, welche Wirkprinzipien der Aufmerksamkeit der Patient wahrnehmen konnte und was ihm in der Wahrnehmung seines Körpers aufgefallen ist, als er seine Aufmerksamkeit bewusst auf diesen gelenkt hat.
- **INFO 79** *Der Aufmerksamkeitsscheinwerfer I: Prinzipien der Aufmerksamkeitslenkung und wie unsere Aufmerksamkeit funktioniert* (P)
- **INFO 80** *Der Aufmerksamkeitsscheinwerfer II: Wie wirkt sich die Aufmerksamkeit auf unsere Körperwahrnehmung aus?* (P). Im Zusammenhang mit der Auswertung der Übungen von AB 78 können die Informationsblätter 79 und 80 dem Patienten ausgeteilt werden. Sie fassen die Prinzipien der Aufmerksamkeit und ihren Einfluss auf die Wahrnehmung des Körpers zusammen.
- **AB 81** *Ein Modell zur Erklärung meiner Aufmerksamkeitslenkung – Ein Beispielfall* (P)
- **AB 82** *Ein Modell zur Erklärung meiner Aufmerksamkeitslenkung – Zum Selbstausfüllen für den Patienten* (P). Die Arbeitsblätter 81 und 82 stellen schematisch das Modell zur verstärkenden Wirkung von Aufmerksamkeit auf die Wahrnehmung von körperlichen Veränderungen dar, in

Anlehnung an das Modell der somatosensorischen Verstärkung von Barsky und Wyshak (1990). Dieses Modell sollte nicht direktiv vermittelt werden, sondern der Patient sollte es über geleitetes Entdecken und seine Erfahrungen aus den Übungen von AB 78 selbständig herleiten. AB 81 stellt das Modell im Rahmen eines Beispielfalls dar und das AB 82 kann für den Patienten zum Selbstausfüllen verwendet werden.

▶ **INFO 83** *Eine Metapher zur Aufmerksamkeitsumlenkung: Der Fakir* (P)
INFO 84 *Demonstrationsübung zur Aufmerksamkeitsumlenkung I: Verhaltensexperiment* (T)
INFO 85 *Demonstrationsübung zur Aufmerksamkeitsumlenkung II: Eiswassertest* (T). Das Informationsblatt 83 für den Patienten und die Informationsblätter 84 und 85 für den Therapeuten geben verschiedene Alternativen vor, wie anhand von Metaphern und Demonstrationsübungen dem Patienten das Prinzip und die Wirkweise der Aufmerksamkeitslenkung vermittelt werden kann. Das Verhaltensexperiment orientiert sich an einer Übung aus einem Therapiemanual von Bleichhardt und Weck (2011). Der Eiswassertest (oder auch Cold Pressor Test; Silverthorn & Michael, 2013) auf INFO 85 ist eine gängige Methode zur Schmerzinduktion. Er wurde u.a. in experimentellen Untersuchungen zu Effekten der Aufmerksamkeitslenkung auf die Schmerzschwelle eingesetzt (Basler & Kröner-Herwig, 1998; De Wied & Verbaten, 2001). Aufgrund seiner einfachen Umsetzung in der Therapie kann er sehr gut als Demonstrationsübung für die Wirkung von Aufmerksamkeitslenkung auf Körperbeschwerden verwendet werden. Das Prinzip des geleiteten Entdeckens spielt hierbei eine entscheidende Rolle. Bei der Vermittlung der Rolle von Aufmerksamkeitslenkung für die körperlichen Beschwerden ist es entscheidend, so früh wie möglich zu verdeutlichen, dass es bei der therapeutischen Strategie nicht um »dauerhafte Ablenkung« von den Beschwerden geht. Im Gegenteil, der »Aufmerksamkeitsscheinwerfer« des Patienten soll wieder *flexibilisiert* werden. Ziel ist es, je nach Situation die Aufmerksamkeit zeitlich begrenzt von den Beschwerden wegzulenken (z.B. wenn konzentrationsreiche Aufgaben anstehen), zugleich aber auch damit umgehen zu können, dass die Aufmerksamkeit auf die Körperbeschwerden gerichtet ist.

▶ **INFO 86** *Repertoire an Übungen zur Aufmerksamkeitslenkung* (T). Dieses Arbeitsblatt stellt für den Therapeuten eine Sammlung verschiedener Strategien zur Aufmerksamkeitslenkung dar. Was zur Aufmerksamkeitslenkung hilft, kann sehr individuell sein und der Therapeut muss ggf. mit seinem Patienten verschiedene Strategien erproben und schauen, was für ihn am besten geeignet ist. Der Therapeut sollte dabei kreativ und auch offen für neue Alternativen sein, die nicht auf dieser Liste stehen. Aus klinischer Erfahrung sind für den Einstieg eher verhaltensorientierte Strategien hilfreich. Eine ergänzende Literaturstelle, die vor allem sehr wirkungsvolle akustische Ablenkungsübungen bietet, ist ein musiktherapeutischer Selbsthilferatgeber von Cramer (2012). Weitere Achtsamkeitsübungen zur Lenkung der Aufmerksamkeit auf verschiedene Sinne können dem Buch von Michalak und Kollegen (2012) entnommen werden. Weiterführende Literatur zu Imaginationsübungen findet sich bei Hackmann und Kollegen (2012) und Kirn und Kollegen (2015).

▶ **AB 87** *Ablenkungsspaziergang – Bewusstes Lenken meiner Aufmerksamkeit auf verschiedene Sinne* (P)
AB 88 *Ablenkungsspaziergang – Protokoll* (P). Auf AB 87 finden Sie eine ausführliche Instruktion für die Durchführung eines Ablenkungsspaziergangs. Mit verschiedenen Fragen wird der Patient angeleitet, sich bei einem Spaziergang in der Natur auf verschiedene Sinneserfahrungen zu konzentrieren. Es ist sinnvoll, diese Übung mit dem Patienten in der Sitzung zunächst zu üben. Danach kann er sie selbständig fortführen. Dabei kann es hilfreich sein, wenn der Patient selbst oder der Therapeut die Fragen zu den Sinneserfahrungen aufnimmt und der Patient sie sich anhören kann, während er selbständig die Übung erprobt. Der Therapeut kann kreativ sein und jegliche

Übungen zur Wahrnehmung sowie Fragen zu Sinneserfahrungen ergänzen. Der Patient sollte seine Erfahrungen auf AB 88 protokollieren.

- **AB 89** *Meine Aufmerksamkeitslenkungsstrategien & Protokoll zur Aufmerksamkeitslenkung im Alltag* (P). Aus den verschiedenen Ablenkungsstrategien, die der Therapeut mit dem Patienten während der Therapie erprobt, sollten diejenigen festgehalten werden, die individuell beim Patienten besonders hilfreich sind. Der Patient sollte angehalten werden, sie regelmäßig im Alltag zu üben und seine Erfahrungen im Protokoll auf AB 89 zu notieren.
- **INFO 90** *Instruktion zu einer Körperreise: Achtsame und akzeptierende Ausrichtung meiner Aufmerksamkeit auf meine Körperbeschwerden* (T). Wie bereits in der Einführung dieses Kapitels angesprochen, geht es bei der Aufmerksamkeitsumlenkung nicht allein um das langfristige »Ablenken«. Dies würde den chronischen und beeinträchtigenden Beschwerden des Patienten nicht gerecht werden. Der Aufmerksamkeitsscheinwerfer soll flexibilisiert werden. Das bedeutet, dass der Patient auch üben muss, sich zeitlich begrenzt auf seine Beschwerden zu konzentrieren. In Kombination mit achtsamkeitsbasierten und akzeptierenden Strategien soll der Patient lernen, seine Beschwerden bewertungsfrei wahrzunehmen und langfristig eine akzeptierende Haltung ihnen gegenüber einzunehmen.
  Leider ist in diesem Buch nicht der Raum, tiefgehender in das komplexe Konzept der Achtsamkeit und Akzeptanz einzusteigen. Jedoch kann mit dem Patienten auch ohne eine ausführlichere Einführung in die Achtsamkeit/Akzeptanz eine Übung durchgeführt werden, die auf diesem Informationsblatt für den Therapeuten beschrieben wird. Sie stellt eine alternative Übung für Situationen dar, in denen der Patient sich nicht von seinen Beschwerden ablenken kann. Es handelt sich um eine Körperreise, in der die Aufmerksamkeit auf verschiedene Körperteile des Patienten gerichtet wird. Diese Übung kann in einem nächsten Schritt erweitert werden, indem der Therapeut das/die individuelle(n) Körperbeschwerden des Patienten einbindet. Die Körperreise ist kombiniert mit Instruktionen zur bewertungsfreien Wahrnehmung. Für einen detaillierteren Einstieg in das Akzeptanz- und Achtsamkeitskonzept empfehlen wir das Buch von Eifert (2011).

AB 78

Wie funktioniert unsere Aufmerksamkeit? – Übungen zur Selbst- und Fremdbeobachtung

P 1/3

Im Folgenden finden Sie verschiedene Übungen, mit denen Sie herausfinden sollen, wie Ihre Aufmerksamkeit funktioniert. Führen Sie die Übungen durch, an sich selbst oder zusammen mit Ihrem Therapeuten bzw. einer anderen Person, und protokollieren Sie Ihre Erfahrungen und Beobachtungen.

(1) Haben Sie sich in letzter Zeit irgendetwas Neues oder Besonderes gekauft (z.B. ein bestimmtes Kleidungsstück), was Ihnen besonders wichtig ist? Beobachten Sie, ob sich in der Wahrnehmung dieses wichtigen Gegenstands in Ihrer Umgebung etwas verändert hat. Nehmen Sie ihn vielleicht häufiger oder intensiver wahr?

....

....

....

....

(2) Stellen Sie sich vor, sie liegen spät abends in Ihrem Bett. Sie hören ein vertrautes Geräusch (z.B. Straßenverkehr draußen, Ticken der Uhr). Stellen Sie sich vor, Sie hören plötzlich ein kratzendes Geräusch an Ihrem Fenster. Wie unterscheidet sich Ihre Wahrnehmung des vertrauten Geräusches von dem kratzenden Geräusch? Könnten Sie sich den Unterschied erklären?

....

....

....

....

(3) Schauen Sie sich im Fernsehen oder auf Youtube einen Bericht zu einer Erkrankung bzw. mit Menschen an, die an einer Erkrankung leiden. Wie fühlen Sie sich dabei? Nehmen Sie sich nach dem Ansehen des Berichts etwas Zeit und beobachten Sie sich selbst. Können Sie an sich selbst Veränderungen wahrnehmen?

....

....

....

....

(4) Nehmen Sie sich die Packungsbeilage von einem Medikament zur Hand, welches Sie bei Bedarf verwenden (z.B. ein Schmerzmittel) und lesen Sie die Packungsbeilage durch. Wie fühlen Sie sich dabei? Nehmen Sie sich nach dem Ansehen des Packungszettels wieder etwas Zeit und beobachten Sie sich selbst. Können Sie an sich selbst Veränderungen wahrnehmen? Falls Sie die Möglichkeit haben, führen Sie diese Übung auch mit einer anderen Person in Ihrer Umgebung durch. Tauschen Sie sich mit der anderen Person über Ihre Erfahrungen aus.

....

....

....

....

(5) Setzen Sie sich an das Fenster, möglichst wenn draußen der Himmel bewölkt ist, oder vor eine weiße Wand. Blicken Sie auf die weiße Fläche bzw. auf die Wolken. Was können Sie in Ihrem Blickfeld wahrnehmen? Können Sie kleine, bläschenartige Kreise wahrnehmen? Was passiert mit diesen Bläschen, wenn Sie Ihre Augen still halten bzw. wenn Sie zwinkern? Haben Sie diese Bläschen bereits vor dieser Übung wahrgenommen?

....

....

....

....

(6) Setzen Sie sich hin und schließen Sie Ihre Augen. Konzentrieren Sie sich auf Ihre Füße und Ihre Schuhe. Versuchen Sie, bewusst wahrzunehmen, wie sich Ihre Füße in Ihren Schuhen anfühlen. Spüren Sie irgendwo Druck oder Wärme oder sind Ihre Füße irgendwo feucht oder besonders trocken? Fühlen sich Ihre Füße frei in Ihren Schuhen an? Haben Sie diese Wahrnehmungen an Ihren Füßen bereits vor dieser Übung bemerkt?

....

....

....

....

....

 © Kleinstäuber • Bleichhardt • Gottschalk • Rief, Therapie-Tools Somatoforme Störungen. Beltz, 2018

(7) Setzen Sie sich in Ruhe hin und richten Sie Ihre Aufmerksamkeit auf Ihren Kehlkopf. Machen Sie sich bewusst, wo Ihr Kehlkopf sitzt. Wie fühlt sich die Oberfläche Ihres Kehlkopfes an? Sanft oder kratzig? Wenn Sie das Bedürfnis haben zu schlucken, dann geben Sie dem nach und beobachten Sie genau, was Sie wahrnehmen? Wie fühlt sich Ihr Kehlkopf an, wenn Sie mehrfach hintereinander schlucken?

....

....

....

....

....

(8) Setzen Sie sich in Ruhe hin und beobachten Sie genau Ihren Herzschlag. Was können Sie wahrnehmen? Wie fühlt sich Ihr Herzschlag an? Empfinden Sie ihn als schnell oder langsam? Als besonders stark oder haben Sie Probleme ihn zu spüren?

....

....

....

....

Besprechen Sie mit Ihrem Therapeuten zusammenfassend Ihre Erfahrungen aus den Übungen. Was sagen Ihnen Ihre Erfahrungen über die Funktionsweise Ihrer Aufmerksamkeit? Was konnten Sie bzgl. Ihrer körperlichen Beschwerden beobachten? Was haben Sie für Erfahrungen damit gemacht, wenn Sie die Aufmerksamkeit auf Ihren Körper lenken?

....

....

....

....

....

INFO 79 | **Der Aufmerksamkeitsscheinwerfer I: Prinzipien der Aufmerksamkeitslenkung und wie unsere Aufmerksamkeit funktioniert** | P | 1/1

(1) Unsere Aufmerksamkeit funktioniert wie ein Scheinwerfer. Dinge innerhalb des Scheinwerferlichts werden intensiver wahrgenommen als Dinge, die sich außerhalb des Lichtkegels des Scheinwerfers befinden.

(2) Unsere Wahrnehmung ist dadurch bestimmt, auf was wir unsere Aufmerksamkeit ausrichten.

(3) Wir können nicht absichtlich nichts wahrnehmen.

(4) Wir können uns am schnellsten an Wahrnehmungen gewöhnen, die weder wichtig noch neu sind.

(5) Wahrnehmungen, die wir als bedrohlich, beängstigend oder störend abgespeichert haben, haben die Tendenz, besonders schnell und häufig in unseren Aufmerksamkeitsfokus zu geraten.

© Kleinstäuber • Bleichhardt • Gottschalk • Rief, Therapie-Tools Somatoforme Störungen. Beltz, 2018

INFO 80

Der Aufmerksamkeitsscheinwerfer II: Wie wirkt sich die Aufmerksamkeit auf unsere Körperwahrnehmung aus?

P

1/1

(1) Auch hinsichtlich der Wahrnehmung unseres Körpers funktioniert unsere Aufmerksamkeit wie ein *Scheinwerferlicht*. Wenn Sie z.B. Ihre Aufmerksamkeit auf Ihre Füße richten, nehmen Sie in derselben Zeit nicht bewusst wahr, wo Ihr Kehlkopf sitzt.

(2) Im Fokus Ihrer Aufmerksamkeit können Sie auch *kleinste Veränderungen an Ihrem Körper* wahrnehmen, die Ihnen sonst möglicherweise nicht auffallen. Wenn Sie bewusst auf Ihre Füße oder andere Körperteile achten, dann werden Sie eher und viel schneller Empfindungen erleben, denen Sie an Ihren Füßen ansonsten keine große Beachtung schenken würden.

(3) Viele Prozesse in unserem Körper laufen *ohne unsere bewusste Wahrnehmung* ab, d.h., ohne dass wir ihnen Aufmerksamkeit schenken. In diesem Sinne funktioniert unsere Wahrnehmung auch wie ein Filter. In unserem Körper laufen so viele Dinge innerhalb eines ganz kurzen Zeitfensters ab. Stellen Sie sich einmal vor, sie würden alle diese Dinge bewusst wahrnehmen – zusätzlich zu all den Veränderungen und Reizen aus Ihrer Umgebung – das würde die Verarbeitung in Ihrem Gehirn überfordern.

(4) Wir können unsere Aufmerksamkeit *bewusst lenken*. Häufig wird die Aufmerksamkeit automatisch bzw. unbewusst auf Dinge gesteuert, die für uns bedeutsam sind (wie z.B. beeinträchtigende Körpersymptome). Dennoch können wir unsere Aufmerksamkeit auch willentlich auf etwas richten. Wir können z.B. unsere Aufmerksamkeit bewusst auf bestimmte Körperbereiche oder Empfindungen lenken. Dies hat zur Folge, dass wir diese stärker und deutlicher wahrnehmen.

(5) Vor allem bei langanhaltenden, beeinträchtigenden Körpersymptomen besteht die Gefahr, dass der Aufmerksamkeitsscheinwerfer »einrostet« und sich nur noch auf den eigenen Körper ausrichtet. Damit treten die Körperbeschwerden dauerhaft in den Vordergrund und andere wichtige Dinge können aus dem Aufmerksamkeitsfokus geraten.

© Kleinstäuber • Bleichhardt • Gottschalk • Rief, Therapie-Tools Somatoforme Störungen. Beltz, 2018

AB 81 Der Teufelskreis der Aufmerksamkeit (Prinzip der somatosensorischen Verstärkung) – Ein Beispielfall

P 1/1

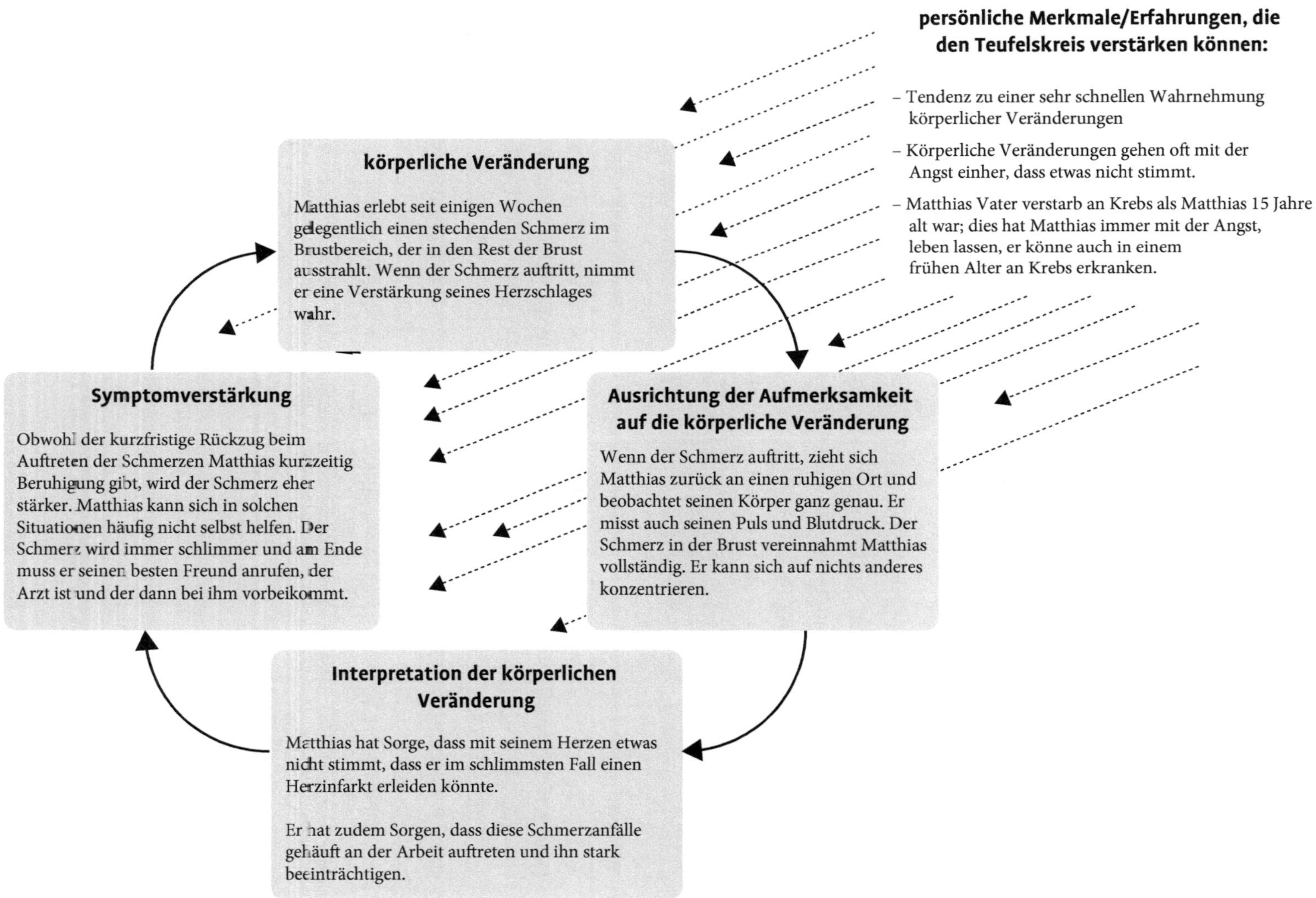

 © Kleinstäuber • Bleichhardt • Gottschalk • Rief, Therapie-Tools Somatoforme Störungen. Beltz, 2018

Der Teufelskreis der Aufmerksamkeit (Prinzip der somatosensorischen Verstärkung) – Zum Selbstausfüllen für den Patienten

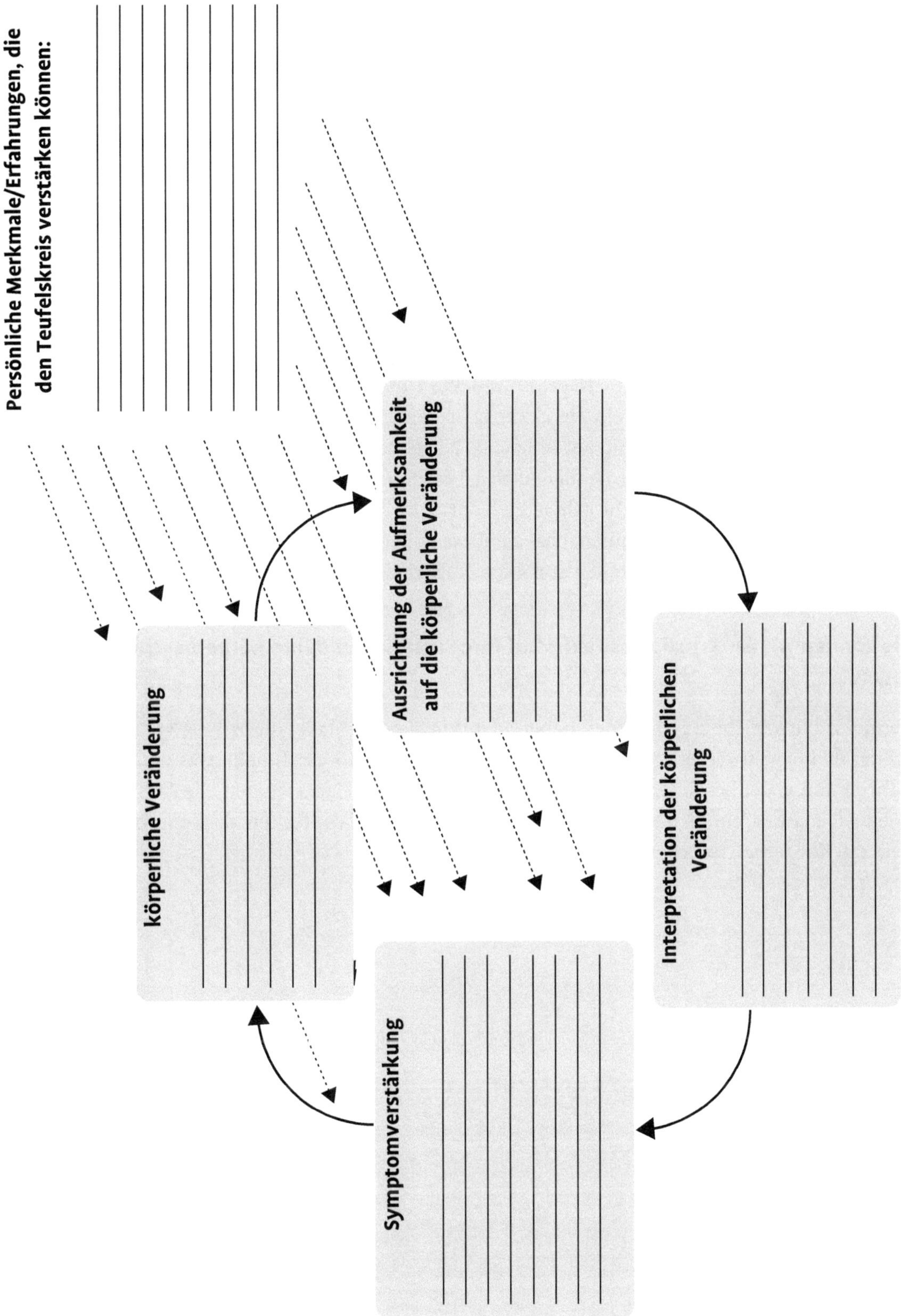

Eine Metapher zur Aufmerksamkeitslenkung: Der Fakir

Kennen Sie den Begriff »Fakir« und dessen Bedeutung? Haben Sie vielleicht sogar schon mal einen Fakir gesehen?

Das Wort »Fakir« stammt aus dem Arabischen und bedeutet »arm« oder »bedürftig«. Unter anderem beschreibt der Begriff einen heimat- und besitzlosen, umherwandernden indischen Asketen, der sich einem streng religiösen Leben verschrieben hat. Um ihre völlige Hingabe zu demonstrieren, vollbringen sie zum Teil bizarre Leistungen. Manche von ihnen haben Weltrekorde aufgestellt wie z.B. »17 Jahre stehen«. Solche Handlungen werden von einem Fakir als Opfer für den jeweiligen Gott gesehen. Durch lange Übung können sich Fakire in besondere psychische und physische Zustände versetzen, in denen sie z.B. übermäßig lange eine bestimmte eingenommene Körperhaltung beibehalten können.

In Europa wurden Fakire durch das sogenannte »Fakirbrett« bekannt. Das Fakirbrett stellt eine Art »Bett« mit großen Nägeln dar. Fakire können sich – ohne Verletzung und ohne sichtlich Schmerz davon zu erleiden – auf diese mit Nägeln bestückte Unterlage legen und sich davon erheben. Zum einen ist dieses Phänomen auf ein einfaches physikalisches Prinzip zurück zu führen, wonach die Gesamtgewichtskraft gleichmäßig auf sehr viele Nägel verteilt wird und eine Wunde daher nahezu ausgeschlossen ist. Dafür müssen genügend Nägel vorhanden sein und das Gewicht des Fakirs niedrig genug sein. Ein weiteres Prinzip besteht jedoch darin, dass Fakire im Rahmen ihrer Mediationspraxis ihre Aufmerksamkeit so gut schulen, dass sie diese andauernd auf einen Punkt richten können und sich somit mit ihrer Aufmerksamkeit von allem außerhalb Liegenden abkehren können.

Wie können wir das Prinzip des Fakirs auf Ihre Situation und Ihre Körperbeschwerden übertragen?

Wenn wir körperliche Beschwerden haben, dann neigen wir dazu, diese im Auge zu behalten. Wir richten den Scheinwerfer der Aufmerksamkeit in unseren Körper hinein, was zu einer verstärkten Wahrnehmung der Beschwerden führt. Durch Übung kann gelernt werden, die Aufmerksamkeit von innen nach außen, auf die Umgebung zu lenken. Dies kann dazu führen, dass zumindest vorübergehend die Körperbeschwerden in den Hintergrund treten.

 © Kleinstäuber • Bleichhardt • Gottschalk • Rief, Therapie-Tools Somatoforme Störungen. Beltz, 2018

Auswirkungen der Aufmerksamkeitslenkung auf die Wahrnehmung körperlicher Veränderungen

Vorbereitung. Bitten Sie Ihren Patienten, sich in eine angenehme Sitzhaltung zu begeben und jegliche Störfaktoren (z.B. Brille, Handy) abzulegen. Es ist empfehlenswert, während der Übung die Augen durchgängig geschlossen zu halten. Ist das für den Patienten unangenehm, kann er sich einen entfernten Punkt im Raum suchen, den er fixiert. Geben Sie dem Patienten einen *etwas schwereren Gegenstand* in die Hand (z.B. leere Tasse oder kleine wassergefüllte Flasche). Instruieren Sie den Patienten, dass er Ihren Instruktionen folgen soll und die Übung einfach auf sich wirken lassen soll. Legen Sie sich eine *Uhr mit Sekundenzeiger* bereit. Es ist empfehlenswert, dass Sie dem Patienten keine Informationen über den Hintergrund der Übung geben. Er soll im Anschluss durch geleitetes Entdecken selbst den Sinn der Übung herleiten.

Instruktion. »Ich möchte Sie heute zu einer kleinen praktischen Übung einladen. Dabei ist es wichtig, dass Sie Ihren rechten Arm mit [dem Gegenstand] in Ihrer Hand waagerecht nach vorne ausstrecken, sobald ich JETZT! sage. Schließen Sie dann auch bitte Ihre Augen. Halten Sie den Arm solange gestreckt und bilden Sie eine Faust um [den Gegenstand], bis ich Ihnen sage, dass Sie ihn wieder ablegen können. Im Laufe der Übung werde ich Sie darum bitten, sich auf bestimmte Dinge zu konzentrieren.

Strecken Sie bitte JETZT Ihren rechten Arm nach vorne und umgreifen Sie fest [den Gegenstand], als würden Sie eine Faust um [den Gegenstand] bilden. *[Der Therapeut achtet auf den Sekundenzeiger seiner Uhr.]* Halten Sie Ihren Arm weiterhin gestreckt... Achten Sie auf die körperliche Anspannung, die notwendig ist, um den Arm in dieser Position zu lassen... Konzentrieren Sie sich voll und ganz auf das Gewicht Ihres rechten Armes ... Achten Sie darauf, wie viel Kraft und Anstrengung es möglicherweise kostet, Ihren Arm gestreckt zu lassen... Konzentrieren Sie sich darauf, wie schwer sich Ihr rechter Arm anfühlt ...Vielleicht spüren Sie auch, wie Ihr Arm aufgrund der Schwerkraft langsam nach unten gezogen wird... *[Achten Sie auf die Uhr, dieser erste Übungsteil sollte 60 Sekunden dauern.]*

Legen Sie Ihren rechten Arm wieder ab und legen Sie den Gegenstand ab. Lockern Sie Ihren Arm und die Hand ruhig ein wenig, um die Anspannung zu lösen. Gleich werden wir die Übung in ähnlicher Form mit dem anderen Arm wiederholen. Nehmen Sie [den Gegenstand] bitte in die linke Hand und strecken Sie bitte JETZT Ihren linken Arm nach vorne aus und umschließen Sie ihn wieder mit Ihrer Hand. Halten Sie Ihre Augen geschlossen... Lenken Sie nun Ihre Aufmerksamkeit auf eine schöne Erinnerung ... Denken Sie vielleicht an eine schöne Situation im Rahmen ihres letzten Urlaubs. Versuchen Sie sich die Situation sehr bildlich vorzustellen... Was können Sie sehen? ... Sind andere Menschen mit Ihnen oder sind Sie allein? ... Gibt es bestimmte Geräusche, die Sie mit der Situation verbinden? Wenn ja, versuchen Sie sich diese vorzustellen. Die Sonne scheint auf Ihre Haut und wärmt Sie... *[Achten Sie auf die Uhr, dieser zweite Übungsteil sollte ebenfalls 60 Sekunden dauern.]*

Legen Sie Ihren linken Arm und Ihre Hand sowie den Gegenstand wieder ab. Lockern Sie ihn ruhig ein wenig, um die Anspannung zu lösen... Öffnen Sie nun bitte wieder Ihre Augen.«

Demonstrationsübung zur Aufmerksamkeitsumlenkung I: Verhaltensexperiment

Auswertung. Die folgenden Fragen können Sie für die Auswertung der Übung mit dem Patienten nutzen und geleitetes Entdecken damit beim Patienten fördern:

(1) Konnten Sie Unterschiede zwischen den beiden Übungsteilen an Ihrem Körper wahrnehmen? Wenn ja, was ist Ihnen aufgefallen?
(2) Können Sie grob schätzen, wie lange die beiden Übungen gedauert haben? Hatten Sie den Eindruck, dass eine der beiden Übungen länger gedauert hat?
(3) Was denken Sie, warum haben wir diese Übung durchgeführt? Welche Schlussfolgerungen können Sie bzgl. Ihrer Körperbeschwerden aus der Übung ziehen?
[Orientiert an Bleichhardt & Weck, 2011.]

 © Kleinstäuber • Bleichhardt • Gottschalk • Rief, Therapie-Tools Somatoforme Störungen. Beltz, 2018

Demonstrationsübung zur Aufmerksamkeitsumlenkung II: Eiswassertest

Vorbereitung

Was benötigen Sie zur Durchführung? Bereiten Sie *zwei Schalen* mit derselben Menge *Wasser* und *Eiswürfeln* vor (es ist empfehlenswert, zwei Schüsseln zu verwenden, damit der Patient später nicht argumentieren kann, dass er im zweiten Übungsteil länger durchgehalten hat, seine Hand im Wasser zu halten, weil das Wasser bereits vom ersten Durchgang erwärmt wurde). Legen Sie ein *Handtuch* bereit. Die Schalen sollten tief und groß genug sein, damit man eine Hand komplett vom Wasser bedeckt hineinhalten kann. Messen Sie mit einem *Thermometer* die Wassertemperatur. Das Wasser sollte eine Temperatur zwischen 4 und 10°C erreichen. Halten Sie auch eine dritte *Schale mit warmen Wasser* oder *Handschuhe* bereit für die Aufwärmung der Hände nach der Übung.

Wie führen Sie den Patienten in die Übung ein? Positionieren Sie die beiden Schalen vor dem Patienten, der sich in Sitzhaltung befinden und ohne Probleme seine Hände in die Wasserschalen halten können sollte. Instruieren Sie den Patienten, dass er Ihren Instruktionen folgen und die Übung einfach auf sich wirken lassen soll. Legen Sie sich eine *Stoppuhr* bereit. Es ist empfehlenswert, dass Sie den Patienten keine Informationen über den Sinn und Hintergrund der Übung geben. Er soll im Anschluss durch geleitetes Entdecken selbst den Sinn der Übung herleiten. Sie sollten ihm lediglich sagen, dass er im Folgenden angeleitet wird, seine Hände in das Wasser zu halten und dass dies etwas unangenehm sein kann. Sie bitten den Patienten jedoch, die Hände so lange wie möglich im Wasser zu halten. Erst wenn die Kälteempfindung in einen Schmerz übergeht, den er als unangenehm erlebt, soll er die Hand aus dem Wasser nehmen. Es ist empfehlenswert, dass der Patient während der Übungen die Augen schließt oder einen entfernten Punkt im Raum fixiert.

Instruktion

»Ich möchte Sie heute zu einer kleinen praktischen Übung einladen. Ich werde Sie im Folgenden bitten, zunächst Ihre rechte und dann Ihre linke Hand in das Wasser in den vor Ihnen stehenden Schüsseln so zu halten, dass Ihre Hand komplett mit Wasser bis zum Ansatz des Handgelenks bedeckt ist. Bitte folgen Sie während der Übung einfach meinen Instruktionen und versuchen Sie die Hand so lange im Wasser zu halten, bis die Kälteempfindung in einen Schmerz übergeht, den Sie als unangenehm erleben. Ich bitte Sie, in der Zeit, wenn Sie Ihre Hand im Wasser positioniert haben, Ihre Augen zu schließen oder einen Punkt im Raum zu fixieren und meinen Instruktionen zu folgen. Sie beenden selbst die folgenden Übungen, indem Sie die Hand aus dem Wasser nehmen, sobald eine Schmerzwahrnehmung erreicht ist, die für Sie unangenehm ist.

Halten Sie bitte JETZT Ihre rechte Hand in die rechte Wasserschale. *[Der Therapeut startet die Stoppuhr]*. Achten Sie darauf, dass Ihre Hand komplett von Wasser bedeckt wird. Schließen Sie Ihre Augen und folgen Sie meiner Instruktion. *[Der Therapeut startet die Stoppuhr, sobald die Hand des Patienten sich komplett im Wasser befindet.]* Halten Sie Ihre Hand im Wasser und spüren Sie bewusst, wie sich die zunehmende Kälte an Ihrer Hand anfühlt... Versuchen Sie, die Hand nicht zu bewegen, halten Sie sie ruhig im Eiswasser ... Machen Sie sich bewusst, an welchen Stellen Ihrer Hand die Kälte sich besonders unangenehm oder intensiv anfühlt ... Wie fühlt sich die Kälte in Ihren Fingerspitzen an? ... Wie fühlt sie sich in den Fingern an? ... Können Sie Unterschiede in der Kältewahrnehmung zwischen Ihren Fingern spüren? Zwischen Daumen und den anderen Fingern? ... Spüren Sie einen

Schmerz in Folge der Kälte in Ihrer Hand?« *[Der Therapeut fährt mit schmerzfokussierenden Fragen fort, bis der Patient die rechte Hand aus dem Wasser nimmt und den ersten Übungsteil beendet, und nimmt dann die Zeit.]*

[Der Patient kann die rechte Hand kurz aufwärmen (z.B. indem er sie in einen Handschuh legt oder sie in warmes Wasser hält). Der Therapeut fährt mit dem zweiten Übungsteil fort. Er wird genauso eingeleitet, wie der erste Teil, nur dass der Patient jetzt die linke Hand in die linke Eiswasserschüssel hält. Anstatt einer schmerzfokussierenden Instruktion gibt der Therapeut dem Patienten jetzt eine ablenkende Instruktion. Der Therapeut startet mit der Aufforderung an den Patienten, die linke Hand ins Wasser zu halten, die Stoppuhr.] »Lenken Sie nun Ihre Aufmerksamkeit auf eine schöne Erinnerung... Denken Sie vielleicht an eine schöne Situation im Rahmen ihres letzten Urlaubs. Versuchen Sie sich die Situation sehr bildlich vorzustellen... Was können Sie sehen? ... Sind andere Menschen mit Ihnen oder sind Sie allein? ... Gibt es bestimmte Geräusche, die Sie mit der Situation verbinden? Wenn ja, versuchen Sie sich diese vorzustellen. Die Sonne scheint auf Ihre Haut und wärmt Sie...« *[Der Therapeut fährt mit den auf das positive Ereignis fokussierenden Fragen fort, bis der Patient die linke Hand aus dem Wasser nimmt und den ersten Übungsteil beendet, und nimmt dann die Zeit. Danach gibt er dem Patienten kurz Zeit, seine Hände aufzuwärmen.]*

Auswertung

Die folgenden Fragen können Sie für die Auswertung der Übung mit dem Patienten nutzen und geleitetes Entdecken damit beim Patienten fördern.

(1) Konnten Sie Unterschiede zwischen den beiden Übungsteilen bzgl. der Wahrnehmungen in Ihren Händen wahrnehmen? Wenn ja, was ist Ihnen aufgefallen?
(2) Können Sie grob schätzen, wie lange Sie jeweils bei beiden Übungen durchgehalten haben, Ihre Hände im Eiswasser zu lassen? Hatten Sie den Eindruck, dass Sie bei einer der beiden Übungen länger durchgehalten haben?
(3) Was denken Sie, warum haben wir diese Übung durchgeführt? Welche Schlussfolgerungen können Sie bzgl. Ihrer Körperbeschwerden aus der Übung ziehen?

 © Kleinstäuber • Bleichhardt • Gottschalk • Rief, Therapie-Tools Somatoforme Störungen. Beltz, 2018

Hilfreiche Selbstinstruktion

Zum Teil kann die Lenkung der Aufmerksamkeit auf die Körperbeschwerden oder ein damit einhergehendes Krankheitsverhalten (z.B. körperabsuchendes Verhalten) hoch automatisiert sein. Dieser Automatismus muss zunächst unterbrochen werden und das kann mit einer hilfreichen Selbstinstruktion geschehen, wie z.B.: »Stopp. Mein Schmerz wird gerade wieder schlimmer und ich gerate in meinen typischen Teufelskreis, mich zurückzuziehen und meinen Körper zu beobachten, um sicher zu gehen, dass alles in Ordnung ist. Ich weiß, dass ich mich jetzt ablenken muss. Ich suche mir eine Strategie von der Liste, die ich mit meinem Therapeuten erarbeitet habe.« Manchen Patienten kann es helfen, – gedanklich oder auch physisch – ein/en Symbol/symbolischen Gegenstand mit dieser Selbstinstruktion zu verbinden, wie z.B. ein STOPP-Zeichen

Liste mit positiven Aktivitäten

Verhaltensstrategien sind für viele Patienten hilfreich für den Einstieg in die Aufmerksamkeitsumlenkung. Sie können zu diesem Zweck die Liste mit positiven Aktivitäten zum Einsatz bringen, z.B. aus den Therapie-Tools zur Depression von Faßbinder und Kollegen (2015). Schauen Sie zunächst nach verhaltensbezogenen Aktivitäten, die dem Patienten Freude bereiten und die zugleich eine gesteigerte Aufmerksamkeit benötigen.

Sportliche Aktivitäten

Sie können bereits im Rahmen der Aufmerksamkeitsumlenkung auf das Thema körperliche Aktivitäten eingehen. Das kann hilfreich sein, wenn bei Ihrem Patienten auch Schon- und Vermeidungsverhalten eine wichtige Rolle spielt. Viele körperliche Aktivitäten helfen sehr gut die Aufmerksamkeit komplett von den Körpersymptomen wegzulenken. Achten Sie darauf, dass Sie nicht zwangsläufig mit Sportaktivitäten einsteigen müssen. Es können auch kleine Übungen gesteigerter Aktivität sein, die sich gut in den Alltag des Patienten integrieren lassen (z.B. Treppen steigen anstatt Fahrstuhl fahren, eine Bushaltestelle vor einem Ziel früher aussteigen und den Rest der Strecke laufen). Wählen Sie Aktivitäten, die wenn möglich die körperlichen Beschwerden des Patienten nicht oder nur geringfügig verstärken. Der Patient kann instruiert werden, während der Übungen bewusst die Aufmerksamkeit auf andere Dinge als den eigenen Körper und die Symptome zu lenken (z.B. kann er sich Musik oder ein Hörbuch während des Gehens anhören).

Soziale Aktivitäten

Viele Patienten berichten, dass insbesondere der soziale Kontakt – z.B. ein Ausflug mit Freunden am Wochenende, ein Spaziergang mit der Freundin, der Besuch des Fitnessstudios mit einem Freund anstatt allein – sehr ablenkend wirken. Insbesondere für Patienten, die sich sozial zurückgezogen haben aufgrund ihrer Körperbeschwerden, können soziale Aktivitäten an diesem Punkt in der Therapie genutzt werden, um die Sozialkontakte des Patienten zu reaktivieren.

© Kleinstäuber • Bleichhardt • Gottschalk • Rief, Therapie-Tools Somatoforme Störungen. Beltz, 2018

Knobelaufgaben/Aktivitäten, für die der Patient viel Aufmerksamkeit benötigt

Knobelaufgaben und konzentrationsreiche Aufgaben, wie z.B. ein Schachspiel, handwerkliche oder Bastelaktivitäten, sind i.d.R. sehr hilfreich für die Ablenkung. Es können auch Kopfrechenaufgaben sein (z.B. der Patient zählt in 7er-Schritten von 1000 rückwärts).

Höraufgaben

Aus der Musiktherapie sind verschiedene Hörübungen bekannt, die sehr gut als Aufmerksamkeitsumlenkungsübung verwendet werden können. Eine klassische Übung ist z.B. das Richtungshören. Der Patient kann sich an einen Ort setzen, wo er möglichst nicht von anderen gestört wird (z.B. auf eine Bank in einen Park). Er schließt die Augen und versucht auf jedes neue Geräusch zu achten, dass er wahrnimmt und versucht die Richtung zu bestimmen, aus der es kommt. Für eine Gruppentherapie bietet es sich an, Szenen, in denen viele verschiedene Geräusche auftreten, aufzunehmen (nur als Audiodatei ohne Bild; z.B. ein Zug fährt am Bahnhof ein, Hafen mit ankommendem Fischkutter). Die Patienten hören sich die Geräuschkulisse and und müssen erraten, um welche Kulisse es sich handelt. Andere Übungen bestehen darin, dass man ein Musikstück oder ein Lied anhört und versucht, verschiedene Instrumente oder Stimmen herauszuhören. Für die Gruppentherapie bietet es sich an, ein »Hörmemory« vorzubereiten, bei dem Sie jeweils immer zwei kleine Gefäße (bei denen man den Inhalt nicht sehen kann) mit einem Gegenstand füllen. Erstellen Sie ca. zehn solcher Gefäßpaare und mischen Sie sie. Die Patienten müssen dann erraten, was sich in den Gefäßen befindet und immer die zwei Gefäße mit gleichem Inhalt finden.

Übungen mit Konzentration auf verschiedene Sinne

Die eigentlich aus der Achtsamkeitstherapie stammenden Übungen, in denen die Aufmerksamkeit auf verschiedene Sinneswahrnehmungen gelenkt wird und diese achtsam wahrgenommen werden, können für die Aufmerksamkeitsumlenkung zweckentfremdet werden. Sie können jegliche Achtsamkeitsübungen verwenden. Besonders eigenen sich Übungen, bei denen ein bestimmtes Nahrungsmittel mit verschiedenen Sinnen erkundet wird (z.B. ein Stück Schokolade) oder ein Achtsamkeitsspaziergang (siehe folgender Abschnitt). Bei körperbezogenen Achtsamkeitsübungen (Aufmerksamkeitsfokussierung auf bestimmte Körperteile) seien Sie bedacht, dass Sie den Patienten nicht überfordern, wenn das Körpersymptom dabei in den Vordergrund tritt.

Ablenkungsspaziergang

Die klassische Achtsamkeitsübung »Wahrnehmungsspaziergang« kann als Ablenkungsübung zweckentfremdet werden. Der Ablenkungsspaziergang wird ausführlich auf AB 87 und AB 88 beschrieben.

Imaginationsübungen

Jegliche Imaginationsübungen können auch eine hilfreiche Ablenkungsstrategie sein, wenn der Patient gute Imaginationsfähigkeiten besitzt. Es kann für den Patienten hilfreich sein, wenn Sie die Instruktion aufnehmen und er sich diese anhören kann.

 © Kleinstäuber • Bleichhardt • Gottschalk • Rief, Therapie-Tools Somatoforme Störungen. Beltz, 2018

Ablenkungsspaziergang – bewusstes Lenken meiner Aufmerksamkeit auf verschiedene Sinne

Im Folgenden möchte ich mit Ihnen ein ca. 15-minütiges Aufmerksamkeitslenkungstraining durchführen. Sie können sich für diese Übung in einem Raum befinden. Umso leichter wird Ihnen das Training aber fallen, wenn Sie raus gehen. Draußen stehen meist viel mehr verschiedene Reize für Ihre Sinne zur Verfügung, auf die Sie Ihre Aufmerksamkeit lenken können.

Ich werde Ihnen im Folgenden verschiedene Fragen zu Ihren Wahrnehmungen stellen. Sie müssen darauf nicht laut antworten, sondern versuchen Sie einfach nur Ihre Aufmerksamkeit auf den entsprechenden Aspekt zu lenken, nach dem ich Sie gerade gefragt habe. Achten Sie darauf, was Sie gerade wahrnehmen können. Solange ich keine Fragen zu den Wahrnehmungen stelle, die Sie sehen können, empfehle ich Ihnen, die Augen zu schließen, da es dann einfacher ist, sich auf andere Sinneswahrnehmungen zu konzentrieren bzw. die Aufmerksamkeit wandern zu lassen.

Wir beginnen dann mit der Übung. Lassen Sie uns mit dem beginnen, was Sie gerade über Ihre **Augen** wahrnehmen können:

- Achten Sie auf das, was Sie sehen! Was fällt Ihnen sofort ins Auge?
- Richten Sie Ihre Aufmerksamkeit auf das, was Sie erst bei genauerer Betrachtung wahrnehmen.
- Richten Sie Ihre Aufmerksamkeit auf die Farben, die Sie wahrnehmen.
- Konzentrieren Sie sich darauf, wie sich Gegenstände im Licht von denen, die im Schatten liegen, unterscheiden.
- Achten Sie darauf, ob Ihr Blick ruhig ist oder Ihre Augen hin und her wandern.
- Konzentrieren Sie sich auf die Ränder Ihres Blickfelds, dann auf das Zentrum.
- Achten Sie auf das scharfe Sehen in der Nähe und das verschwommene Sehen in der Ferne.

Lassen Sie uns nun fortfahren, was Sie gerade über Ihre **Ohren** wahrnehmen können:

- Achten Sie auf das, was Sie hören: Was hören Sie zu allererst?
- Konzentrieren Sie sich darauf, was Sie am deutlichsten hören.
- Achten Sie darauf, woher die Geräusche kommen. Wie weit sind sie entfernt?
- Konzentrieren Sie sich auf die Vielfalt der Geräusche, die Sie umgeben. Wenn Sie sich eine Weile konzentrieren, was kommt hinzu? Lenken Sie die Aufmerksamkeit auf bestimmte Geräusche, z.B. menschliche oder elektronische Geräusche.
- Bedecken Sie Ihre Ohren mit den Händen und konzentrieren Sie sich darauf, was Sie in Ihren zugehaltenen Ohren wahrnehmen.
- Konzentrieren Sie sich dann eine kleine Weile nur auf ein Geräusch (z.B. entfernten Verkehrslärm).

Lassen Sie uns nun fortfahren, was Sie gerade über Ihre **Nase** wahrnehmen können:

- Achten Sie auf das, was Sie riechen! Konzentrieren Sie sich auf Gerüche in Ihrer Umgebung und die Luft, die Sie ein- und ausatmen.
- Versuchen Sie auf die wechselnden Gerüche in Ihrer Umgebung zu achten.
- Konzentrieren Sie sich darauf, wie Sie die Atemluft empfinden – kühl oder warm, schwer oder leicht, frisch oder schon abgestanden?
- Wenn möglich, riechen Sie an verschiedenen Gegenständen im Freien oder im Raum (z.B. Grasbüschel, Baumrinde, Laub, Erde usw.).

Ablenkungsspaziergang – bewusstes Lenken meiner Aufmerksamkeit auf verschiedene Sinne

Lassen Sie uns nun fortfahren, was Sie gerade über Ihre **Haut** wahrnehmen können:

- Achten Sie auf das, was Sie tasten, was Sie mit Ihrer Haut spüren können.
- Berühren Sie verschiedene Dinge in Ihrer Nähe (z.B. Baumrinde, Bank, Geländer, Gras usw.) und konzentrieren Sie sich darauf, wie sich die Dinge anfühlen. Fühlen sie sich glatt oder rau, kalt oder warm, weich oder hart, schmeichelnd oder abweisend an?
- Wenn möglich, tasten Sie nicht nur mit Ihren Händen, der ganze Körper kann Tastempfindungen wahrnehmen. Besonders empfindsam sind auch die Lippen und die Füße.
- Richten Sie Ihre Aufmerksamkeit auf die verschiedenen Erfahrungen, die Sie beim Betasten verschiedener Gegenstände machen.

Wenn es die Witterungsbedingungen zulassen, legen Sie sich ins weiche Gras oder auf einen beliebigen anderen Untergrund (z.B. im Zimmer auf den Teppich oder Fußboden oder auf eine Couch) oder setzen Sie sich auf eine Bank oder einen Stuhl. Versuchen Sie mit Ihrem Tastsinn möglichst Ihren ganzen Körper zu erfühlen und richten Sie Ihre Aufmerksamkeit auf das, was Sie wahrnehmen.

 © Kleinstäuber • Bleichhardt • Gottschalk • Rief, Therapie-Tools Somatoforme Störungen. Beltz, 2018

Ablenkungsspaziergang – Protokoll

Wann habe ich die Übung durchgeführt?	Worauf konnte ich meine Aufmerksamkeit besonders gut richten?	Wie war das Ausmaß meiner körperlichen Beschwerden 0 (nicht vorhanden) – 10 (sehr stark ausgeprägt)	Folgende Schwierigkeiten habe ich bei der Durchführung der Übung erlebt...

© Kleinstäuber • Bleichhardt • Gottschalk • Rief, Therapie-Tools Somatoforme Störungen. Beltz, 2018

Meine Aufmerksamkeitslenkungsstrategien & Protokoll zur Aufmerksamkeitslenkung im Alltag

Bitte nehmen Sie sich für jeden Tag der kommenden Woche vor, eine oder auch mehrere Strategien zur Aufmerksamkeitslenkung auszuprobieren. Führen Sie Aktivitäten durch, von denen Sie annehmen, dass Sie durch diese von Ihren körperlichen Beschwerden abgelenkt werden könnten. Versuchen Sie, diese Aktivitäten zu genießen und Ihre Sinne dabei bewusst einzusetzen! Notieren Sie anschließend im Protokoll, mit welchem Erfolg Sie sich von Ihren körperlichen Beschwerden ablenken konnten!

Datum	Strategie zur Aufmerksamkeitsumlenkung?	Welche Sinne habe ich bewusst bei der Übung eingesetzt?	Auswertung 0 = keine Wirkung + = habe es ein bisschen genossen und es hat ein bisschen abgelenkt ++ = habe es sehr genossen und dabei meine Beschwerden vergessen

 © Kleinstäuber • Bleichhardt • Gottschalk • Rief, Therapie-Tools Somatoforme Störungen. Beltz, 2018

Körperreise zur Übung der bewertungsfreien Wahrnehmung von körperlichen Veränderungen und damit einhergehenden Bewertungen und Gefühlen

Instruktion vor der Übung. »Heute möchte ich mit Ihnen eine Übung durchführen, in der wir, anstatt die Aufmerksamkeit bewusst von Ihrem Körper wegzulenken, uns bewusst auf Ihre körperlichen Wahrnehmungen konzentrieren. Das heißt, es wird darum gehen, den Körper bewusst wahrzunehmen. Dabei möchte ich Ihnen jedoch helfen, besser mit den wenig hilfreichen Gedanken und negativen Gefühlen im Zusammenhang mit Ihrem Körper umzugehen. Ich möchte dazu mit Ihnen eine sogenannte »Körperreise« durchführen, bei der ich Sie instruieren werde, Ihre Aufmerksamkeit schrittweise auf verschiedene Körperteile zu lenken und bewusst zu beobachten, was Sie dabei wahrnehmen können. Ich werde versuchen, Ihnen zu helfen, Ihre körperlichen Empfindungen nur neutral und ohne Bewertung wahrzunehmen – wir nennen das auch bewertungsfreie Wahrnehmung. Es wird automatisch passieren, dass negative Gedanken und Gefühle bei Ihnen zu den körperlichen Wahrnehmungen aufkommen; das ist nicht schlimm. Registrieren Sie einfach, was mit Ihnen passiert. Vielleicht können Sie diese Gedanken und Gefühle versuchen vorüberziehen zu lassen wie Wolken. Ich werde Ihnen dazu Hilfestellungen geben.«

Instruktion zur Durchführung der Übung. »Und nun nehmen Sie eine bequeme Sitzhaltung ein, in der Sie eine Weile ohne Schwierigkeiten verweilen können. Achten Sie darauf, dass die Füße flach auf dem Boden aufliegen, ... dass der Rücken angelehnt ist... und Sie so bequem eine längere Zeit sitzen können. Die Hände können Sie auf die Armlehnen oder auf die Oberschenkel legen. Schließen Sie die Augen, oder fixieren Sie mit den Augen einen festen Punkt im Raum. Nehmen Sie sich nun in den folgenden 20 Minuten die Zeit, etwas für sich zu tun... und sich zu entspannen und Kraft zu tanken. Lassen Sie die Muskeln locker. Atmen Sie einmal tief ein *[tiefes hörbares Einatmen]* und wieder aus *[hörbares langes Ausatmen]* und lassen Sie dabei all die Anspannung, die sich im Laufe des Tages angesammelt hat, los ... soweit das geht ... *[5 s Pause.]*

Ich möchte nun mit Ihnen eine kleine gedankliche Reise durch Ihren Körper unternehmen. Dabei können einige körperliche Empfindungen auftreten, die aber alle harmlos sind. Es kann sein, dass Ihnen Gedanken in den Kopf kommen... Diese Gedanken dürfen da sein... Versuchen Sie diese jedoch nicht zu analysieren oder zu bewerten. Zwischendurch stelle ich Ihnen ab und zu eine Frage. Sie brauchen Sie aber nicht laut zu beantworten. Ihre innere Reaktion stellt bereits die Antwort da. Konzentrieren Sie sich nun auf Ihre Atmung ... Versuchen Sie wahrzunehmen, wie die Luft durch Ihre Nase einströmt, in Ihre Lunge gelangt und schließlich wieder ausströmt. *[Pause ca. 5 s]* Versuchen Sie, genau auf Ihre Empfindungen an der Nase zu achten. ... Vielleicht bemerken Sie, wie beim Einatmen ein eher kühler Lufthauch an der Nase zu spüren ist. *[Pause ca. 5 s]* Und vielleicht bemerken Sie auch, dass beim Ausatmen eher wärmere Luft Ihren Körper verlässt. *[Pause ca. 5 s]* Versuchen Sie, in dieser Genauigkeit auf alle Empfindungen an und in Ihrer Nase zu achten... Was spüren Sie am rechten Nasenflügel, was am linken und was an der Trennwand dazwischen?

Dann gehen Sie jetzt in den Modus des nicht bewertenden Wahrnehmens *[Pause ca. 5 s]* Versuchen Sie jetzt nicht mehr, den Atem bewusst zu verlangsamen oder zu vertiefen. Beobachten Sie ihn jetzt einfach, ohne ihn zu kontrollieren ... Wenn Sie wollen, sagen Sie innerlich zu sich beim Einatmen »ein« und beim Ausatmen »aus« und versuchen Sie sich dabei aber vor allem auf die körperliche Empfindung des Atems zu konzentrieren. *[Pause ca. 20 s]* Wenn Sie merken, dass Sie abschweifen oder Ihnen

© Kleinstäuber • Bleichhardt • Gottschalk • Rief, Therapie-Tools Somatoforme Störungen. Beltz, 2018

andere Gedanken durch den Kopf gehen, machen Sie sich eine kurze mentale Notiz »abgeschweift« oder »Gedanken« und führen Sie Ihre Aufmerksamkeit wieder liebevoll zurück zum Atem... Wenn Sie beginnen, sich darüber zu ärgern, dass Sie immer wieder abschweifen, machen Sie sich ebenfalls eine mentale Notiz, wie »Ah, da ist Ärger« oder einfach nur »Ärger« und kehren wieder liebevoll zurück zur Betrachtung Ihres Atems... Auch wenn Sie Geräusche hören oder Körperempfindungen haben, nehmen Sie diese achtsam wahr und kehren Sie zur Übung zurück. Das Zurückholen, wenn man abgeschweift ist, ist der Kern der Übung... Wir üben das jetzt mal eine gute Minute. *[Pause ca. 1 Min]* Lösen Sie sich jetzt mit Ihrer Aufmerksamkeit vom Atem.

Begeben Sie sich nun weiter auf Ihrer Körperreise und wandern Sie mit Ihrer Aufmerksamkeit zu Ihrem Rücken. *[Pause ca. 5 s]* Achten Sie genau darauf, an welcher Stelle Ihr Rücken Kontakt mit der Stuhllehne hat... Spüren Sie den Druck an Ihrem Rücken? Spüren Sie vielleicht auch Wärme, Kälte oder ein leichtes Kribbeln? Versuchen Sie, genau auf Ihre Empfindungen in Ihrem Rücken zu achten, Sie zu beschreiben... ohne zu analysieren oder zu bewerten. *[Pause ca. 5 s]* Dabei kann es sein, dass Sie Ihre Empfindungen bewerten oder ein negatives Gefühl haben… das darf sein… aber versuchen Sie Ihre Gedanken und Gefühle vorüberziehen zu lassen wie Wolken. Ohne zu analysieren oder zu bewerten. *[Pause ca. 5 s]*

Wenn Sie dann soweit sind, gehen Sie in Gedanken nun weiter und zwar zu Ihrem Gesäß und Ihren Oberschenkeln. *[Pause ca. 5 s]* Achten Sie einmal ganz bewusst darauf, was Sie hier spüren *[Pause ca. 5 s]* Spüren Sie diese Empfindungen einmal ganz bewusst. Beschreiben Sie diese mit ein paar kurzen Worten. *[Pause ca. 5 s]* Dabei kann es sein, dass Sie Ihre Empfindungen bewerten oder ein negatives Gefühl haben… das darf sein… aber versuchen Sie Ihre Gedanken und Gefühle vorüberziehen zu lassen wie Wolken. Ohne zu analysieren oder zu bewerten. *[Pause ca. 5 s]*

Versuchen Sie nun, mit Ihrer Aufmerksamkeit weiter nach unten, die Beine entlang, zu Ihren Füßen zu wandern. *[Pause ca. 5 s]* Achten Sie einmal ganz bewusst darauf, was Sie hier spüren. *[Pause ca. 15 s]* Spüren Sie diese Empfindungen einmal ganz bewusst. *[Pause ca. 5 s]* Gibt es Unterschiede zwischen Ihrem linken und rechten Fuß? *[Pause ca. 5 s]* Spüren Sie diese Empfindungen einmal ganz bewusst… und versuchen Sie dann, diese mit ein paar kurzen Stichwörtern zu beschreiben… ohne zu analysieren oder zu bewerten. Dabei kann es sein, dass Sie Ihre Empfindungen bewerten oder ein negatives Gefühl haben… das darf sein… aber versuchen Sie Ihre Gedanken und Gefühle vorüberziehen zu lassen wie Wolken. Ohne zu analysieren oder zu bewerten *[Pause ca. 5 s]*.

Machen Sie nun einen großen Sprung auf Ihrer Körperreise von Ihren Füßen hinauf zu Ihrem Hals, genauer gesagt zu Ihrem Kehlkopf. *[Pause ca. 5 s]* Achten Sie einmal ganz bewusst darauf, was Sie hier spüren. [*Pause ca. 5 s]* Versuchen Sie, die Oberfläche, die Beschaffenheit Ihres Kehlkopfes zu erspüren, ohne zu analysieren oder zu bewerten. *[Pause ca. 5 s]* Achten Sie so genau wie möglich auf alle Empfindungen, die Sie an und in Ihrem Kehlkopf wahrnehmen können.

Wenn Sie dann soweit sind, können Sie vielleicht noch einen Schritt weiter gehen und einmal beobachten, welche Gedanken Ihnen durch den Kopf gehen... Was ist der nächste Gedanke, der Ihnen durch den Kopf geht? *[Pause ca. 10 s]* Vielleicht können Sie auch wahrnehmen, was für Ziele oder auch Handlungsimpulse bei Ihnen gerade aktiviert sind... Was würden Sie jetzt gerne tun? *[Pause ca. 10 s]*

Und letztlich können Sie jetzt einmal spüren, was für Gefühle und Stimmungen bei Ihnen gerade vorhanden sind. *[Pause ca. 5 s]* Versuchen Sie die Gefühle, die Sie bei sich wahrnehmen können, einmal kurz zu benennen ... Vielleicht können Sie auch einmal üben, die Intensität der Gefühle, die Sie gerade wahrnehmen, auf einer Skala von 0 bis 10 einzuschätzen, z. B. »Ah, da ist Besorgtheit, und die

 © Kleinstäuber • Bleichhardt • Gottschalk • Rief, Therapie-Tools Somatoforme Störungen. Beltz, 2018

liegt gerade ungefähr bei 8, usw.« ... Vielleicht können Sie dann auch noch einmal genauer schauen, in welchen Körperempfindungen sich dieses Gefühl niederschlägt... Zum Abschluss gehen Sie noch einmal zu Ihren Gefühlen und schauen, ob Sie wirklich alles wahrgenommen und benannt haben, was bei Ihnen gerade an Stimmungen und Gefühlen aktiviert ist *[Pause ca. 15 s]*.

Verlassen Sie in Gedanken nun Ihren Kehlkopf und wandern Sie mit Ihrer Aufmerksamkeit noch einmal zu Ihrer Nase, dem Startpunkt Ihrer kleinen Körperreise. *[Pause ca. 5 s]* Atmen Sie ruhig und gleichmäßig. Achten Sie wieder darauf, wie kühlere Luft in Ihre Nase einströmt und wärmere Luft wieder hinausströmt. *[Pause ca. 5 s]* Versuchen Sie noch einmal auf alles zu achten, was Sie im Zusammenhang mit Ihrer Atmung an Ihrer Nase wahrnehmen können.

Schließen Sie nun allmählich Ihre kleine Körperreise ab und kehren Sie in Gedanken zurück in diesen Raum. *[Pause ca. 5 s]* Recken und strecken Sie sich wie eine Katze und atmen Sie einige Male tief ein und aus. *[Pause ca. 5 s]* Zählen Sie in Gedanken von 5 nach 1, und öffnen Sie bei 1 wieder Ihre Augen!«

Ergänzende Instruktion zu individuellen Körperbeschwerden des Patienten. Sie können die Körperreise mit bewertungsfreier Wahrnehmung, wie oben beschrieben, in einem nächsten Schritt ergänzen um die individuellen Körperbeschwerden des Patienten:

»Versuchen Sie nun an Ihre körperlichen Empfindung zu denken, an ____________________ *[Pause ca. 5 s]*. Versuchen Sie, genau auf Ihre Empfindungen Ihrer Beschwerde zu achten, Sie zu beschreiben ... ohne zu analysieren oder zu bewerten. Vielleicht können Sie auch einmal üben, die Intensität der Empfindung auf einer Skala von 0 bis 10 einzuschätzen. *[Pause ca. 5 s]* Wenn Sie merken, dass Sie abschweifen oder Ihnen andere Gedanken durch den Kopf gehen, machen Sie sich eine kurze mentale Notiz »abgeschweift« oder »Gedanke« und führen Sie Ihre Aufmerksamkeit wieder liebevoll zurück zu Ihrer körperlichen Empfindung ... Das Zurückholen, wenn man abgeschweift ist, ist der Kern der Übung. *[Pause ca. 20 s]* Dabei kann es sein, dass Sie Ihre Empfindungen bewerten oder negative Gedanken oder ein negatives Gefühl haben ... das darf sein ... versuchen Sie Ihre körperliche Empfindung, Gedanken und Gefühle vorüberziehen zu lassen wie Wolken. Ohne zu analysieren oder zu bewerten *[Pause ca. 20 s]*.

Versuchen Sie nun an die Gedanken zu denken, die kommen, wenn sie diese körperliche Empfindung haben, z.B. ____________________ *[Pause ca. 5 s]*. Versuchen Sie, die Gedanken kommen zu lassen und genau auf sie zu achten, diese zu beschreiben ... ohne zu analysieren oder zu bewerten. Vielleicht können Sie auch die Intensität der Gedanken auf einer Skala von 0 bis 10 einschätzen ... Wenn Sie merken, dass Sie abschweifen oder Ihnen andere Gedanken durch den Kopf gehen, machen Sie sich eine kurze mentale Notiz »abgeschweift« oder »Gedanke« und führen Sie Ihre Aufmerksamkeit wieder liebevoll zurück zu den Gedanken über ihre körperliche Empfindung. *[Pause ca. 20 s]* Dabei kann es sein, dass Sie Ihre Gedanken bewerten oder ein negatives Gefühl haben ... das darf sein ... versuchen Sie Ihre Gedanken, Gefühle und körperlichen Empfindungen vorüberziehen zu lassen wie Wolken. Ohne zu analysieren oder zu bewerten *[Pause ca. 20 s]*.

Versuchen Sie nun an die Gefühle zu denken, die kommen, wenn sie diese körperliche Empfindung haben oder die der körperlichen Empfindung vorweg gehen z.B. ____________________ *[Pause ca. 5 s]* Versuchen Sie, die Gefühle kommen zu lassen und genau auf sie zu achten, diese zu beschreiben ... ohne zu analysieren oder zu bewerten. Vielleicht können Sie auch einmal üben, die Intensität der

Gefühle, die Sie gerade wahrnehmen, auf einer Skala von 0 bis 10 einzuschätzen… Wenn Sie merken, dass Sie abschweifen oder Ihnen andere Gedanken durch den Kopf gehen, machen Sie sich eine kurze mentale Notiz »abgeschweift« oder »Gedanke« und führen Sie Ihre Aufmerksamkeit wieder liebevoll zurück zu den Gefühlen, die mit ihren körperlichen Empfindung einhergehen. *[Pause ca. 20 s]* Dabei kann es sein, dass Sie Ihre Gefühle bewerten oder einen negativen Gedanken haben… das darf sein… versuchen Sie Ihre Gefühle, Gedanken und körperlichen Empfindungen vorüberziehen zu lassen wie Wolken. Ohne zu analysieren oder zu bewerten *[Pause ca. 20 s]*.

Zum Abschluss gehen Sie noch einmal zu ihrer körperlichen Beschwerde, den Gedanken und den Gefühlen, und schauen, ob Sie wirklich alles wahrgenommen und benannt haben, was bei Ihnen gerade an Stimmungen und Gefühlen aktiviert ist *[Pause ca. 15-30 s]*.«

© Kleinstäuber • Bleichhardt • Gottschalk • Rief, Therapie-Tools Somatoforme Störungen. Beltz, 2018

8 Krankheitsverhalten

8.1 Hintergrund und Einführung

Dysfunktionale Krankheitsverhaltensweisen sind ein sehr weites Feld bei somatoformen Patienten. Das augenscheinlichste Beispiel dafür sind sicherlich die Arztbesuche, auf die im Kapitel 4 (Die frustrierende Suche nach Erklärungen – Erwartungen an die Therapie und Behandlungsziele) bereits hingewiesen wurde. Aber nicht jeder somatoforme Patient geht zu häufig zu Ärzten oder drängt auf (vermutlich unwirksame) Behandlungen. Sich zu schonen, sich überzubelasten, sehr häufig den Körper zu kontrollieren oder ständig im Internet zu recherchieren, sind andere typische Verhaltensweisen dieses Klientels. Entsprechend der Fülle ungünstiger Verhaltensweisen bei dem Störungsbild enthält dieses Kapitel eine breite Palette an Arbeitsblättern.

8.2 Arbeitsmaterialien

- **INFO 91** *Krankheitsverhalten* (T). Das Informationsblatt versucht, anhand der Vorstellung, selbst jahrelang durch Schmerzen eingeschränkt zu sein, abzuleiten, welche (dysfunktionalen) Verhaltensweisen sich möglicherweise auch bei uns entwickeln könnten. Viele davon sind gewissermaßen eine »natürliche« Folge und man muss sich eher bemüht davon abhalten, dass sich übermäßige Schonung und anderes Krankheitsverhalten einstellt.
- **AB 92** *Interview zum Krankheitsverhalten* (T). Da Krankheitsverhalten sehr individuell ist, bietet dieses Arbeitsblatt eine gute Möglichkeit, die ganze Bandbreite davon zu erfassen. Das vorangestellte Informationsblatt 91 erläutert dabei die verschiedenen Bereiche des Verhaltens:
  (1) häufige Arztbesuche
  (2) alternative Heilmethoden
  (3) Schonung & Vermeidung – Verkleinerung des Bewegungsradius
  (4) Schonverhalten – Veränderung von Bewegungsabläufen und Tätigkeiten
  (5) Sicherheitsverhalten – Glücksbringer und andere Sicherheitssymbole
  (6) Vermeidung bei gastrointestinalen Beschweren
  (7) Gesprächsverhalten
  (8) Body Checking
  (9) verstärkte Suche nach/Vermeidung von Gesundheitsinformationen
  (10) Durchhalteverhalten
  So verschieden all diese Verhaltensweisen sind – ihnen unterliegt der gleiche Mechanismus: Es bestehen grundsätzlich kurzfristig angenehme, langfristig ungünstige Konsequenzen. Deshalb sei schon jetzt auf die universell einsetzbaren AB 104 (Konsequenzen von Krankheitsverhalten allgemein) und AB 105 (Konsequenzen aus einer Verminderung von Krankheitsverhalten) hingewiesen, deren Grundlage jeweils ein Vier-Felder-Schema zur Konsequenzanalyse ist.
- **AB 93** *Einführung ins Schonverhalten, Teil 1: Der Knochenbruch* (P). Erfahrungsgemäß ist das Schonverhalten etwas einfacher mit Patienten zu hinterfragen als die meisten anderen Krankheitsverhaltensweisen. Deshalb beschäftigen sich die nächsten Materialen ausführlich damit. AB 93 möchte Patienten am Beispiel des Knochenbruchs erklären, dass Schonung manchmal notwendig ist, um eine Heilung zu ermöglichen. Danach werden die Patienten gebeten, die Ge-

meinsamkeiten und Unterschiede des Knochenbruchs mit ihren körperlichen Beschwerden zusammenzustellen.

- **INFO 94** *Einführung ins Schonverhalten, Teil 2: Chronische Beschwerden sind leider kein Knochenbruch* (P). Daran anschließend wird auf dem Informationsblatt sozusagen die »Auflösung« vermittelt. Die zentralen Botschaften des Blattes sind: Körperliche Missempfindungen können ihre Warnfunktion verlieren. Schonung führt in diesem Fall nicht mehr zu einer Heilung und hat deshalb seinen Sinn verloren.
- **INFO 95** *Information zum Schonverhalten* (P). Das Informationsblatt gibt noch einmal einen Überblick zu den kurz- und langfristigen Konsequenzen und erläutert, warum es zu einer Verschlechterung der Gesamtverfassung kommt.
- **AB 96** *Ihr persönliches Schonverhalten* (P). Nach diesem psychoedukativen Teil wird Patienten dann mittels AB 96 die Möglichkeit gegeben, selbst zu überlegen, wie ihr Schonverhalten aussieht. Danach sollen Gründe für und gegen dieses notiert werden.
- **AB 97** *Schonverhalten verändern* (P). Mögliche Verhaltensänderungen werden dann mit AB 97 eingeleitet. Patienten dürfen hier, ohne sich bereits entscheiden zu müssen, reflektieren, was passieren würde, wenn sie sich für eine begrenzte Zeit weniger schonen würden. Mit der Frage »Wären Sie Ihr eigener persönlicher Lebensberater, was würden Sie sich selbst für die nächsten sieben Tage raten?« wird dann versucht, die Patienten zu einem Verhaltensexperiment zur Verminderung von Schonverhalten zu motivieren.
- **INFO 98** *Den Blick in die Ferne richten* (P). Dieses Informationsblatt soll viel Verständnis dafür signalisieren, dass man zwar eine Verhaltensänderung eingesehen und sich dafür entschieden hat, diese aber dennoch »aufgrund des inneren Schweinehunds« nur mühsam umsetzen kann. Dazu wird auf den psychologischen Mechanismus des »Belohnungsaufschub« verwiesen, zuerst formuliert von Walter Mischel in den 1960ern: Es gehört viel psychische Kraft dazu, sich im Sinne langfristig positiver (anstelle von kurzfristig positiven) Konsequenzen zu verhalten. Auch wenn auf dem Informationsblatt Schonverhalten als Beispiel verwendet wird, ist auch dieses Material sehr universell einsetzbar.
- **AB 99** *Arztbesuche und ähnliche Behandlungsbemühungen – Investitionen* (P). In den Bereich »Arztbesuche« soll dieses Arbeitsblatt einleiten. Mithilfe einer Rechenaufgabe wird versucht zu ermitteln, wie viele (zig, hunderte) Stunden somatoforme Patienten schon im Kontext von Arztbesuchen verbracht haben. Dabei wird zunächst ermittelt, wie viele Stunden die Patienten in den vergangenen vier Wochen damit verbracht haben. Dann wird im Dreisatz geschlossen auf die gesamte Leidensgeschichte. Selbstverständlich handelt es sich um eine äußerst grobe Rechnung. Gerne können die Patienten ihre eigene Art von Berechnung anstellen, wenn sie denken, dass diese repräsentativer ist. Es sollte aber möglichst zunächst ein Zeitraum abgeschätzt werden, an den sich die Patienten gut erinnern (wie in der Vorgabe vier Wochen).
- **INFO 100** *Arztbesuche hinterfragen* (P). Allgemeine Informationen zu den Grenzen von Arztkonsultationen sowie zwei Tipps werden auf diesem Informationsblatt vermittelt. Es wird erläutert, dass es keinen perfekten Weg für den Umgang mit Arztbesuchen gibt. Die zwei abschließenden Tipps lauten:
  (1) Versuchen Sie zeitkontingent, nicht symptom- (oder angst-)kontingent zum Arzt zu gehen.
  (2) Versuchen Sie Ihr Bedürfnis zum Arzt zu gehen zunächst noch eine gewisse Zeit auszuhalten, bevor Sie dies umsetzen.
- **AB 101** *Arztbesuche reflektieren, Teil 1* (P). Dieses Arbeitsblatt dient dazu zu explorieren, was die Hoffnungen waren, die die Patienten mit ihren bisherigen Arztkonsultationen verbinden.
- **AB 102** *Arztbesuche reflektieren, Teil 2* (P). Im daran anschließenden Arbeitsblatt wird dann erfragt, welche dieser Hoffnungen erfüllt wurden und welche nicht. Abschließend wird formuliert,

dass die Beschäftigung mit diesem Thema zu Traurigkeit führen kann, und dass eine jahrelange Geschichte von frustrierenden Behandlern sogar Depressionen begünstigt.

- **AB 103** *Einen anderen Weg mit Arztbesuchen finden* (P). Als Ergebnis der Reflexionsarbeit, ggf. unterstützt durch die ABs 99-102, kann dann auf AB 103 ein Entschluss formuliert werden, mit Arztbesuchen in Zukunft anders umzugehen, und wenn ja, wie. Um einen solchen Entschluss zu konsolidieren, wird abschließend eingeschätzt, wie wichtig den Patienten diese Veränderung ist und wie sicher sie sich sind, diese auch umzusetzen. Bei Kreuzchen im linken Skalenbereich sollten von Therapeuten die Schwierigkeiten aktiv angesprochen werden.
- **AB 104** *Konsequenzen von Krankheitsverhalten allgemein* (P). Dieses Arbeitsblatt kann für jegliches Krankheitsverhalten eingesetzt werden. In einem Vier-Felder-Schema werden Konsequenzen in den zwei Dimensionen »kurz- vs. langfristig« sowie »positiv vs. negativ« gegenübergestellt. Handelt es sich tatsächlich um Krankheitsverhalten und hat der Patient die Tabelle sorgfältig bearbeitet, findet sich hier stets die Kombination von kurzfristig positiven und langfristig negativen Konsequenzen. Die Schwierigkeit einer Verhaltensänderung bei diesem Konsequenz-Schema wurde auf INFO 98 bereits ausführlich und mit dem Hinweis auf viel Verständnis für den Patienten erläutert.
- **AB 105** *Konsequenzen aus einer Verminderung von Krankheitsverhalten* (P). Das Gegenstück zum vorangegangenen Arbeitsblatt ist das Arbeitsblatt 105. Im gleichen Vier-Felder-Schema soll nun umgekehrt notiert werden, was die Konsequenzen einer Verminderung von Krankheitsverhalten wären.
- **AB 106** *Fragebogen Body Checking* (P). Im Folgenden wird der Schwerpunkt »Body Checking«, also das Kontrollieren des Körpers, thematisiert. Auf dem AB sollen Patienten ankreuzen, ob sie verschiedene typische Verhaltensweisen (z. B. Abtasten, Blutdruckmessung, Belastungstests) durchführen. Nicht jeder Patient zeigt diese Verhaltensweisen, deshalb dienen das Interview zum Krankheitsverhalten in diesem Kapitel (siehe AB 92) sowie dieser Fragebogen auch dazu, das Vorhandensein von Body Checking zu explorieren.
- **AB 107** *Verhaltensexperiment Body Checking* (P). Auf diesem Informationsblatt werden Patienten dazu angeleitet, im Sinne einer paradoxen Intervention ihr Kontrollverhalten für einen begrenzten Zeitraum erheblich zu steigern und sich dabei zu beobachten.
- **INFO 108** *Auswertung des Verhaltensexperiments zum Body Checking* (T). Auf die Auswertung dieser Hausaufgabe sollten sich Therapeuten mittels dieses Informationsblattes vorbereiten. Wünschenswerte Ergebnisse sind natürlich, dass sich die Befindlichkeit des Patienten durch dieses Verhaltensexperiment eher verschlechtert hat.
- **INFO 109** *Durchhalteverhalten* (T). Die ABs und INFOs 93 bis 97 setzen sich ausführlich mit dem Schonverhalten auseinander. Neuere Beobachtungen und Untersuchungen zeigen jedoch, dass ein ernstzunehmender Teil der somatoformen Patienten (auch) das Gegenteil von Schonung zeigt, das als »Durchhalteverhalten« bezeichnet wird. Das Informationsblatt 109 erläutert dieses Phänomen, führt Motive für Durchhalteverhalten an und gibt abschließend Tipps zur Exploration, die hier mitunter erschwert sein kann. Wichtig ist, zu wissen, dass Durchhalten oft auch im Wechsel mit Schonung auftritt, also stets ein »Zuviel Desselben« eine Rolle spielt, und in der Therapie eine bessere Balancierung erarbeitet werden sollte.
- **AB 110** *Wochenprotokoll zur Erfassung des Aktivitätenpensums* (P). Dieses Arbeitsblatt bietet eine gute Möglichkeit, Überbelastung zu erkennen. Patienten sollen hier jeden Abend eintragen, was sie tagsüber getan haben. Ruhe-, Entspannungs-, Pausenzeiten sollen unbedingt mit aufgenommen werden.
- **AB 111** *Über- und Unterbelastung* (P). Eine Selbstdiagnose von Durchhalteverhalten mit erster kritischer Reflexion soll dieses Arbeitsblatt ermöglichen. Da sich allerdings eine Reihe von Pati-

enten mit starkem Schonverhalten ebenfalls als Überlaster beschreibt, ist hier Aufmerksamkeit und Flexibilität von Seiten der Therapeuten gefragt. Wenn reine Schoner das Arbeitsblatt ausfüllen, wird dokumentiert, dass es ihnen besser bei geringerer Belastung besser geht. Das wäre dann ein Zeichen dafür, dass Erholung bei diesen Betroffenen sehr gut funktioniert. Letzteres ist eine wichtige Ressource, die man bei den Patienten anerkennen kann. Das Ziel des Arbeitsblattes (Anregung dazu, das Arbeitspensum runter-, das Entspannungsverhalten hochzufahren), wird jedoch nicht erreicht. Es empfiehlt sich deshalb, sich vorher (auch mittels dem Wochenprotokoll auf AB 110) einen Eindruck davon zu bilden, ob Endurance bzw. Durchhalteverhalten vorliegt oder nicht.

- **AB 112** *Vorstellungsübung: Der perfekte Diener* (P). Dieses Arbeitsblatt dient dazu, die Annahmen zur Sinnhaftigkeit von Endurance auf kreative Weise zu erfragen und diskutieren. Patienten sollen sich hier vorstellen, ein »perfekter Diener« nähme ihnen einen Tag lang jegliche Arbeit ab. Auch wenn man zunächst denken sollte, dass es sich dabei um eine sehr schöne Imagination handelt, ist diese Vorstellung einer Reihe von Betroffenen sehr unangenehm. Gründe werden erfragt, eine Verhaltensänderung angeregt.
- **AB 113** *Rechercheverhalten – Fragen Sie Doktor Google* (P). Dieses Arbeitsblatt thematisiert das Recherchieren von Krankheitsinformationen im Internet. Das Arbeitsblatt sollte vom Therapeuten dann eingesetzt werden, wenn er weiß, dass die Patienten viel online recherchieren (dies kann mittels des Interviews zum Krankheitsverhalten auf AB 92 exploriert werden). Patienten können hier entweder ihren letzten Rechercheprozess noch einmal detailliert reflektieren oder das Arbeitsblatt nutzen, um eine Recherche in dem Moment fragenbegleitet durchzuführen.
- **INFO 114** *Informationen und Tipps zum Rechercheverhalten* (P). Dieses Informationsblatt möchte hilfreiche Hinweise zum Umgang mit dem Internet geben. Dabei ist es nicht mehr zeitgemäß, Internetrecherchen per se zu verteufeln. Es wird aber auf die mangelnde Zuverlässigkeit von Quellen und die in Betroffenen-Chatforen sehr selektive Gruppe eingegangen.
- **INFO 115** *Therapeuteninformation: Aufrechterhaltende Faktoren der Krankenrolle* (T). Übergreifend kann mit den Krankheitsverhaltensweisen, die in diesem Kapitel angesprochen werden, das Erleben einer »Krankenrolle« verbunden sein. Die Krankenrolle wird als eine Kombination aus Verpflichtungen und Vorteilen aus einer Erkrankung definiert (Rief & Nanke, 2003). Die Privilegien und positiven Konsequenzen, die sich für eine Person aus ihrem Kranksein ergeben, werden auch als Krankheitsgewinn bezeichnet. Normalerweise ist Therapie erst einmal auf die negativen Konsequenzen der körperlichen Beschwerden ausgerichtet. Zugleich können die positiven Konsequenzen aber natürlich eine aufrechterhaltende Funktion für die Beschwerden übernehmen und es ist von daher wichtig, sie zu thematisieren. Wir möchten an dieser Stelle jedoch betonen, dass dies nur auf einen Teil der Patienten zutrifft und Therapeuten vermeiden sollten, generell immer nach einer »Funktion« bzw. einem Krankheitsgewinn, der hinter den Körperbeschwerden steht, zu suchen. Auf INFO 115 werden dem Therapeuten zunächst Informationen über Faktoren vermittelt, die Krankenrollenverhalten aufrechterhalten können.
- **AB 116** *Schatten- und Lichtseiten des Krankseins* (P/T). Das nachfolgende Arbeitsblatt ist dann als Hilfestellung für den Therapeuten gedacht, das heikle Thema des Krankenrollenverhaltens beim Patienten anzusprechen und mit ihm zu bearbeiten.
- **AB 117** *Exkurs: Rentenbegehren* (P/T). Insbesondere bei Kollegen, die im stationären Setting bzw. der psychosomatischen Rehabilitation arbeiten, wird das Rentenbegehren von Patienten häufig zum Thema. Der Wunsch des Patienten nach frühzeitiger Berentung steht im Interessenskonflikt mit dem Behandlungsauftrag des Therapeuten. Darüber kann der Therapeut, der anstrebt, dem Patienten zu helfen und eine Symptomreduktion bzw. eine Verbesserung im Umgang mit den Beschwerden zu bewirken, in eine schwierige und frustrierende Situation geraten.

Wichtig ist, dass ein offensichtliches Rentenbegehren beim Patienten nicht damit gleichgesetzt werden sollte, dass der Patient psychotherapieresistent ist. Bis Patienten zu dem Punkt gelangen, an dem sie sich für die Beantragung einer Frühberentung entscheiden, durchlaufen sie einen langen Entscheidungsprozess – ähnlich wie die Phasen des Abwägens und Planens vor der eigentlichen Handlung im Rubikon-Modell von Heckhausen und Gollwitzer (1987) oder im transtheoretischen Modell zur intentionalen Verhaltensveränderung von Prochaska und DiClemente (1982). Bis der Rubikon überschritten wird, steht zunächst eine längere Phase der Entscheidungsfindung, die in der Therapie nutzbar gemacht werden kann. Der Therapeut trägt dabei die Rolle, den Patienten in einem Perspektivenwechsel zu unterstützen und die Frühberentung mit all ihren Konsequenzen aus verschiedenen Richtungen zu betrachten.

In dem Fall, dass ein Antrag auf Frühberentung bereits eingereicht und abgelehnt wurde, kann dies von sehr starken, negativen Emotionen auf Patientenseite begleitet sein. Der Patient fühlt sich möglicherweise ungerecht behandelt und will sich jetzt aus seinem Ärger und Ungerechtigkeitserleben heraus sein »Recht erkämpfen«. Auch in diesem Fall hat der Therapeut gute Ansatzpunkte und kann den Patienten darin unterstützen, zunächst emotionale Distanz zu dem Geschehnis aufzubauen, um danach ähnlich, wie zuvor erläutert, einen Perspektivwechsel im Patienten anzustoßen.

Auf AB 117 stellen wir verschiedene Ideen zusammen, wie der Therapeut mit dem Patienten dieses schwierige Thema Rentenbegehren ansprechen und bearbeiten kann. Die auf dem Arbeitsblatt aufgeführten Fragen sollen dem Betroffenen helfen, die Vor- und Nachteile seiner Entscheidung abzuwägen und sich auf einen Perspektivwechsel einzulassen.

Experiment

Stellen Sie sich vor, Sie leiden seit zehn Jahren unter Fußschmerzen. Diese werden von Jahr zu Jahr schlimmer. Voraussichtlich wird sich Ihr Leben auf verschiedenste Weise ändern. Sie werden so laufen, dass Sie dabei möglichst wenig Schmerzen haben. Sie schränken Ihre Unternehmungen ein, weil Sie dabei mehr Fußschmerzen haben als auf dem Sofa. Sie kaufen sich andere Schuhe. Sie besuchen Allgemeinärzte, Orthopäden und Neurologen auf der Suche nach einer Heilung. Sie recherchieren nach Fußkrankheiten. Sie besuchen regelmäßig einen Physiotherapeuten. Sie fragen andere Personen, die sich vielleicht damit auskennen. Vielleicht probieren Sie kreative Heilmethoden aus. Sie versuchen es mit exzessivem Sport.

Es bleibt nicht aus, dass sich ein Leben ändert, wenn Menschen ein chronisches körperliches Leid haben. Die meisten dieser Änderungen sind aber leider häufig problematisch und führen evtl. zu einer weiteren Belastung unserer Patienten. Die Therapie somatoformer Störungen sollte immer auch die Veränderung von Krankheitsverhalten mit einschließen. Insofern sollten Sie für alle relevanten Verhaltensweisen prüfen, ob eine Veränderung möglich ist. Nach einer möglichen Psychoedukation, Motivation und Entschlussbildung der Patienten sollten Sie dann die jeweilige Strategie, gern mit Hilfe der hier vorliegenden Arbeitsblätter zur Verminderung des Krankheitsverhaltens anwenden.

Ob sich ein aus den Beschwerden resultierendes Verhalten verändern lässt, hängt von zweierlei ab: den »objektiven« Begebenheiten und der Entscheidung des Patienten, eine solche Veränderung zu versuchen. Das auf den nächsten Seiten folgende Interview (AB 92 *Interview zum Krankheitsverhalten*) geht ausführlich auf verschiedene Aspekte von Krankheitsverhalten ein, und erfragt auch direkt die jeweils darauf bezogene Beeinträchtigung. Dies soll Ihnen (und natürlich den Patienten) eine Orientierung geben, welches Krankheitsverhalten Sie in die Therapie einbinden. Anhand der vom Patienten erfragten Beeinträchtigung durch das Krankheitsverhalten selbst erhalten Sie bereits einen Eindruck von der Motivationslage bzgl. einer möglichen Veränderung des Verhaltens.

Im Interview finden Sie anhand von zehn nummerierten Fragen alle Formen üblichen Krankheitsverhaltens. Diese werden hier in gleicher Nummerierung noch einmal kurz erläutert, um die Durchführung der Interviews durch die Therapeuten zu erleichtern.

(1) **Häufige Arztbesuche,** das so genannte »Doctor-Hopping«, ist das typischste Krankheitsverhalten. Wenn noch nicht geschehen, sollten Sie spätestens hier die Namen und ggf. Befunde der häufigsten Behandler erfragen. In diese Frage sollte auch die Hoffnung auf verschreibungspflichtige Medikamente eingeschlossen werden. Im Kapitel 4 finden Sie schon viele Informationen über die Motive, die somatoforme Patienten zu Arztkonsultationen veranlassen. Wenn Sie Doctor-Hopping verändern wollen, sollten Sie darüber nähere Kenntnisse bekommen:
   (a) Hoffen die Patienten auf eine Heilung?
   (b) Geht es eher noch darum, von einer Fachperson ernst genommen zu werden für das körperliche Leid?
   (c) Ist dabei das Zuhören oder das Finden einer Diagnose wichtiger?
   (d) Hoffen die Patienten eher auf die Untersuchung und Aussage des Arztes, dass keine Krankheit vorliegt?

 © Kleinstäuber • Bleichhardt • Gottschalk • Rief, Therapie-Tools Somatoforme Störungen. Beltz, 2018

(2) **Alternative Heilmethoden** können je nach Grundeinstellung der Patienten und Chronifizierung der Symptomatik eine größere Rolle einnehmen, auch weil hier nicht erhebliche Summen aus dem eigenen Geldbeutel investiert werden können. Die Motive unterscheiden sich aber nicht wesentlich von denen beim Doctor-Hopping (siehe 1.).

(3) **Schonung & Vermeidung – Verkleinerung des Bewegungsradius.** Einige Patienten machen im Zuge ihrer körperlichen Beschwerden immer weniger Unternehmungen. Gründe dafür können sein, dass eine Bewegung allgemein mit einer kurzfristigen Steigerung der Beschwerden verbunden ist. Demgegenüber ist das Verbleiben im Haus, bzw. »auf dem Sofa«, mit weniger Beschwerden verbunden. Manchmal handelt es sich bei der Einschränkung des Bewegungsradius tatsächlich nur um eine Antizipation negativer Konsequenzen, d. h., die Patienten erwarten vermehrte Beschwerden bei Aktivität, dies muss aber gar nicht eintreten. Ein weiterer Grund, insbesondere für das Verbleiben in der gewohnten Umgebung, sind Ängste, dass andernfalls eine medizinische Hilfe nur schwer erreichbar ist. Deshalb machen viele somatoforme Patienten zum Beispiel keine Urlaubsreisen mehr.

(4) **Schonverhalten – Veränderung von Bewegungsabläufen und Tätigkeiten.** Diese Frage bezieht sich sozusagen auf das entsprechende »Mikro-Verhalten« analog zu Frage 3. Wenn der rechte Fuß schmerzt, wird man vermehrt den linken belasten. Dies führt dann z. B. zu einer Überbelastung des linken Fußes und einer Schiefhaltung der Wirbelsäule, was wiederum weitere Beschwerden verursacht. Einige Patienten benutzen deshalb für die Fortbewegung Hilfsmittel, wie z. B. Krücken oder Rollstühle. Die Vermeidung von Sexualität ist ein intimes, aber sehr konkretes Beispiel für dieses Schonverhalten, aus dem wiederum negative Konsequenzen folgen. Zu diesem Thema finden Sie auch im Kapitel 9 weitere Anleitung. Die Gründe für die Veränderung von Bewegungen und Verminderung bestimmter Tätigkeiten sind die gleichen wie in Punkt 3.

(5) **Sicherheitsverhalten – Glücksbringer und andere Sicherheitssymbole.** Das Mobiltelefon ist ein aus unserer Gesellschaft nicht mehr wegzudenkendes Hilfsmittel. Für somatoforme Patienten wird dieses aber oft zum wichtigsten und übermächtigen Sicherheitssignal, in das möglicherweise auch die Rufnummern von Ärzten, Krankenhäusern und anderen in medizinischen Notfällen wichtigen Einrichtungen eingespeichert sind. Benzodiazepine, Bachblütentropfen oder andere Notfallmedikamente mit unterschiedlichsten Wirkweisen sind weitere typische Beispiele.

(6) **Schonung & Vermeidung bei gastrointestinalen Beschwerden – Einschränkung der Ernährung.** Die meisten somatoformen Patienten mit gastrointestinalen Beschwerden (häufig dann diagnostiziert mit dem sog. Reizmagen- oder Reizdarmsyndrom) vermeiden zunehmend Lebensmittel, die sie mit einer Verstärkung der Beschwerden verknüpfen. Welche dies im Einzelnen sind, ist wieder individuell: fettige Speisen, Nahrungsmittel mit Zucker oder Blähendes, wie z. B. Linsen oder Rohkost. Die Vermeidung kann sich immer mehr ausweiten, so dass die Patienten in ihrer Nahrungswahl erheblich eingeschränkt sind und z. B. keine Restaurants mehr besuchen. Inwieweit es sich bei der Verknüpfung von Beschwerden und Nahrungsmitteln um rein physiologische, ohnehin »schädliche«, konditionierte oder über andere Erwartungseffekte modulierte Effekte handelt, ist schwer zu belegen. Als Grundhaltung empfiehlt sich aber, dass jede ess- und trinkbare Substanz in Maßen nicht ungesund, in der Regel sogar gesund ist.

(7) **Gesprächsverhalten.** Chronische körperliche Beschwerden ändern auch die Art und Weise, wie man mit wem wie lange worüber redet. Wenn diese das Denken und Fühlen bestimmen, ist es

schwer, diese Themen aus Gesprächen herauszuhalten. Einige Patienten beschreiben, dass sie generell weniger reden, um andere nicht mit ihrem Leiden zu belästigen. Bei anderen Patienten nimmt das Sprechen über Beschwerden, von anderen oft auch als Klagen über Beschwerden wahrgenommen, einen großen Raum ein. Motiviert wird dieses Gesprächsverhalten i. d. R. durch eine Hoffnung auf Ermunterung, Lob von Tapferkeit oder Entlastungsangeboten durch die Gesprächspartner. Unter Umständen spielt auch die Beruhigung von Krankheitsängsten, die sogenannte Suche nach Rückversicherung, eine Rolle: Unter Umständen wird direkt nach einer Rückversicherung gefragt (z. B. »Bist du sicher, dass ich damit nicht zum Arzt muss?«). Manchmal ist die Suche nach Beruhigung aber auch subtiler: Betroffene hoffen insgeheim, dass die Gesprächspartner beim ausführlichen Bericht von körperlichen Empfindungen ohnehin entsprechend eines Notfalls reagieren würden, wenn diese die Notwendigkeit sehen. Bleibt das Gegenüber aber ruhig, wird geschlussfolgert, es gäbe keinen Anlass zur Sorge. Für alle Motive bzgl. störungsspezifischem Gesprächsverhalten gilt: Je länger sich das Verhalten chronifiziert, desto seltener werden die Hoffnungen noch erfüllt.

(8) **Body Checking.** Bei diesen Verhaltensweisen geht es um Überprüfungen des Körpers und seiner Vorgänge. Oft steht dies in Verbindung mit Krankheitsängsten, also der Angst, eine ernsthafte Erkrankung zu haben. Zeigen sich bei den Überprüfungen des Körpers keine Neuigkeiten, sind die Betroffenen beruhigt. Finden sich dennoch Auffälligkeiten, werden die Patienten i. d. R. nervös und versuchen z. B., bald wieder einen Arzt aufzusuchen. Auch bei Verhaltensweisen zum Body Checking sind der Fantasie keine Grenzen gesetzt. Die häufigsten Tests sind jedoch: Abtasten der betroffenen Körperregionen, Messen von Blutdruck, Körpertemperatur und Gewicht sowie die genaue Inspektion von Haut, Körperteilen oder Exkrementen.

(9) **Verstärkte Suche nach/Vermeidung von Gesundheitsinformationen.** Eine bequeme Möglichkeit, sich über körperliche Prozesse und Krankheiten zu informieren, ist das Internet. Bei der Gesundheitsrecherche findet man so einiges, allerdings oft nicht wirklich eine Antwort auf die Frage, mit der man die Recherche begann. Nichtsdestotrotz recherchieren viele Betroffene hier, auf der Suche nach einem Krankheitsnamen, nach einem Experten für die jeweiligen Beschwerden oder doch nach der schwer zu findenden Information, dass das, was man hat, nicht durch eine schwere Krankheit verursacht wird. In einigen Fällen stellt sich auch das gegenteilige Verhalten ein: Patienten vermeiden Gesundheitsinformationen weiträumig, weil sie nicht verwirrt oder verunsichert werden wollen.

(10) **Durchhalteverhalten.** Während für viele somatoforme Patienten weiträumiges Schonverhalten typisch ist, gibt es bei einem Subtyp auch das Gegenteil: Betroffene beschäftigen sich ununterbrochen, weil die Beschwerden währenddessen in den Hintergrund treten. Das ist prinzipiell als sehr funktionale Verhaltensweise zu sehen, nimmt jedoch bei dem Subtyp der »Durchhalter« überhand. Hier sind Erholungspausen und »Feierabende« kaum möglich, weil zu diesen Zeitpunkten Beschwerden, je nach vorheriger Belastungsintensität, sehr stark werden können. Oft bewegen sich diese Patienten dann auch von einem Extrem ins andere: Nach längeren Phasen von »Durchpowern« geht danach dann länger »gar nichts mehr«. Somit lassen sich nicht alle Patienten entweder in die Durchhalte- bzw. die Schonungskategorie einordnen, sondern oft wechseln sich beide Extrem-Verhaltensweisen in einem Rhythmus ab.

 © Kleinstäuber • Bleichhardt • Gottschalk • Rief, Therapie-Tools Somatoforme Störungen. Beltz, 2018

So verschieden all diese Verhaltensweisen sind – Ihnen unterliegt der gleiche Mechanismus: Es handelt sich um das bekannte, tückische Muster aus kurzfristig angenehmen, langfristig ungünstigen Konsequenzen. Wenn Sie schon einmal versucht haben, mehr Sport zu machen, sich gesünder zu ernähren oder mit dem Rauchen aufzuhören, dann wissen Sie eigentlich ganz gut, was es heißt, gegen kurzfristig positive Konsequenzen (verhaltenstheoretisch: positive oder negative Verstärkung) anzukämpfen, um irgendwann in der zeitlichen Ferne davon zu profitieren.

Oder nochmal konkret: Auf dem Sofa sitzen ist so viel gemütlicher als draußen durch die Kälte zu joggen. Ihnen ist völlig klar, dass letzteres gesünder ist, aber direkt spürbar und sicher vorhanden ist für Sie das heimelige Sofa. Die mögliche Gesundheitsbesserung können Sie gegenwärtig weder spüren, noch können Sie sicher sein, dass diese eintritt.

© Kleinstäuber • Bleichhardt • Gottschalk • Rief, Therapie-Tools Somatoforme Störungen. Beltz, 2018

In der nächsten Zeit der Therapie möchte ich mit Ihnen *über Verhaltensweisen sprechen*, die mit Ihren körperlichen Beschwerden verbunden sind. Wenn Menschen länger stark unter solchen leiden, *gewöhnen sie* sich eine Reihe von *Umgangsweisen damit* an. Manche sind den Betroffenen klar bewusst, viele sind aber auch *automatisch*, und man kann auch gar nicht mehr so genau sagen, seit wann und warum diese bestehen.

Zum Einstieg möchte ich nun verschiedene Verhaltensweisen mit Ihnen durchgehen, die für Menschen mit chronischem körperlichem Leid typisch sind. Wir werden danach gemeinsam überlegen, mit was wir uns ausführlicher beschäftigen.

Bevor wir meine Liste durchgehen – was denken Sie selbst: Welche Verhaltensweisen sind in Folge Ihrer körperlichen Beschwerden entstanden?

....

....

....

(1) Gehören Sie zu den vielen Betroffenen, die seitdem sehr häufig bei Ärzten waren? Wenn ja, wie oft ungefähr waren Sie in den letzten 12 Monaten bei Ärzten? Welche Fachärzte haben Sie aufgesucht? Gibt es Medikamente, in die Sie gegenwärtig größere Hoffnungen setzen? Wann ist Ihr nächster Arztbesuch? Die folgende Frage klingt etwas seltsam, ich möchte Sie aber bitten nachzudenken: Was genau erhoffen Sie sich von den Arztbesuchen? (Für die Interviewer – versuchen Sie herauszufinden, was im Vordergrund steht: Heilung? eine Diagnose? Rückversicherung gesund zu sein? anderes, z. B. ernst genommen werden, Zuhörer haben?)

....

....

Stören Sie die häufigen Arztbesuche?
O Nein O Ja, weil: ____

(2) Versuchen Sie, sich von anderen Fachmenschen außer Ärzten und Psychotherapeuten helfen zu lassen, die Sie selbst bezahlen? Probieren Sie alternative Heilmethoden aus? Verwenden Sie mögliche Heilmittel, die man nicht in Apotheken kaufen kann? Bitte beschreiben Sie Ihre Erfahrungen:

....

....

Sehen Sie Probleme in diesen Heilversuchen?
O Nein O Ja, weil: ____

 © Kleinstäuber • Bleichhardt • Gottschalk • Rief, Therapie-Tools Somatoforme Störungen. Beltz, 2018

(3) Hat sich Ihr allgemeiner Bewegungsradius verändert? Gibt es Orte, die Sie nicht mehr aufsuchen? Machen Sie in Folge der Beschwerden anders oder gar nicht mehr Urlaub? Fahren Sie zum Beispiel nicht mehr ins Ausland oder an andere Orte, an denen Sie sich Sorgen um die ärztliche Hilfe im Notfall machen würden?

....

....

Stören Sie die Einschränkungen?
O Nein O Ja, weil: ____

(4) Hat sich Ihr konkretes Bewegungsverhalten geändert? Führen Sie manche Bewegungen anders aus? Gibt es Tätigkeiten, die Sie gar nicht mehr oder anders ausführen? Verwenden Sie Hilfsmittel (z. B. beim Gehen oder bei häufigen Tätigkeiten)? Haben Sie vorher sportliche Aktivitäten gemacht, die Sie jetzt nicht mehr oder anders machen? Und eine weitere, etwas intime Frage zu einer besonderen Form der Bewegung: Hat sich Ihr Verhalten in der Sexualität geändert?

....

....

Fühlen Sie sich stark dadurch belastet, dass Sie sich jetzt anders bewegen?
O Nein O Ja, weil: ____

(5) Führen Sie in Verbindung mit Ihren Beschwerden Dinge mit sich, ohne die Sie sich unwohl fühlen würden? Dies kann vieles sein, zum Beispiel Medikamente oder ähnliche Gesundheitsmittel, Telefonnummern, Glücksbringer.

....

....

Stört Sie das?
O Nein O Ja, weil: ____

(6) Insbesondere bei gastrointestinalen Beschwerden (z. B. bei Reizmagendarmsyndrom): Hat sich Ihre Ernährung in Folge der Beschwerden verändert? Welche Nahrungsmittel essen Sie nicht mehr? Welche Nahrungsmittel essen Sie eingeschränkt? Haben Sie besondere Essensregeln? (Bei bestehendem Untergewicht besteht erhöhte Wahrscheinlichkeit für eine verkappte Essstörung, auch wenn Patienten dies womöglich deutlich verneinen. Falls noch nicht geschehen, erfragen Sie den Body Mass Index (Gewicht [kg] / Größe^2 [m^2]) und das Körperbild des Patienten!)

....

....

Leiden Sie unter dieser Essenseinschränkung? O Nein O Ja, weil: ______________________

(7) Hat sich Ihr Gesprächsverhalten geändert? Sprechen Sie insgesamt mehr oder weniger? Welche Person könnte dies am deutlichsten gemerkt haben? Vermeiden Sie es, über bestimmte Themen zu sprechen? Gibt es bestimmte Dinge, die Sie häufiger ansprechen? Wenn Sie über Ihre Beschwerden sprechen, wie tun Sie das dann?

....

....

Belastet es Sie, dass sich Gespräche geändert haben?
O Nein O Ja, weil: ____

(8) Beobachten oder kontrollieren Sie Ihren Körper häufiger in Folge Ihrer Beschwerden? Tasten Sie regelmäßig bestimmte Körperteile ab? Verwenden Sie bestimmte Hilfsmittel zur Kontrolle, wie z. B. Blutdruckmessgerät oder Thermometer? Gibt es andere Tests, die Sie regelmäßig mit sich durchführen? Wenn ja, wie häufig?

....

....

Stören Sie diese Selbsttests?
O Nein O Ja, weil: ____

 © Kleinstäuber • Bleichhardt • Gottschalk • Rief, Therapie-Tools Somatoforme Störungen. Beltz, 2018

(9) Hat sich Ihr Bezug zu Gesundheitsinformationen geändert? Schauen Sie mehr oder weniger Gesundheitssendungen im Fernsehen? Fragen Sie Personen in Ihrem Bekanntenkreis nach Gesundheits- oder Krankheitsinformationen? Recherchieren Sie Informationen bzgl. Ihrer Beschwerden im Internet? Wenn ja, was zum Beispiel und wie häufig etwa?

....

....

Stört Sie diese Beschäftigung mit Gesundheitsinformationen?
○ Nein ○ Ja, weil: ____

(10) Einige Betroffene beschreiben, dass sie Pausen oder die Beendigung von Arbeit eher vermeiden, weil die Beschwerden dann besonders schlimm werden, wenn sie nichts mehr zu tun haben. Hat sich Ihr Arbeitsstil (auch bei Haushalts-/Handwerkstätigkeiten oder im Rahmen von Hobbys) insofern geändert, dass Sie in Folge der Beschwerden eher länger, schneller oder ohne Pausen arbeiten? Bitte beschreiben Sie Ihren Arbeitsstil.

....

....

Belastet es Sie, dass Sie Schwierigkeiten mit Pausen und Aufhören haben?
○ Nein ○ Ja, weil: ____

(11) Fallen Ihnen nach diesen verschiedenen Vorgaben noch andere Verhaltensweisen ein, die sich geändert haben? Vielleicht gibt es noch etwas anderes, was Sie in Folge Ihrer Beschwerden vermeiden? ... oder deutlich häufiger tun? … oder auf das sie nicht mehr verzichten wollen?

....

....

Fühlen Sie sich stark durch diese Veränderungen belastet?
○ Nein ○ Ja, weil: ____

Einführung ins Schonverhalten, Teil 1: Der Knochenbruch

Haben Sie sich schon einmal einen Knochenbruch zugezogen? Dann versuchen Sie sich bitte einmal daran zu erinnern. Wenn nicht, stellen Sie sich am besten vor, Sie hätten sich Ihren rechten Arm gebrochen. Vermutlich haben Sie ein Krankenhaus oder einen Arzt aufgesucht. Dort wurden die Knochen gerichtet und der Körperteil geschient oder gestützt. Erinnern Sie sich noch, wie Sie danach mit dem gebrochenen Knochen umgegangen sind? Spüren Sie in den betroffenen Körperteil hinein. Was haben Sie direkt nach dem Bruch um jeden Preis vermeiden wollen? Was sollte mit dem gebrochenen Körperteil auf keinen Fall passieren?

Vermutlich denken Sie daran, dass sich die Bruchstelle direkt danach nicht bewegen sollte. Dies hat zwei Gründe: Wenn sich der gebrochene Körperteil bewegt, hätten Sie erstens furchtbare Schmerzen, und zweitens könnte die Bruchstelle schlecht zusammenheilen.

Ein Knochenbruch ist ein sehr gutes Beispiel für Schonverhalten. Letzteres führt dazu, dass der Körper durch seine natürlichen Heilungskräfte wieder genesen kann.

Vergleichen Sie jetzt die Vorstellung des Knochenbruchs mit Ihren körperlichen Beschwerden, wegen derer Sie die Therapie aufgesucht haben. Stellen Sie hier zusammen, was diese Beschwerden mit dem Knochenbruch gemeinsam haben und was sie davon unterscheidet. Überlegen Sie auch, wie genau »Schonverhalten« bei Ihnen aussehen könnte, was also die Entsprechung zu »gebrochenen Knochen ruhig stellen« sein könnte.

Meine Beschwerden haben mit einem Knochenbruch Folgendes gemein:

....

....

....

....

Meine Beschwerden unterscheiden sich von einem Knochenbruch folgendermaßen:

....

....

....

....

....

 © Kleinstäuber • Bleichhardt • Gottschalk • Rief, Therapie-Tools Somatoforme Störungen. Beltz, 2018

INFO 94

Einführung ins Schonverhalten, Teil 2: Chronische Beschwerden sind leider kein Knochenbruch

P 1/1

Bitte nehmen Sie sich beim Betrachten dieses Infoblatts das vorangegangene Arbeitsblatt (AB 93 Einführung ins Schonverhalten, Teil 1: Der Knochenbruch) dazu.

Im Folgenden werden Antworten und Begründungen auf die Fragen auf AB 93 gegeben. Dabei bleibt es nicht aus, dass Verallgemeinerungen gezogen werden, die sich vermutlich nicht bis ins Einzelne mit Ihrem Leidensweg decken. Vielleicht gelingt es Ihnen dennoch, sich auf die Kerngedanken dieses Infoblattes einzulassen.

Versucht man, Ihre körperlichen Beschwerden mit dem Knochenbruch zu vergleichen, finden sich vermutlich die folgenden **Gemeinsamkeiten**:

- Beides bedeutet körperliches Leid, d. h. zum Beispiel starke Schmerzen.
- Beides führt dazu, dass man den Körperteil oder den ganzen Körper ausruhen möchte.
- Bei beidem führt Schonung dazu, dass es einem zunächst besser geht.

Konnten Sie auch **Unterschiede** finden? Leider gibt es diese schon.

- Der Knochenbruch ist ein akuter körperlicher Vorfall, der nach ein paar Wochen wieder ausgeheilt ist. Ihre körperlichen Beschwerden sind leider chronisch.
- Wenn Sie den gebrochenen Körperteil bewegen, tritt starker Schmerz auf. Schmerz ist eigentlich ein Warnsymptom dafür, ein Verhalten zu unterlassen, weil es den Körper schädigt. Dieser Mechanismus »Schmerz warnt vor Körperschädigung« ist für Ihre chronischen körperlichen Beschwerden allerdings nicht mehr gültig. In den allermeisten Fällen führt Bewegung bei Ihnen, auch wenn sie schmerzhaft oder aus anderen Gründen sehr unangenehm ist, nicht zu einer Schädigung. Einige Schritte später werden Sie lernen, dass Bewegung sogar, auch wenn sie schmerzhaft ist, zu einer Besserung führt.
- Aus den vorherigen Vorsätzen folgt, dass Schonung Ihre Beschwerden nicht besser macht. Chronische körperliche Beschwerden heilen nicht durch Schonung. Sie werden allenfalls kurzfristig geringer, wenn Menschen sich schonen.

> **!** Es ist völlig natürlich, anzunehmen, dass Schonung gegen jegliche Form körperlicher Beschwerden hilft. Leider ist aber nicht alles, was kurzfristig gut tut, wirklich gut.

INFO 95 Information zum Schonverhalten

Schonverhalten führt in dem Moment, in dem man es einsetzt, in der Regel zu einer Entlastung. Die Beschwerden werden etwas geringer, man fühlt sich weniger gestresst.

Auf längere Sicht passiert aber etwas anderes, wenn man häufig Schonverhalten einsetzt: Der Körper wird immer weniger belastbar. Zum Beispiel bauen sich Muskeln ab und das Herz verliert an Leistungsfähigkeit. Dies bedeutet, dass der Körper in einen schlechteren Trainingszustand kommt, was wiederum zu einer Erhöhung (statt zur beabsichtigen Verminderung!) der Beschwerden führt.

Beispiel

Nehmen wir als Beispiel Klaus, der seit zehn Jahren sein Büro im dritten Stock hat. Sein Kollege Martin kommt meist gleichzeitig an und läuft immer direkt die Treppe hoch zu seinem Büro im vierten Stock. Klaus findet das unsympathisch und nimmt stets den Aufzug. Der Aufzug ist ihm auch deshalb lieber, weil er unter auffällig starken Schweißausbrüchen und unregelmäßigem Herzschlag leidet. Beides wird bei körperlicher Anstrengung deutlich stärker. Eines Morgens ist der Aufzug kaputt. Klaus sieht Martin noch die Treppen hochhuschen. Er fühlt sich sicherheitshalber den Puls und holt ein Taschentuch raus, um den Schweiß abzutupfen. Notgedrungen macht er sich nun langsam an den Aufstieg.

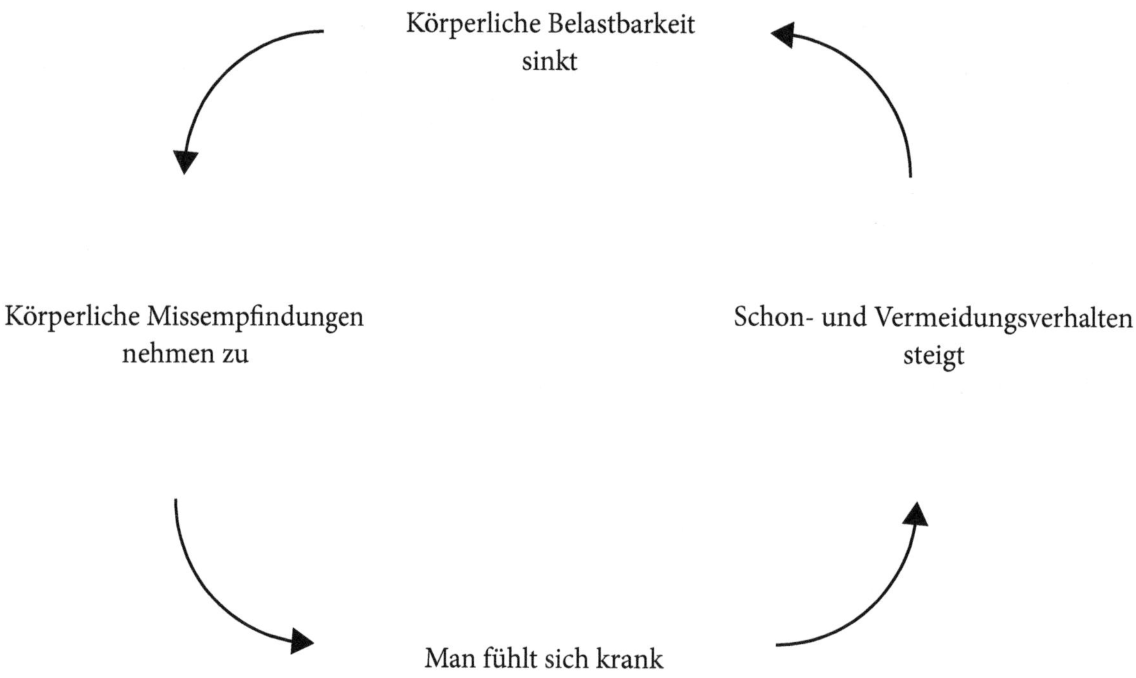

Dieser Teufelskreis aus körperlichen Beschwerden und Schonung wird immer enger, wenn man ihm nicht aktiv entgegenwirkt: Der persönliche Bewegungsspielraum schränkt sich ein, und die Lebensqualität sinkt. Oft werden durch die Vermeidung von körperlichen Belastungen auch menschliche Kontakte eingeschränkt, familiäre und berufliche Aufgaben abgegeben und zuvor angenehme Freizeitaktivitäten vermindert.

© Kleinstäuber • Bleichhardt • Gottschalk • Rief, Therapie-Tools Somatoforme Störungen. Beltz, 2018

Ihr persönliches Schonverhalten

Sich kurzfristig durch Schonung zu entlasten, ist ein ganz normaler Gedanke. Sich weniger zu belasten, führt manchmal zu einer Verminderung von Beschwerden und man hat das Gefühl, seinem Körper etwas Gutes zu tun. Die meisten Betroffenen mit chronischen körperlichen Beschwerden haben sich solche Verhaltensweisen angeeignet. Es kann aber ganz unterschiedliche Formen annehmen.

Tragen Sie hier gemeinsam mit Ihrem Therapeuten ein, wie Ihr Schonverhalten aussieht. Als Unterstützung können die Ergebnisse des Interviews (AB 92 *Interview zum Krankheitsverhalten*) verwendet werden. Insbesondere die Fragen 3, 4 und 6 weisen auf Schonverhalten hin.

Mein Schonverhalten könnte sein:

....

....

....

Sie haben Ihre Gründe, diese Verhaltensweisen einzusetzen. Bitte notieren Sie hier, warum Sie dies tun.

.... K L ☺ ☹

.... K L ☺ ☹

.... K L ☺ ☹

Betrachten Sie INFO 95 *Information zum Schonverhalten*, insbesondere den Teufelskreis. Was für Gründe könnten dafür sprechen, Schonung zu reduzieren?

.... K L ☺ ☹

.... K L ☺ ☹

.... K L ☺ ☹

Betrachten Sie danach Ihre Aufstellung. Am Ende können Sie jeweils ankreuzen, welche Gründe mit kurzfristigen Konsequenzen (»K«, damit ist i. d. R. das gemeint, was direkt nach Einsatz des Schonverhaltens passiert), welche mit langfristigen Konsequenzen (»L«) verbunden sind und welche Konsequenzen davon angenehm ☺ oder unangenehm ☹ sind.

Nur einmal angenommen, Sie würden sich entscheiden, Schonverhalten zu reduzieren. Wie könnte eine solche Reduktion ganz konkret für die nächsten sieben Tage aussehen? Bitte formulieren Sie hier nicht, was Sie nicht mehr tun möchten, sondern was Sie *stattdessen* unternehmen möchten! Möchten Sie zum Beispiel weniger Zeit vor dem Fernseher verbringen, schreiben Sie in die Zeilen, wie Sie Ihre übliche Fernsehzeit stattdessen verbringen möchten.

....

....

....

Was würden Sie damit investieren? Was würde Sie dies »kosten«? (so konkret wie möglich: an Anstrengung, Mut oder Zeit)

....

....

....

Sie sollten gute Gründe haben, sich für weniger Schonverhalten einzusetzen. Notieren Sie Ihren vermuteten persönlichen »Nutzen« hier:

....

....

....

Bitte schauen Sie sich Ihre persönliche Kosten-Nutzen-Analyse an. Wären Sie Ihr eigener persönlicher Lebensberater, was würden Sie sich selbst für die nächsten sieben Tage raten?

....

....

....

Können Sie sich vorstellen, dass Ihr persönlicher Lebensberater noch einen klugen Satz dazu parat hat, der Sie anspornen könnte? Wenn ja, notieren Sie diesen hier:

....

....

 © Kleinstäuber • Bleichhardt • Gottschalk • Rief, Therapie-Tools Somatoforme Störungen. Beltz, 2018

Wir Menschen sind ganz oft gefangen im Augenblick. Wie es uns heute geht, steht im Vordergrund. Was wir heute schon erlebt haben, was wir heute noch vorhaben oder was unser Körper gerade eben an Zeichen sendet. Dass in ein paar Wochen alles ganz anders sein könnte, können wir uns viel, viel schlechter vorstellen. Das gilt auch für vor Gesundheit nur so strotzende, hochintelligente Menschen. Diese Tatsache macht es oft furchtbar schwer, Dinge zu verändern, die man eigentlich verändern wollte.

Was bedeutet das nun für die Bewältigung körperlicher Beschwerden?

Beispiel

Nehmen wir als Beispiel einmal Marianne, die seit vielen Jahren unter Ganzkörperschmerzen leidet. Im Rahmen der Therapie hat sie sich entschieden auszuprobieren, ob regelmäßige Bewegung ihr längerfristig gut tut. Genauer gesagt: Marianne hat sich entschlossen, in den nächsten zehn Wochen täglich außer montags und donnerstags je 30 Minuten zügig spazieren zu gehen. Sie hofft, dass sie dadurch wieder beweglicher wird, bessere Laune bekommt und vielleicht sogar ein bisschen weniger Schmerzen hat.
Möglicherweise denken Sie jetzt, dass dies eine sinnvolle Idee ist, und dass es Marianne nicht allzu schwer fallen sollte. Das jedenfalls dachte sich Marianne, als sie gestern (einem Montag) mit ihrer Therapeutin diesen Entschluss fasste. Nun ist es Dienstagnachmittag. In gut zwei Stunden kommt Mariannes Mann nach Hause, und sie wollte ihm heute etwas Warmes kochen. Marianne schaut aus dem Küchenfenster. Draußen regnet es leicht. Sie denkt daran, wie unvorteilhaft sie in ihrer Regenjacke aussieht. Marianne spürt ihre Schmerzen.

Stellen Sie sich vor, Sie könnten in diesem Moment mit Marianne sprechen. Was würden Sie ihr sagen?

Haben Sie sich ernsthaft entschlossen, Ihr Verhalten zu verändern, ist damit der erste von zwei zentralen Schritten getan! Um den zweiten wichtigen Schritt zu tun, brauchen Sie das, was Sie Marianne gerade eben geraten haben. Konzentrieren Sie sich nicht auf Ihre momentane Befindlichkeit, sondern auf das Positive, das in der Zukunft auf Sie wartet, wenn Sie Ihren Entschluss umsetzen!

In der Psychologie nennen wir dieses Problem »Belohnungsaufschub«. Gemeint ist damit, dass man die Qual der Wahl hat zwischen kleinen angenehmen Dingen, die ganz sofort eintreten und großen schönen Dingen, die eintreten, wenn man warten kann. Wenn Sie Lust haben, sich den Kampf mit dem Belohnungsaufschub auf sehr charmante Weise anzuschauen, geben Sie in eine Internet-Suchmaschine die Wörter »videos delay of gratification« ein. So finden Sie Videos sehr berühmter psychologischer Experimente zum Belohnungsaufschub: Kinder wurden vor eine Süßigkeit gesetzt und ihnen wurde eine zweite Süßigkeit versprochen, wenn sie die erste bis zur Wiederkehr der Versuchsleiterin nicht verspeist haben. Viel Spaß damit!

© Kleinstäuber • Bleichhardt • Gottschalk • Rief, Therapie-Tools Somatoforme Störungen. Beltz, 2018

AB 99

Arztbesuche und ähnliche Behandlungsbemühungen – Investitionen

P

Auf diesem Blatt soll versucht werden zusammenzustellen, was Sie in der letzten Zeit in Arztbesuche investiert haben und was Sie damit gewonnen haben. Im Folgenden wird zur besseren Lesbarkeit nur von »Ärzten« gesprochen. Bitte schließen Sie aber auch z. B. Konsultationen bei Heilpraktikern oder längere Gespräche mit Apothekern ein.

Waren Sie in den letzten vier Wochen bei Ärzten?* Dann füllen Sie bitte die folgende Tabelle so genau wie möglich aus.

Name Behandler	**Fachgebiet des Behandlers** *(z. B. welcher Facharzt)*	**Ergebnis der Konsultation**	**Zeit, die Sie insgesamt dafür verwendet haben** *(inkl. Terminabsprache, Fahrtzeit hin und zurück, Zeit im Warteraum, Zeit mit dem Behandler)*
			__h __min
			__h __min
			__h __min
			__h __min

*In Absprache mit Ihrem Therapeuten können auch zehn Wochen gewählt werden. Sie sollten sich aber noch gut an das Zeitfenster erinnern können. In der unteren Rechnung muss dann mit 5,2 (ein Jahr hat 5,2 x 10 Wochen) multipliziert werden.

▶ Versuchen Sie nun, die Spalten 3 und 4 zusammenzufassen.
zu 3: Was waren die wichtigsten Ergebnisse der Arztbesuche?

....

....

....

....

....

 © Kleinstäuber • Bleichhardt • Gottschalk • Rief, Therapie-Tools Somatoforme Störungen. Beltz, 2018

zu 4: Bitte rechnen Sie die Zahlen in der Spalte zusammen. Wieviel Zeit haben Sie insgesamt damit verbracht? Gesamtergebnis für 4 Wochen: ① Etwa ______ Stunden

- Bitte tragen Sie nun ein, seit wie vielen Jahren Sie wegen Ihrer körperlichen Beschwerden Ärzte aufsuchen:② ______ Jahre
- Versuchen Sie nun, grob hochzurechnen, wieviel Zeit Sie bisher in die Konsultation medizinischer Behandler investiert haben. Dazu multiplizieren Sie mit einem Rechner das Ergebnis für 4 Wochen ① ______ mit 13* (ein Jahr hat 13 x 4 Wochen) und mit ② ______, der Anzahl an Jahren mit Ihrem Leiden.

Anhand dieser groben Hochrechnung haben Sie also bereits ______ Stunden in Arztpraxen verbracht.

Stellen Sie sich diese Summe so gut es geht konkret vor. All diese Stunden sind Ihre Lebenszeit gewesen. Was kann man in einem solchen Zeitraum erleben? Wieviel könnte man in diesem Zeitraum lernen oder welche anderen Erfahrungen könnte man machen?

Bitte tragen Sie hier ein, was Sie über den Zeitraum denken:

....

....

....

© Kleinstäuber • Bleichhardt • Gottschalk • Rief, Therapie-Tools Somatoforme Störungen. Beltz, 2018

Arztbesuche hinterfragen

Wegen körperlicher Beschwerden einen Arzt aufzusuchen, sollte die selbstverständlichste Sache der Welt sein. Ärzte gehören zu den allerwichtigsten Berufsgruppen unserer Gesellschaft. Sie können Leben retten und Leiden mindern. Wenn Sie in der Psychotherapie nun versuchen, Arztbesuche kritisch zu reflektieren, kann das niemals heißen, auf Arztkonsultationen zu verzichten oder die Hochwertigkeit der ärztlichen Tätigkeit herabzuwürdigen.

Möglicherweise gehören Sie aber zu der Gruppe von Personen, die seit vielen Jahren unzählige Ärzte aufgesucht haben und deren Leiden dadurch nicht entscheidend besser geworden ist.

So traurig es ist: Ärzte haben nicht für jedes körperliche Leid die richtige Medizin. In vielen Fällen wissen sie nicht, was die körperlichen Beschwerden erklärt. Sie haben keine Diagnose parat, und sie können auch nicht einmal klar sagen, ob es für ihre Patienten noch sinnvoll ist, weiter auf die Möglichkeiten der Medizin zu hoffen oder ihnen zu raten, mithilfe eines Psychotherapeuten bestmögliche Bewältigungsstrategien für die Beschwerden zu finden. Manchmal geben Ärzte ihren Patienten gegenüber ihre Unsicherheit zu. Manchmal versuchen sie aber auch nur, einen weiteren Vorschlag zu machen, von dem sie selbst nur wenig überzeugt sind.

Es ist nicht leicht, den richtigen Umgang mit Arztbesuchen zu finden. Den »perfekten Weg« dazu gibt es schlichtweg nicht. In der Psychotherapie wird deshalb versucht, die Verhaltensweise »Arztbesuche« mit ein wenig Abstand zu betrachten und einzelne Punkte zu hinterfragen. Manchmal ergibt sich daraus die Entscheidung, in Zukunft anders mit Arztkonsultationen umzugehen. Dies kann bedeuten, seltener zu Ärzten zu gehen, zu weniger verschiedenen Ärzten zu gehen oder den Anlass für Arztbesuche zu verändern.

Was bedeutet »den Anlass für Arztbesuche verändern«? Die meisten Betroffenen gehen dann zum Arzt, wenn sich Beschwerden verändern, verstärken oder neue Beschwerden auftreten. Für akut körperlich Kranke ist dies selbstverständlich ein sehr sinnvolles Verhalten. Bei Menschen mit chronischen körperlichen Beschwerden führt diese Koppelung von Beschwerdenveränderung und möglichst baldigem Arztbesuch jedoch dazu, dass man es immer weniger schafft, solche Veränderungen zunächst selbst auszuhalten, ohne auf einen Arzt angewiesen zu sein. Deshalb wird von Experten zweierlei empfohlen:

(1) Versuchen Sie, nicht eine Änderung Ihrer Körperempfindungen, sondern einen festen Zeitabstand zu berücksichtigen, wenn Sie den nächsten Arztbesuch vereinbaren. Wenn Sie sehr häufig zu Ärzten gehen, kann dieser Zeitabstand zunächst auch sehr klein sein, z. B. wenige Wochen. Dieser Zeitabstand sollte in der Therapie gemeinsam gefunden und festgelegt werden.

(2) Wenn Ihnen Gedanken kommen, dass Sie außerhalb des festgelegten Zeitabstandes zum Arzt gehen müssen, versuchen Sie, sich selbst noch eine gewisse Zeit zu geben, bevor Sie dies tun. Auch dieser Zeitabstand kann variieren, aber versuchen Sie, es bis zum Folgetag auszuhalten.

Zu Beginn ist aber nur wichtig, dass Sie gut darüber nachdenken sollten, warum und wie Sie Ärzte konsultieren. Niemand zwingt Sie dazu, etwas zu verändern, wenn Sie Ihr Verhalten für den besten Weg halten, mit Ihren Beschwerden umzugehen.

 © Kleinstäuber • Bleichhardt • Gottschalk • Rief, Therapie-Tools Somatoforme Störungen. Beltz, 2018

AB 101 Arztbesuche reflektieren, Teil 1

P 1/1

Bitte versuchen Sie, sich an möglichst viele Arztbesuche in der Vergangenheit zu erinnern. Denken Sie an Ihren Hausarzt und die unterschiedlichen Fachärzte, die Sie in Ihrem Leben wegen Ihrer körperlichen Beschwerden aufgesucht haben. Stellen Sie sich vor, welche medizinischen Untersuchungen Sie bereits durchlaufen haben.

Bitte denken Sie nun gut über gleich folgende Frage nach. Selbstverständlich könnten Sie sie schlicht mit »Ist doch selbstverständlich, was denn sonst?« beantworten. Versuchen Sie aber, eine eher einfache Antwort wie diese zu vermeiden. Ihre persönlichen Antworten auf die Fragen sind entscheidend dafür, wie es mit Ihnen weitergeht. Die Frage lautet:
Welche Hoffnungen haben/hatten Sie in die Arztbesuche?

Wir schlagen Ihnen vor, dies für Ihre wesentlichen körperlichen Beschwerden getrennt vorzunehmen.

Bitte tragen Sie hier *die Beschwerde* ein, die Sie derzeit am meisten belastet:

....

Was erhoffen Sie sich von Arztkonsultationen bzgl. dieser Beschwerde? (Wenn Sie stattdessen zu Heilpraktikern oder anderen Behandlern gehen, schließen Sie diese bitte mit ein.)

....

....

....

Bitte tragen Sie hier eine *zweite Beschwerde* ein, die Sie im Verlauf Ihrer Leidensgeschichte stark belastet hat:

....

Was erhoffen Sie sich von Arztkonsultationen bzgl. dieser Beschwerde?

....

....

....

Bitte tragen Sie hier eine *dritte Beschwerde* ein, die Sie im Verlauf Ihrer Leidensgeschichte stark belastet hat:

....

Was erhoffen Sie sich von Arztkonsultationen bzgl. dieser Beschwerde?

....

....

Welche Hoffnungen haben Sie im Laufe Ihrer Beschwerdengeschichte in die Konsultation von Ärzten und weiteren Behandlern gesetzt? Betrachten Sie Ihre Aufzeichnungen auf dem AB 101 *Arztbesuche reflektieren, Teil 1.*

Möglicherweise haben Sie notiert, dass Ärzte eine Operation machen, die Ihr Leiden verschwinden lässt. Oder Sie haben geschrieben, dass Sie Hoffnung auf ein Medikament haben, das Ihre Beschwerden lindert. Vielleicht haben Sie auch darauf gehofft, eine Erklärung zu finden, warum Sie so von Ihrem Körper geplagt werden. Oder Sie wollten, dass Ihnen gegenüber ein Fachmensch versichert, dass Ihre körperlichen Beschwerden sehr lebenseinschränkend sind.

Bitte notieren Sie jetzt, welche dieser Hoffnungen erfüllt worden sind.

Versuchen Sie dabei, auch auf längere Sicht zu denken, z. B.: Vielleicht wurde Ihnen einmal ein Medikament verschrieben, welches zunächst Linderung brachte, die jedoch nach einiger Zeit wieder nachließ. Solche Erfahrungen steigern zunächst die Hoffnungen, und am Ende ist man umso mehr enttäuscht.

Erfüllte Hoffnungen auf Arztbesuche:

....

....

....

....

....

Es kann gut sein, dass Ihre Hoffnungen nicht (alle) erfüllt wurden. Bitte notieren Sie hier Ihre Enttäuschungen in Zusammenhang mit Arztbesuchen.

....

....

....

....

....

 © Kleinstäuber • Bleichhardt • Gottschalk • Rief, Therapie-Tools Somatoforme Störungen. Beltz, 2018

Zur Unterstützung dieser Reflexionsarbeit können Sie sich gern auch das AB 99 *Arztbesuche und ähnliche Behandlungsbemühungen – Investitionen* (noch einmal) vornehmen. Dort wird notiert, wieviel Zeit in etwa Sie in Ihrem Leben schon mit Arztkontakten verbracht haben. Diese Zeit betrug _____ Stunden.

! Es ist nicht leicht, dieses Arbeitsblatt ehrlich und sorgfältig auszufüllen. Wenn Sie oft enttäuscht worden sind in Ihren Hoffnungen auf die Medizin, kann es gut sein, dass Sie dabei traurig werden. In vielen Fällen tragen solche Erfahrungen sogar dazu bei, dass Menschen mit chronischen Beschwerden zusätzlich depressiv werden. Sollte es Ihnen gelungen sein, das Arbeitsblatt offen und sorgsam zu bearbeiten, können Sie stolz auf sich sein.

© Kleinstäuber • Bleichhardt • Gottschalk • Rief, Therapie-Tools Somatoforme Störungen. Beltz, 2018

Betrachten Sie Ihre Arbeit an AB 102 *Arztbesuche reflektieren, Teil 2*. Hier sollten Sie notieren, welche erfüllten und unerfüllten Hoffnungen Sie im Zusammenhang mit Arztbesuchen erlebt haben. Möglicherweise haben Sie dort einige Enttäuschungen notiert.

Dies kann und sollte selbstverständlich nicht dazu führen, dass Sie in Zukunft ganz auf die Unterstützung von Ärzten und ihrer Expertise verzichten sollten. Deshalb notieren Sie doch bitte im Folgenden, in welchen Fällen Sie weiterhin zu welchen Ärzten und Behandlern gehen möchten.

....

....

....

....

Eventuell hat die Auseinandersetzung mit dem Thema Arztbesuche dazu geführt, dass Sie etwas ändern möchten? Wenn ja, schreiben Sie bitte hier auf, was Sie verändern möchten.

....

....

....

....

Wie auf INFO 100 *Arztbesuche* ausgeführt, raten Experten dazu,

(1) für Arztbesuche einen festen Zeitabstand festzulegen und
(2) sich, im Falle drängender Gedanken einen Arzt aufzusuchen, noch eine gewisse Zeit zu geben, bevor man tätig wird.

Überlegen Sie, ob Sie diese beiden Tipps in Ihre Veränderungsentschlüsse aufnehmen möchten.

 © Kleinstäuber • Bleichhardt • Gottschalk • Rief, Therapie-Tools Somatoforme Störungen. Beltz, 2018

Abschließend für diese Einheit machen Sie bitte noch die folgenden Angaben:
Wie wichtig ist Ihnen die Veränderung Ihres Umgangs mit Arztbesuchen?

völlig unwichtig — extrem wichtig

Für wie wahrscheinlich halten Sie es, dass Sie diese Veränderung umsetzen?

es wird mir nicht gelingen — es wird mir sicher gelingen

! Ihr Therapeut kann Ihnen gut dabei helfen, konstruktive Veränderungen umzusetzen, wenn Sie offen mit ihm über Ihre Schwierigkeiten sprechen.

Konsequenzen von Krankheitsverhalten allgemein

Überlegen Sie nun, welche Folgen es hat, wenn sie sich so wie auf AB 103 aufgeschrieben verhalten. Unterscheiden Sie dabei kurz- und langfristige sowie angenehme und unangenehme Konsequenzen:

	kurzfristige Konsequenzen	langfristige Konsequenzen
angenehm		
unangenehm		

Was würde passieren, wenn Sie sich seltener so verhalten würden? Betrachten Sie bei dieser Überlegung zunächst jedes Kästchen einzeln!

 © Kleinstäuber • Bleichhardt • Gottschalk • Rief, Therapie-Tools Somatoforme Störungen. Beltz, 2018

AB 105	Konsequenzen aus einer Verminderung von Krankheitsverhalten	P	1/1

Haben Sie darüber nachgedacht, ein bestimmtes Krankheitsverhalten zu vermindern? Dann tragen Sie hier bitte ein, was Sie ändern möchten.

....

....

Falls Sie in dem Satz notiert haben, was Sie *nicht mehr oder weniger* tun möchten, notieren Sie hier noch, was Sie stattdessen tun möchten:

....

....

Schauen Sie sich die Tabelle in AB 104 *Konsequenzen von Krankheitsverhalten allgemein* an. Vermutlich würden sich alle Dinge ändern, die Sie dort notiert haben. Schreiben Sie nun wieder alle Folgen in das Schema, die sich ergeben würden, wenn Sie sich so verhalten, wie Sie es hier oben auf das Blatt geschrieben haben.

	kurzfristige Konsequenzen	**langfristige Konsequenzen**
angenehm		
unangenehm		

AB 106 **Fragebogen Body Checking** P 1/1

Eine Reihe von Menschen, die unter körperlichen Beschwerden leiden, für die von medizinischer Seite keine befriedenden Erklärungen gefunden werden können, neigt dazu, den Körper regelmäßig auf eine bestimmte Weise zu kontrollieren. Die häufigsten Kontrollverhaltensweisen sind im folgenden Fragebogen angegeben, bitte füllen Sie aus:

	gar nicht	ab und zu	regelmäßig
Abtasten des Körpers	O	O	O

Wenn ja, bitte markieren Sie, wie stark Ihr Tastdruck ist:

sehr schwach ———————————— so stark ich kann

	gar nicht	ab und zu	regelmäßig
Betrachten des Körpers	O	O	O
Betrachten von Körperflüssigkeiten	O	O	O
Gewichtskontrolle	O	O	O
Blutdruckkontrolle	O	O	O
Messung der Körpertemperatur	O	O	O
Belastungstests	O	O	O

Bitte notieren Sie, welche Belastungstests Sie mit sich vornehmen:

....

Wenn diese Vorgaben nicht auf Sie passen, notieren Sie bitte, wie Sie Ihren Körper kontrollieren:

....

....

 © Kleinstäuber • Bleichhardt • Gottschalk • Rief, Therapie-Tools Somatoforme Störungen. Beltz, 2018

AB 107 Verhaltensexperiment Body Checking

Im Folgenden wird Ihnen vorgeschlagen, auf ungewöhnliche Art mit den Verhaltensweisen umzugehen, mit denen Sie Ihren Körper kontrollieren.

Die meisten Betroffenen, die diese Verhaltensweisen einsetzen, tun dies, um sich durch die Kontrolle auf eine gewisse Art zu beruhigen, sich also irgendwie besser zu fühlen.

In dieser Übung geht es nun darum auszuprobieren, was passiert, wenn Sie Ihr Kontrollverhalten deutlich steigern: Versuchen Sie, über eine Woche mindestens doppelt so häufig oder stark zu kontrollieren, wie Sie es bereits tun.

Beispiel

Hans tastet seinen Unterbauch jeden Abend vor dem Schlafengehen ab. Hans wird im Rahmen der Therapie nun aufgefordert, sieben Tage lang seinen Unterbauch dreimal täglich abzutasten: morgens vor dem Aufstehen, in der Mittagspause auf dem WC seines Arbeitsplatzes und wie gewohnt abends vor dem Schlafen. Hans tastet schon relativ kraftvoll, er soll versuchen, die Kraftaufwendung dabei noch ein wenig zu steigern.
Anne misst mindestens einmal täglich zu unterschiedlichen Zeitpunkten ihre Körpertemperatur. Mit ihrer Therapeutin vereinbart sie, eine Woche lang insgesamt mindestens 25 Messungen mit dem Fieberthermometer vorzunehmen und diese mit Uhrzeiten in ein Protokoll einzutragen.

Bitte notieren Sie hier, wie Ihr persönliches Verhaltensexperiment zum Body Checking genau aussieht:

....

....

....

....

....

....

© Kleinstäuber • Bleichhardt • Gottschalk • Rief, Therapie-Tools Somatoforme Störungen. Beltz, 2018

Auswertung des Verhaltensexperiments zum Body Checking

Wenn Sie (auch mithilfe von AB 106 *Fragebogen Body Checking* und AB 107 *Verhaltensexperiment Body Checking*) mit Ihrem Patienten ein Verhaltensexperiment zur gesteigerten Körperkontrolle vereinbart haben, ist es recht wahrscheinlich, dass Ihr Patient mindestens eine gut therapeutisch verwertbare Erkenntnis daraus gezogen hat. Die wahrscheinlichsten Erfahrungen mit dieser paradoxen Intervention sind die folgenden:

(1) Obwohl die Kontrolle eigentlich dem Wohlbefinden/einer Beruhigung dienen sollte, geht es dem Patienten eher körperlich schlechter nach der Woche des Verhaltensexperiments. Mögliche Erklärungen dafür sind, dass eine weitere Aufmerksamkeitszuwendung auf den Körper stattgefunden hat, die bekanntermaßen die Beschwerden verstärkt. Wenn dies zutrifft, leiten Sie mit Ihrem Patienten ab, dass eine Verminderung von Kontrollverhalten dann ja in logischer Folge zu einer weiteren Verbesserung der Befindlichkeit führen müsste.

(2) Ebenso kann es sich mit den körperbezogenen Sorgen verhalten: Mehr Messungen führen in der Regel nicht zu einer Beruhigung, sondern zu einer weiteren Verunsicherung. Messwerte unterliegen Schwankungen, die als »unnormal« eingeordnet werden und damit nur noch weitere Krankheitssorgen auslösen. Als Konsequenz gilt wieder: Wenn mehr Kontrollieren zu mehr Verunsicherung führt, müsste weniger Kontrollieren zu weniger Verunsicherung führen. Vielleicht traut sich der Patient, dies auszuprobieren.

(3) Es entstanden durch das Kontrollverhalten neue/stärkere Missempfindungen: Starkes Abtasten des Körpers erzeugt Schmerzen. Sehr starke Druckanwendung kann zu Schwellungen, Hautrötungen oder sogar Hämatomen führen. Diese neuen körperlichen Beschwerden sind aber klar durch das eigene Verhalten entstanden. Gemeinsam sollte überlegt werden, ob die bisherigen Kontrollverhaltensweisen bereits Missempfindungen unabsichtlich erzeugt haben könnten. Wenn dies so abgeleitet wird, wäre zu überlegen, Kontrollverhalten abzustellen oder zu vermindern.

 © Kleinstäuber • Bleichhardt • Gottschalk • Rief, Therapie-Tools Somatoforme Störungen. Beltz, 2018

Mit Durchhalteverhalten (oder Englisch »endurance«) ist sozusagen das Gegenteil von Schonverhalten gemeint. Ein Teil von Patienten mit chronischen körperlichen Beschwerden neigt dazu, sich regelmäßig körperlich zu überfordern. Das heißt, diese Subgruppe von Patienten macht bei alltäglichen Aktivitäten kaum Pausen oder verrichtet immer wieder zu harte körperliche Arbeit.

Für das Durchhalteverhalten gibt es zwei wesentliche Gründe:

(1) **Beschäftigung lässt Beschwerden in den Hintergrund treten.** Das, was man anderen Betroffenen mitunter mit Mühen erklären muss, ist diesem Klientel ein dankbarer Mechanismus. In Kapitel 7 wurde die Wirkweise der Aufmerksamkeitsfokussierung umfassend erfasst: Solange Gerhard seinen Rasen mäht, geht es ihm verhältnismäßig gut: Er gibt sich Mühe, die Wiese in geraden Bahnen abzugehen und denkt darüber nach, wie schnell das Gras schon wieder gewachsen ist. Erst am Abend auf dem Sofa plagen ihn furchtbare Rückenschmerzen. Einige Patienten beschreiben Ruhepausen per se als unangenehm, da hier die Aufmerksamkeit kaum noch nach außen wandern kann und stattdessen an den körperlichen Missempfindungen hängen bleibt.

(2) **Durchhalteverhalten gilt in unserer Kultur als positiv.** Auch wenn deutschsprachige Länder im Vergleich zu z. B. Japan als Faulenzer-Kultur gesehen werden können, ist das »Zähne-zusammen-Beißen« auch hierzulande in der Regel gesellschaftlich erwünscht. Insbesondere bei älteren Menschen ist dieses vermeintliche kulturelle Ideal noch stark verbreitet: Wer also nicht dauernd arbeitet, »lässt sich hängen« oder »ist nichts wert«. Bei Menschen mit chronischen Beschwerden kann es im Extremfall passieren, dass sie ihre ohnehin durch die Beschwerden eingeschränkte Funktionsfähigkeit durch »eigenes Anpeitschen« kompensieren, um einem Wertlosigkeitsgefühl entgegenzuwirken.

Bedauerlicherweise sind Durchhalter gar nicht so leicht zu erkennen:

(a) Wenn Durchhalter ihr Leistungspensum auf lange Sicht durchhalten könnten, würde man sie nicht als Durchhalter bezeichnen. Erholung ist zwingend notwendig. Oft wird diese Erholung aber dann falsch dosiert. So können »Durchhalter« können gleichzeitig »Schoner« sein: Ilse wischt z. B. täglich den Boden im gesamten Haus und kocht eine aufwändige Mahlzeit, kommt aber ohne ihre dreistündige Mittagspause nicht mehr klar.

(b) Wie oben schon erwähnt, ist Durchhalten sozial erwünscht. Zuzugeben, dass man weniger leistungsfähig ist als seine gleichaltrigen Bekannten, ist mit Scham verbunden. Die, die's bejahen, sind es öfters auch mal nicht.

(c) Wer zu einer Durchhalte-Mentalität neigt, wird diese wohl kaum problematisieren. Fragen Sie also ihre Patienten, ob diese häufiger »zu viel« und »zu lange« arbeiten, würden dies Durchhalter u. U. verneinen, da ihre Arbeitsbelastung in ihren Augen ausreichend oder sogar noch zu wenig ist.

Um also Durchhalteverhalten zu finden, ist zweierlei zu empfehlen:

(1) **Wochenplan.** Das nachfolgende Arbeitsblatt dient dazu, Informationen über den Beschäftigungsgrad unserer Patienten zu bekommen. Oftmals ist man als Therapeut verwundert, dass sich Patienten mit einem fast freien Kalender als überbeansprucht beschreiben und andere von Termin zu Termin hetzen und dies als »zu wenig« bezeichnen.

(2) **Fremdanamnese bzw. moderierte Fremdanamnese.** Der Lebenspartner hat oft einen guten Blick für Überbelastungen. Manchmal genügt es auch, seinen Patienten zu fragen, was denn seine Gattin zu seinem Aktivitätenpensum sagt. (Natürlich klappt das nicht immer. Es gibt auch Gattinnen, die aus Enttäuschung über die geringe Funktionsfähigkeit ihrer besseren Hälfte alles stets zu wenig finden.)

Bitte tragen Sie eine Woche lang vor dem Zubettgehen ein, mit was Sie sich beschäftigt haben. Bitte notieren Sie auch Ruhepausen, falls Sie diese machen.

	Montag	Dienstag	Mittwoch	Donnerstag	Freitag	Samstag	Sonntag
8.00							
9.00							
10.00							
11.00							
12.00							
13.00							
14.00							
15.00							
16.00							
17.00							
18.00							
19.00							
20.00							
21.00							

Nehmen Sie nun einen grünen Stift und markieren Sie, wann und mit welcher Beschäftigung Sie sich erholt oder entspannt haben!

 © Kleinstäuber • Bleichhardt • Gottschalk • Rief, Therapie-Tools Somatoforme Störungen. Beltz, 2018

Es ist gar nicht so einfach zu beurteilen, wieviel sich jeder Einzelne körperlich belasten und wieder erholten sollte. Klar ist, dass Belastung und Entspannung für jeden Körper wichtig sind. Aber gerade Menschen mit körperlichen Beschwerden haben das Problem, dass sie sich nicht mehr gut mit anderen vergleichen können. Sie sind darauf angewiesen, ihr eigenes Idealmaß an Be- und Entlastung zu finden.

Bitte denken Sie an den gestrigen Tag. Versuchen Sie sich an die Beschäftigung zu erinnern, die für Sie am anstrengendsten war. Schreiben Sie hierhin, was Sie getan haben:

....

Wissen Sie noch, was während dieser Tätigkeit mit Ihren Beschwerden war?

....

Wie intensiv waren Ihre Beschwerden während der Beschäftigung? Notieren Sie eine Zahl von 0 (gar nicht da) bis 10 (unvorstellbar stark)? _____

Wissen Sie noch, was nach dieser Tätigkeit bzw. später am Abend mit Ihren Beschwerden war?

....

Wie intensiv waren Ihre Beschwerden da? Notieren Sie eine Zahl von 0 (gar nicht da) bis 10 (unvorstellbar stark)? _____

Bei einer ganzen Reihe von Betroffenen enden diese Vergleich damit, dass man während Beschäftigungen eher weniger mit Beschwerden zu tun hat (da man sich auf die Arbeit konzentriert). Für manche Betroffene sind Beschäftigungen der beste Weg, nicht an ihre körperlichen Beschwerden zu denken. Damit haben Sie ja sogar recht: Eine der wichtigsten therapeutischen Strategien zur Bewältigung chronischer Körperbeschwerden ist es, die Aufmerksamkeit nach außen zu lenken.

Sollte man daraus schlussfolgern, dass man einfach immer arbeiten und nie pausieren sollte? Spätestens dann, wenn man vor Erschöpfung umfällt, funktioniert dies nicht mehr. Es muss also auf das richtige Maß an Be- und Entlastung ankommen.

Denken Sie, dass Ihre Pausen evtl. zu kurz, zu wenig oder nicht entspannend genug sein könnten?
○ eher ja ○ eher nein

Machen Sie oft erst dann Pause bzw. arbeiten langsamer, wenn es »gar nicht mehr« geht?
○ eher ja ○ eher nein

© Kleinstäuber • Bleichhardt • Gottschalk • Rief, Therapie-Tools Somatoforme Störungen. Beltz, 2018

Bitte zeichnen Sie im folgenden System eine Kurve dazu ein, wie belastend Sie einen typischen Wochentag empfinden:

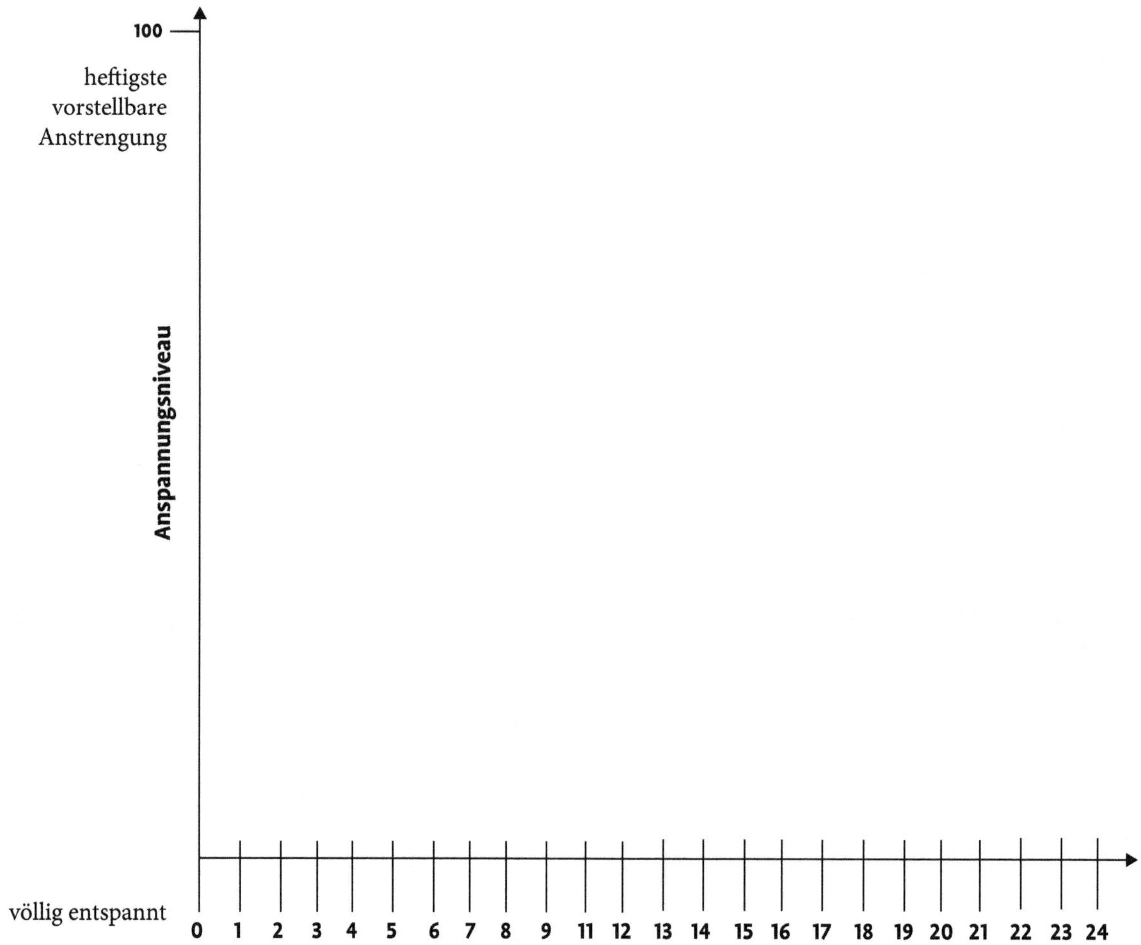

 © Kleinstäuber • Bleichhardt • Gottschalk • Rief, Therapie-Tools Somatoforme Störungen. Beltz, 2018

Vorstellungsübung: Der perfekte Diener

Versuchen Sie sich einmal etwas Ungewöhnliches vorzustellen: Sie haben ein ganz besonderes Geschenk bekommen: Einen ganzen Tag lang nimmt Ihnen »der perfekte Diener« jegliche Arbeit ab. Dieser Diener hat vor diesem Tag schon lange mit Ihnen gesprochen und weiß, wie Sie gern leben und wie das, was Sie tagsüber so tun, »perfekt« zu erledigen ist (es ist ein überaus schlauer, fähiger Diener – solche gibt es nur in Vorstellungsübungen).

Es ist ein normaler Wochentag. Ihnen geht es körperlich nicht besonders schlecht. Sie stehen auf, waschen und bekleiden sich. Danach kommen Sie zum Frühstück und essen, was Ihr Diener Ihnen auf Ihre Anweisungen hin zubereitet hat. Das Geschirr räumt er weg. Dann verrichtet er Ihre Arbeit. Sie haben den ganzen Tag Zeit. Wann immer Sie anfangen, etwas zu tun, was im Entferntesten wie Arbeit aussieht, kommt der Diener gelaufen und nimmt es Ihnen ab. Sie haben an diesem Tag gar keine Chance, zu arbeiten und sich körperlich zu belasten.

Wie angenehm ist Ihnen diese Vorstellung?

absolut grauenhaft — absolut fantastisch

Überlegen Sie, warum Sie so angekreuzt haben, wie Sie es getan haben. Bitte notieren Sie Ihre Gedanken hier:

....

....

....

Machen Sie sich Sorgen, dass Ihre Beschwerden an diesem Tag stärker werden könnten?

O eher ja O eher nein

Bitte begründen Sie Ihr Urteil!

....

....

....

Stehen Sie hinter dem Sprichwort »Müßiggang ist aller Laster Anfang«?
O eher ja O eher nein

Wenn ja, denken Sie, dass diese Einstellung dazu führt, dass Sie einen solchen Tag nicht genießen könnten?
O eher ja O eher nein

Wenn ja, begründen Sie bitte Ihr Urteil!

....

....

....

Natürlich gibt es solche Diener nicht und einen solchen Tag werden Sie nie erleben. Sollte diese Vorstellung für Sie aber negativ gewesen sein, gibt es Ihnen vielleicht zu denken. Hat die Übungen Gedanken dazu angeregt, wie Sie es mit Belastung (z. B. Arbeit) und Entspannung handhaben?

Wenn ja, welche?

....

....

....

 © Kleinstäuber • Bleichhardt • Gottschalk • Rief, Therapie-Tools Somatoforme Störungen. Beltz, 2018

Rechercheverhalten – Fragen Sie Doktor Google

Wer gegenüber der modernen Technik nicht völlig feindselig eingestellt ist, hat sicherlich schon Informationen recherchiert, indem er Stichworte zu seiner Frage in eine Internet-Suchmaschine eingegeben hat. Die Möglichkeit, binnen kürzester Zeit Antwort auf quasi jegliche Frage zu erhalten, hat unsere Gesellschaft erheblich verändert und ist nicht mehr wegzudenken.

Vermutlich haben Sie deshalb auch schon einmal versucht, Informationen zu Ihren körperlichen Beschwerden aus dem Internet zu bekommen. Erinnern Sie sich an Ihre letzte Recherche diesbezüglich? Um die folgenden Fragen zu beantworten, setzen Sie sich am besten an einen Computer und versuchen noch einmal nachzuvollziehen, was passiert ist.

Alternativ können Sie sich auch überlegen, was Sie aktuell gern recherchieren möchten.

(1) Was möchten Sie eigentlich wissen? Bitte tragen Sie hier Ihre Frage ein:

....

....

(2) Bitte beschreiben Sie möglichst genau, wie Sie recherchieren (z. B. Wort aus dem letzten Arztbrief, wie »Lumbalsyndrom«, bei Google eingegeben; erst den obersten Link »Medizinischer Informationsdienst zum Lumbalsyndrom«, dann den vierten Link »degeneratives Lumbalsyndrom« angeklickt und die beiden Seiten gelesen).

....

....

....

(3) Welche Informationen haben Sie durch die Recherche gesammelt?

....

....

....

(4) Welche Gefühle hat die Recherche bei Ihnen erzeugt?

....

....

....

© Kleinstäuber • Bleichhardt • Gottschalk • Rief, Therapie-Tools Somatoforme Störungen. Beltz, 2018

(5) Lesen Sie sich Frage 1 noch einmal durch. Ist die Frage beantwortet worden?
O eher ja O eher nein

Oder hatten Sie vielleicht gar keine richtige Frage, wenn Sie ehrlich sind?

(6) Geht es Ihnen insgesamt besser, nachdem Sie recherchiert haben?
O eher ja O eher nein

Bitte begründen Sie:

....

....

....

....

....

 © Kleinstäuber • Bleichhardt • Gottschalk • Rief, Therapie-Tools Somatoforme Störungen. Beltz, 2018

INFO 114 Informationen und Tipps zum Rechercheverhalten **P** 1/1

Im Internet nach Krankheiten, medizinischen Begriffen oder Missempfindungen zu recherchieren, ist niemals per se gut oder schlecht. Wenn Sie dies häufiger tun, kann es allerdings sinnvoll sein, einmal über dieses Verhalten nachzudenken.

Bitte lesen Sie sich die folgenden Aussagen gut durch. Wählen Sie dann aus, was Sie für sich persönlich besonders wichtig halten.

- Es ist gar nicht so einfach, im Internet Antworten auf krankheitsbezogene Fragen zu erhalten. Das World Wide Web ist quasi unendlich groß und kaum kontrolliert. Um sich nicht in seinen Weiten zu verlieren, notieren Sie vor der Recherche die Frage, auf die Sie eine Antwort suchen und schauen während des Klickens und Lesens immer mal wieder, ob Sie Ihre Frage beantworten (bzw. schon beantwortet haben).
- Überprüfen Sie immer wieder, ob es Ihnen nach der Recherche in irgendeiner Weise besser geht als vorher. Sind Sie »schlauer«? Wenn ja, wodurch? Sind Sie erleichtert? Wenn ja, warum? Denken Sie, dass die positive Erfahrung (egal ob durch Informationen oder Erleichterung) nachhaltig, d. h. von längerer Dauer, ist?
- Wenn Sie viel Zeit mit Recherchieren verbringen, notieren Sie sich zunächst einmal diese Zeiten. Auch kann es helfen, sich eine bestimmte Zeit für die Recherche (z. B. 15 Minuten) vorzunehmen, sich entsprechend einen Timer zu stellen und danach auch unabhängig vom Ergebnis wieder aufzuhören.
- Informationen im Internet stehen dort immer aus ganz bestimmten Gründen. Dabei sollten Sie drei Gruppen unterscheiden:

(1) **Medizinische Informationsdienste.** Dies sind in der Regel die besten Quellen für Ihre Zwecke, da keine kommerziellen Zwecke verfolgt werden. Eine Aufklärung über Krankheiten und körperliche Prozesse sollte hier das wichtigste Ziel sein. Die Adresse mit der höchsten Seriosität ist vermutlich der Internetauftritt der Bundeszentrale für Gesundheitliche Aufklärung (www. bzga.de), auf der Sie allerdings themengeleitet (anstatt durch Suchworteingabe) Informationen erhalten.

(2) **Kommerzielle Seiten.** Pharmafirmen schreiben etwas über die »überzeugenden« Erfolge ihrer Produkte nur deshalb, weil sie diese verkaufen wollen. Wieviel besser das Medikament wirkt als ein Placebo oder dass das Mittel vielleicht überhaupt keine wissenschaftlich nachgewiesene Wirkung hat, wird die Pharmafirma dort sicherlich nicht veröffentlichen. Ähnlich verhält es sich mit medizinischen Behandlungen oder Kliniken: Niemand wird dort die Grenzen der Behandlung, die man verkaufen wird, ausreichend beleuchten.

(3) **Internetforen.** Auf diesen Seiten kann jeder so gut wie alles ohne jegliche Kontrolle veröffentlichen. Chatforen, auf denen sich Menschen über ihre körperlichen Leiden austauschen, gibt es zuhauf. Seien Sie vorsichtig mit diesen Seiten. In jedem Fall findet sich hier eine negative Verzerrung: Menschen, die versuchen, das Beste aus ihrem Leben zu machen, sitzen vermutlich nicht stundenlang im Internet, um über ihr körperliches Leid zu schreiben. Diejenigen, die konstruktivere Lösungen finden, schreiben aber hier kaum.

- Auch unabhängig davon, um welche Art von Internetseiten es sich handelt: Alles, was dort steht, kann falsch sein. Auch schreibt der eine ständig vom anderen ab. Nur weil Sie den gleichen Text auf zwei unterschiedlichen Seiten lesen, wird er dadurch nicht wahrer.
- Wenn Sie gehäuft feststellen, dass Sie durch die Recherche immer wieder erleichtert sind, diese Erleichterung aber scheinbar widersprüchlich dazu führt, dass Sie immer mehr (oder zumindest nicht weniger) recherchieren, sollten Sie nachdenken. Kurzfristige Erleichterungsgefühle bei langfristig eher steigender Nervosität sind ein Zeichen dafür, dass man vermutlich besser das Gegenteil tut. In diesem Fall hieße das: Wenn die Erleichterung nicht von Dauer ist, ist es besser zu lernen, ohne (oder mit stark eingeschränkter) Recherche zu leben. Das bedeutet zunächst wahrscheinlich zu üben, mehr Unsicherheit auszuhalten. Dabei kann Psychotherapie sehr gut helfen.

Aufrechterhaltende Faktoren der Krankenrolle

Bei vielen Patienten mit einer langjährigen Leidensgeschichte stellen sich nicht selten weitere Einschränkungen ein. Es ist leicht vorstellbar, dass jemand, der seit zehn Jahren unter Schmerzen leidet, sich zunehmend von beruflicher Verantwortung, familiären Aktivitäten, Vereinstätigkeiten und weiteren vorstellbaren Aufgaben zurückzieht: Wenn man ohnehin das Gefühl hat, bereits für die grundlegendsten Dinge keine Kraft mehr übrig zu haben, wird man Schritt für Schritt weitere Abstriche machen.

Spannend daran ist zudem der soziale Aspekt: In der Regel muss jede Aufgabe, von der sich ein Patient entlastet, von einer anderen Person übernommen werden: den Arbeitskollegen, dem Partner, den Kindern oder den Vereinskollegen. Manchmal geschieht dies gezwungenermaßen in einem eher unwilligen Umfeld. Im Falle von z. B. sehr fürsorglichen Partnern werden Entlastungen aber mitunter auch gern angeboten.

Eine Reduktion von Aufgaben sowie eine Unterstützung nahestehender Personen werden selbstverständlich als positiv empfunden. Die verhaltenstheoretische Konsequenz daraus ist (leider), dass Verhaltensweisen im Sinne der Krankenrolle zunehmen werden.

Arbeitet man mit seinen somatoformen Patienten an einer erhöhten Belastbarkeit oder einer Verminderung von Schonverhalten, so sollte man sich bewusst sein, dass dem noch weitere Hindernisse im Wege stehen: Die Vorteile, die unsere Patienten aufgrund ihrer Krankenrolle haben, müssen damit auch wieder aufgegeben werden.

Nicht allen Patienten sind die Vorteile ihrer Krankenrolle bewusst. Aber fast allen Patienten ist dieser Punkt verständlicherweise sehr unangenehm. Es benötigt deshalb einiges therapeutische Feingefühl, sich dem Thema zu nähern. Eine Möglichkeit dazu möchte Ihnen das nachfolgende AB 116 geben, welches Sie gemeinsam mit dem Patienten bearbeiten sollten.

Der Patient wird hier gebeten, sich eine vollständige Befreiung von Beschwerden vorzustellen. Anders als bisher sollen aber dann die möglichen Nachteile einer Beschwerdenfreiheit exploriert werden.

> ! Dieses Thema bietet ein wenig Potential für Missverständnisse und Unzufriedenheit auf Patientenseite: Es sollte dargestellt werden, dass der sogenannte »sekundäre Krankheitsgewinn« eine verlockende und mehr oder weniger natürliche Folge aus der beschwerdenbedingten Dysfunktion ist.

 © Kleinstäuber • Bleichhardt • Gottschalk • Rief, Therapie-Tools Somatoforme Störungen. Beltz, 2018

Instruktion für den Therapeuten

»Ich möchte mit Ihnen heute eine besondere Vorstellung in Gedanken durchgehen. Zunächst muss ich betonen, dass es sich dabei um eine nicht sehr realistische Vorstellung handelt. Vielmehr beginnt diese Übung mit einer Art Wunder. Auch wenn Sie die gleich folgende Frage seltsam finden: Ihre Gedanken zu dieser Vorstellung sind von hoher Bedeutung! Bitte versuchen Sie deshalb, sich darauf einzulassen.

Dieses eben genannte Wunder sieht folgendermaßen aus: Stellen Sie sich vor, Sie wachen eines Morgens auf und stellen fest, dass Sie vollständig befreit sind von körperlichen Beschwerden. Sie spüren in jeden Winkel vom Kopf bis zum Zeh und fühlen sich pudelwohl. Sie sind absolut lebendig und damit auch wieder kraftvoll. Welche Worte würden Sie dafür finden, wie es Ihnen dann geht?«

Bitte notieren Sie hier die positiven Reaktionen der Patienten:

....

....

....

»Stellen Sie sich jetzt vor, dass dieser schöne Traum bleibt. Auch wenn es Sie vermutlich verwundert: Tag für Tag, Monat für Monat, bleibt dieses gute, gesunde Körpergefühl.

Selbstverständlich wäre das in erster Linie wunderschön. Trotzdem möchte ich Sie jetzt bitten zu überlegen, ob aus dieser vollständigen Beschwerdenfreiheit auch irgendwelche Komplikationen resultieren könnten. Können Sie sich solche Schwierigkeiten vorstellen?«

Wenn ja, bitte hier notieren:

....

....

....

»Was würde dies für mögliche Aufgaben (in Familie, am Arbeitsplatz, etc.) bedeuten? Könnte es sein, dass hier mehr Verantwortung auf Sie zukommt?«

Ggf. hier notieren:

....

....

....

»Oder hätten andere Menschen plötzlich mehr Erwartungen an Sie? Wer könnte was von Ihnen erwarten?«

....

....

....

»Gibt es Menschen, die vielleicht weniger nett zu Ihnen wären, wenn sie wüssten, dass Sie wieder topfit sind? Wer könnte das sein? Was könnte passieren?«

....

....

....

»Jetzt muss ich Sie leider bitten, sich von dieser Wunder-Vorstellung wieder ein Stück zu lösen. Können Sie sich vorstellen, warum ich Ihnen diese Fragen gestellt habe?«

[Wenn der Patient nicht selbst darauf kommt:] »Auch wenn wir mit einander vermutlich miteinander keine wundersame Super-Heilung hinbekommen werden, möchte ich mit Ihnen ja schon daran arbeiten, dass Sie wieder gesünder und belastbarer werden. Aus Erfahrung wissen wir, dass das für manche Betroffene manchmal gar nicht so einfach ist, weil Sie Angst vor den Belastungen haben, die mit einem »Wieder-fit-Sein« verbunden sind. Können Sie sich das vorstellen? Dann möchte ich mit Ihnen Ihre gerade erarbeiteten Vorstellungen noch einmal daraufhin durchgehen.«

 © Kleinstäuber • Bleichhardt • Gottschalk • Rief, Therapie-Tools Somatoforme Störungen. Beltz, 2018

»Ich will die Rente!« – Keine Spontanentscheidung sondern ein längerer Prozess

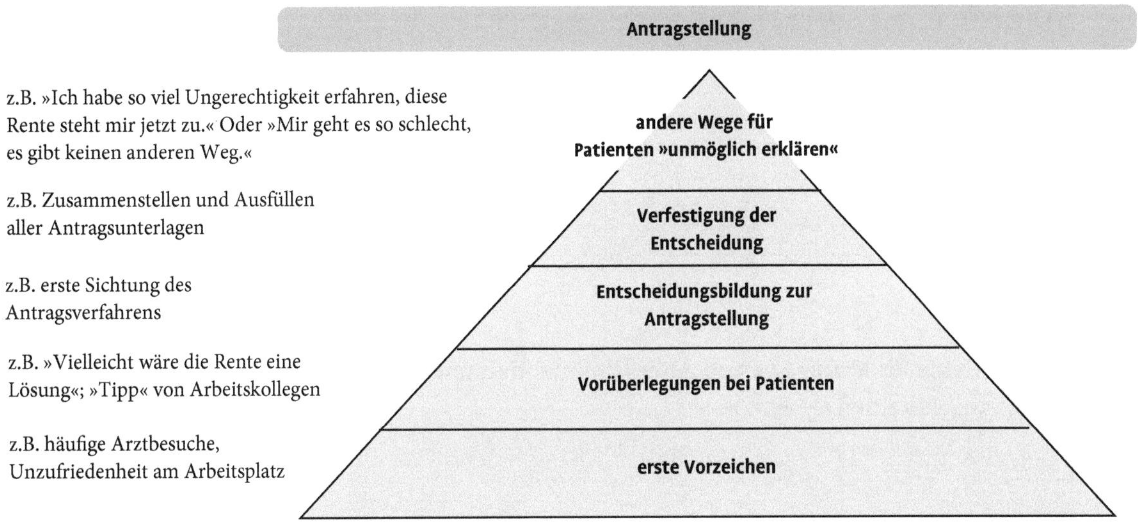

Der Weg zur Antragstellung für die Frühberentung ist häufig ein langer Entscheidungsweg. Für den endgültigen Entschluss, den Antrag zu stellen, müssen viele Dinge berücksichtigt und abgewogen werden.

Viele Patienten, denen es ähnlich geht wie Ihnen, durchlaufen auf diesem Entscheidungsweg viele negative Gefühle – wie z. B. Ärger, Frustration – und erleben viel Ungerechtigkeit. Diese negativen Gefühle, die sehr gut nachvollziehbar sind, erhöhen jedoch manchmal das Risiko, dass man eine eher einseitige Perspektive auf das Thema »Frühberentung« entwickeln kann.

Dieses Arbeitsblatt dient nicht dazu, Sie von Ihrer Entscheidung abzubringen. Sie entscheiden. Die Therapie kann Sie nur in Ihrem Entscheidungsprozess unterstützen, möglichst alle Für und Wider gut abzuwägen. Es stellt Ihnen im Folgenden aber noch mal Fragen, die Sie möglicherweise bei Ihrer bisherigen Entscheidungsfindung noch nicht berücksichtigt haben …

(1) Welche Aspekte stören Sie an Ihrer Berufstätigkeit bzw. Ihrem gegenwärtigen Krankenstatus?

....

....

....

....

(2) Welche positiven und hilfreichen Funktionen erfüllt eine Berufstätigkeit? Was bekommen wir von unserem Job bzw. was würde uns ohne Job fehlen? Denken Sie dabei an Einflüsse auf Ihre eigene Person, Ihre sozialen Kontakte usw.

....

....

....

....

(3) Haben Sie eine Erklärung, warum Alter (und damit einhergehend die Berentung) ein wichtiger Risikofaktor für eine Depression ist?

....

....

....

....

(4) Was ist alles notwendig für den Rentenantrag und wie hoch sind zugleich die Chancen auf eine Bewilligung? Wägen Sie gut ab, wie viel Sie (vor allem emotional) investieren müssen, um einen Erfolg zu haben.

....

....

....

....

(5) Was planen Sie für Ihre Zukunft in der Rente? Wie können Sie die positiven Aspekte einer Berufstätigkeit in Ihrem Alltag selbst herstellen?

....

....

....

....

 © Kleinstäuber • Bleichhardt • Gottschalk • Rief, Therapie-Tools Somatoforme Störungen. Beltz, 2018

9 Lebens- und Kommunikationsprobleme im Zusammenhang mit Körperbeschwerden

9.1 Hintergrund und Einführung

Zum Teil berichten Patienten im Zusammenhang mit ihren medizinisch unerklärten Körperbeschwerden vielseitige Schwierigkeiten in ihrem alltäglichen Leben, teils werden diese Probleme aber auch nicht offen berichtet. Im letzteren Fall kann es sein, dass die Körperbeschwerden zum Hauptproblem und auch verantwortlich für andere Lebensprobleme gemacht werden. Unabhängig davon, wie offen der Patient über begleitende Lebensprobleme in der Therapie spricht, ist es wichtig, diese zu explorieren und mit dem Patienten zu bearbeiten. Sie können zum einen eine wichtige Rolle in der Auslösung und Aufrechterhaltung unerklärter Körperbeschwerden spielen, z. B. wenn sie mit langanhaltenden Stresserfahrungen und negativen emotionalen Zuständen einhergehen. Zugleich können sie sich als Konsequenz aus chronischen Körperbeschwerden entwickeln und diese noch verstärken und aufrechterhalten.

Viele dieser Lebensprobleme sind eng verknüpft mit Kommunikationsproblemen bzw. ergeben sich aus diesen. Wenn z. B. ein Patient am Arbeitsplatz Schwierigkeiten in Folge seiner körperlichen Beschwerden erlebt, kann dies u. a. damit einhergehen, dass er Probleme hat, über seine Beschwerden mit dem Vorgesetzten oder Kollegen zu kommunizieren oder sich abgrenzen zu können. Von daher werden im Zusammenhang mit den Lebensproblemen, die in diesem Kapitel angesprochen werden, auch Arbeitsmaterialien für die Verbesserung von Kommunikationsproblemen bereitgestellt. Das vorliegende Kapitel stellt keinen Anspruch auf Vollständigkeit.

Die Probleme im Alltag von Patienten mit somatoformen Störungen können so vielseitig sein. Eine Eingrenzung der Problembereiche ist von daher unumgänglich. In diesem Abschnitt möchten wir uns auf die folgenden Themen fokussieren:

(1) Schwierigkeiten bei der Kommunikation über Körperbeschwerden mit Familienangehörigen und Freunden
(2) Probleme in der Partnerschaft: sexuelle Probleme und Rückzug aus partnerschaftlichen Aktivitäten
(3) Kommunikationsprobleme am Arbeitsplatz

Für Problemebereiche, die mit den situationsspezifischen Arbeitsmaterialien nicht abgedeckt werden können, stellen wir allgemeineres und situationsübergreifendes Arbeitsmaterial für die Planung eines Rollenspiels (INFO 129, AB 131), für die Planung von Verhaltensexperimenten (AB 132, AB 133) und für ein Problemlöseschema (AB 134) vor.

9.2 Arbeitsmaterialien

- **AB 118** *Probleme in meinem Alltag* (P). Dieses Arbeitsblatt stellt ein allgemeines Schema zur Exploration von Problemen des Patienten im Alltag dar, die zu negativen Emotionen führen, die wiederum die Körperbeschwerden verstärken können oder die in Folge der Körperbeschwerden entstanden sind.

- ▶ **AB 119** *Meine zwischenmenschlichen Probleme im Alltag* (P). Wenn deutlich wird, dass das Problem des Patienten vor allem Schwierigkeiten in der Kommunikation einschließt, dann kann dieses Arbeitsblatt helfen, die Schwierigkeiten genauer zu explorieren.

Arbeitsmaterial zum Thema Probleme mit dem Familien- oder Freundeskreis: »Ich werde von meinem Umfeld als klagsam erlebt.«

- ▶ **AB 120** *Merkmale klagsamen Verhaltens* (P). Die Rückmeldung von Klagsamkeit kann sehr verletzend für den Patient sein und stellt ein schwieriges Thema dar. Die Erarbeitung von klagsamem Verhalten benötigt von daher eine bereits stabile und vertrauensvolle Therapiebeziehung, weswegen dieses Thema häufig eher in einem späteren Abschnitt der Therapie behandelt wird. Therapeut und Patient können mit der Tabelle auf diesem Arbeitsblatt Merkmale im Verhalten des Patienten identifizieren, die möglicherweise vom Umfeld als klagsam erlebt werden. Wichtig ist dabei, dass der Therapeut Verständnis für das Verhalten des Patienten ausdrückt und es als ein »verständliches Verhalten« in Folge der Beschwerden und des Stresses, die der Patient erlebt, validiert.
- ▶ **AB 121** *Leitfaden und Protokoll zum Rollenspiel »Wie verhalte ich mich, wenn ich mit anderen über meine körperlichen Beschwerden spreche?«* (P/T). Wir schlagen für die Auseinandersetzung mit klagsamem Verhalten in der Therapie ein Rollenspiel mit Videofeedback vor, für dessen Planung und Durchführung der Therapeut zusammen mit dem Patienten dieses Arbeitsblatt als Leitfaden verwenden kann. Das Videofeedback soll in erster Linie den Patienten beim geleiteten Entdecken unterstützen und helfen, die Auseinandersetzung mit dem eigenen Verhalten bzw. das Erkennen von Merkmalen der Klagsamkeit im eigenen Verhalten weniger bedrohlich für den Patienten wirken zu lassen.
- ▶ **INFO 122** *Unterstützung der Angehörigen des Patienten* (T). Der Therapeut kann die Angehörigen des Patienten dahingehend unterstützen, mit dem betroffenen Familienmitglied besser umgehen zu können und zugleich funktionale und hilfreiche Unterstützung zu geben. Angehörige von somatoformen Patienten erleben sich häufig in einem Dilemma. Zum einen sehen sie die betroffene Person stark belastet, zum anderen erleben sie möglicherweise einen negativen Einfluss der Körperbeschwerden auf das gesamte Umfeld des Betroffenen. Umso länger die Körperbeschwerden anhalten, umso schwieriger kann es für Angehörige sein, Verständnis für den Leidensdruck des Betroffenen aufzubringen. Es kann sie emotional in die schwierige Situation bringen, einerseits Gefühle wie Frustration oder auch Ärger auf den Betroffenen zu entwickeln und andererseits Emotionen wie Mitleid zu verspüren. Die Absicht etwas Gutes für die betroffene Person tun zu wollen und Trost zu spenden, kann u. a. dysfunktionales Verhalten auf Patientenseite verstärken oder die Beziehung zwischen Angehörigen und Patient teils sogar verschlechtern, weil der Patient z. B. auf Mitleid negativ reagiert. Von daher ist es häufig sehr wichtig, Angehörige in die Therapie einzubeziehen. Das vorliegende Informationsblatt dient dafür als Leitfaden.

Arbeitsmaterial zum Thema Probleme mit dem Ehepartner oder Lebensgefährten I: »Wir haben sexuelle Probleme aufgrund meiner Körperbeschwerden.«

- ▶ **INFO 123** *Fragenleitfaden zur Exploration sexueller Probleme bei Patienten mit somatoformen Beschwerden* (T). Diese Auflistung von Fragen zur Exploration sexueller Probleme im Zusammenhang mit Körperbeschwerden orientiert sich an sexualpsychologischen Ansätzen von Hoyndorf und Kollegen (1995) und Hillman (2012) sowie am Behandlungsmanual für Patienten mit somatoformen Störungen und funktionellen Syndromen von Kleinstäuber et al., 2017. Sexualität ist für viele Patienten ein schwieriges Thema und es sollte zunächst die Erlaubnis vom Patienten eingeholt werden, zur Sexualität Fragen stellen zu dürfen. Es ist teilweise ratsam, die Fragen auf dem Informationsblatt ggf. zunächst getrennt mit jedem Partner in einem Einzelgespräch zu besprechen.

- **INFO 124** *Vorschlag für therapeutisches Vorgehen bei sexueller Unlust in Folge von chronischen Körperbeschwerden* (T). Sexuelle Probleme im Zusammenhang mit anhaltenden körperlichen Beschwerden sind sehr vielseitig und können im Rahmen dieses Buches nicht vollständig abgedeckt werden. Wir haben ein von Patienten sehr häufig angesprochenes Problem herausgegriffen: sexuelle Unlust im Zusammenhang mit den Körpersymptomen. Das Informationsblatt vermittelt Vorschläge zu wichtigen Themen, die im Rahmen der kognitiv verhaltenstherapeutischen Behandlung von sexueller Unlust bei dieser Patientengruppe berücksichtigt werden sollten. Passend dazu können im Gespräch AB 125 und AB 126 verwendet werden.
- **AB 125** *Erklärungsmöglichkeiten für unser(e) sexuelles(n) Problem(e)* (P). Dieses Arbeitsblatt unterstützt die anfängliche Exploration der Vorstellungen des Patienten und seines/r Partner/in über mögliche Ursachen derer sexuellen Probleme bzw. Unlust. Der Ansatz, den wir mit unserem Arbeitsmaterial verfolgen, basiert u. a. auf dem Konzept des Sensate Focus von Masters und Johnson (1966).
- **AB 126** *Übungen des Sensate Focus und Protokoll zu Erfahrungen mit den Übungen* (P). Das Arbeitsblatt liefert kurze Beschreibungen entsprechender Übungen sowie ein Protokoll für Erfahrungen des Patienten und seiner Partnerin mit der Durchführung der Übungen.

Arbeitsmaterial zum Thema Probleme mit dem Ehepartner oder Lebensgefährten II: »Mein Partner findet, dass ich mich aus unseren partnerschaftlichen (Freizeit)-Aktivitäten zurückziehe.«

- **AB 127** *Positive und negative Konsequenzen meines Rückzugs aus partnerschaftlichen Aktivitäten* (P). Patienten mit somatoformen Symptomen und begleitendem Schonverhalten können auch Vermeidungsverhalten in der Partnerschaft zeigen. Die Exploration dieses Problems kann der Therapeut orientiert an INFO 122 durchführen. Typische Beispiele sind, dass Patienten aus Angst, keine gute ärztliche Versorgung vor Ort zu haben, ihren Partner nicht mehr auf längere Urlaubsreisen ins Ausland begleiten. Ähnlich wie beim Schonverhalten sollten auch hier positive wie negative kurz- und langfristige Konsequenzen besprochen werden, wofür AB 127 eingesetzt werden kann. Positive Aktivitäten für das Paar können dann ähnlich wie beim Schonverhalten (s. INFO 95) geübt werden können. Dabei muss sich der Therapeut zum Teil auf eine Gratwanderung zwischen dem Respektieren realistischer Einschränkungen, die der Patient aufgrund der Körperbeschwerden erlebt, und der Reduktion von dysfunktionalem Vermeidungs- und Schonverhalten begeben.

Arbeitsmaterial zum Thema Probleme am Arbeitsplatz I: »Es ist schwierig, mit meinem Vorgesetzten über meine körperlichen Beschwerden zu sprechen.«

- **AB 128** *Sozial kompetent über meine körperlichen Beschwerden am Arbeitsplatz sprechen* (P/T). Die Kommunikation über die Körpersymptome am Arbeitsplatz kann für den Patienten gegenüber dem Vorgesetzten und Kollegen ein wichtiges Problem darstellen. Es können sich Situationen ergeben, in denen sich der Patient über seine Körperbeschwerden offenbaren muss, z. B. wenn er mit dem Vorgesetzten eine stationäre psychosomatische Rehabilitation mit der Konsequenz eines mehrwöchigen Ausfalls am Arbeitsplatz und einer gestuften Wiedereingliederung im

Anschluss besprechen muss. Dieses Arbeitsblatt gibt dem Therapeuten wichtige Leitfragen zur Exploration des spezifischen Problems des Patienten und zugleich ein Protokoll für die Durchführung eines Rollenspiels und langfristig möglicherweise auch eines Verhaltensexperiments (s. AB 132 und AB 133). In dem Fall, dass es sich um eine Situation handelt, die mit der Arbeitsleistung des Patienten zusammenhängt, sollte die Haltung des Patienten gegenüber seiner beruflichen Tätigkeit erfragt werden. Es macht z. B. einen substanziellen Unterschied, ob der Patient nach der Rückkehr von einem stationären Rehabilitationsaufenthalt auf eine Wiedereingliederung oder auf eine Frühberentung hofft. Passende Explorationsfragen sind auf der zweiten Seite dieses Arbeitsblatts gegeben und können je nach Situation ergänzt oder weggelassen werden.

Arbeitsmaterial zum Thema Probleme am Arbeitsplatz II: »Ich kann meinen Kollegen und meinem Vorgesetzten nicht Nein sagen«

- **INFO 129** *Leitfragen zur Gestaltung eines Rollenspiels zur Bearbeitung zwischenmenschlicher Probleme* (T). Ein weiteres häufiges Problem, das sich für Patienten am Arbeitsplatz ergeben kann, ist die Unfähigkeit sich gegenüber dem Vorgesetzten und/oder Kollegen abgrenzen zu können. Vor allem Patienten mit perfektionistischen Persönlichkeitszügen und dem Selbstanspruch, es jedem Recht machen zu müssen, fällt es sehr schwer Nein zu sagen. Dieses Thema ist jedoch heikel, da sich der Therapeut auf eine Gratwanderung begeben muss, um einerseits nicht indirekt Schon- und Vermeidungsverhalten zu unterstützen und zugleich den Patienten zu unterstützen, Schwierigkeiten beim Sich-Abgrenzen abzubauen. Das Informationsblatt gibt einen Leitfaden für die Planung eines Rollenspiels zur Förderung von selbstsicherem Verhalten am Arbeitsplatz. Dieses Paradigma kann jedoch situationsübergreifend für jegliche zwischenmenschliche Problemsituationen des Patienten genutzt werden.
- **AB 130** *Merkmale von selbstsicherem im Vergleich zu selbstunsicherem und aggressivem Verhalten* (P/T). Das Arbeitsblatt zeigt dem Patienten Unterschiede in selbstsicherem, selbstunsicherem und aggressivem Verhalten auf, was für die Planung des Rollenspiels oder von Verhaltensexperimenten wichtig ist. Es gibt dem Patienten Anhaltspunkte für mögliche Aspekte, die er in seinem Verhalten verändern möchte. Es ist an das soziale Kompetenztraining von Hinsch und Pfingsten (2015) angelehnt.
- **AB 131** *Protokoll zu einem Rollenspiel zur Bearbeitung zwischenmenschlicher Probleme* (P/T). Das Rollenspiel von AB 130 kann dann auf AB 131 protokolliert werden

Arbeitsmaterial zu weiteren Lebens- und zwischenmenschlichen Problemen

- **AB 132** *Mein Verhaltensexperiment für verschiedene zwischenmenschliche Probleme – Planung* (P/T)
  AB 133 *Mein Verhaltensexperiment für verschiedene zwischenmenschliche Probleme – Protokoll* (P/T). Für die Planung von Übungen zu zwischenmenschlichen Problemsituationen jeglicher Art im Rahmen von Verhaltensexperimenten können diese Arbeitsblätter für die Planung, Durchführung und Protokollierung genutzt werden.
- **AB 134** *Lösungsschema für sonstige Problemsituationen* (P/T). Abschließend stellen wir ein Arbeitsblatt zu einem Problemlöseschema vor, das situationsübergreifend für verschiedene Problemsituationen genutzt werden kann, die mit den bisherigen Arbeitsmaterialien in diesem Kapitel nicht abgedeckt werden konnten.

AB 118 Probleme in meinem Alltag

P 1/2

(1) Beschreiben Sie zunächst eine wichtige Problemsituation in Ihrem Alltag, die bei Ihnen besonders zu Stresserleben führt und die Sie in der kommenden Sitzung mit Ihrem Therapeuten besprechen möchten. Versuchen Sie dies so konkret wie möglich zu machen:

Was passierte vor der Situation? ....

....

Was passierte in der Situation? ....

....

Was passierte nach der Situation? ....

....

Was ging Ihnen in der Situation durch den Kopf? ....

....

Was haben Sie in der Situation gesagt oder getan? ....

....

(2) Um herauszufinden, welchen Stellenwert dieses Problem in Ihrem Alltag hat, machen Sie bitte folgende Übung: Sammeln Sie zunächst weitere Probleme, die aktuell in Ihrem Alltag bestehen und notieren Sie diese stichpunkthaft!

....

....

....

....

....

....

....

Bitte stellen Sie sich vor, dass der aufgezeichnete Kreis die Gesamtheit Ihrer persönlichen Probleme darstellt. Versuchen Sie die Torte in verschiedene Stücke aufzuteilen, wobei die Größe jedes Stücks das Ausmaß der Belastung durch das jeweilige Problem anzeigt. Machen Sie sich bewusst, wie viel Raum Ihr unter (1) genanntes Problem im Vergleich zu den anderen Problemen einnimmt.

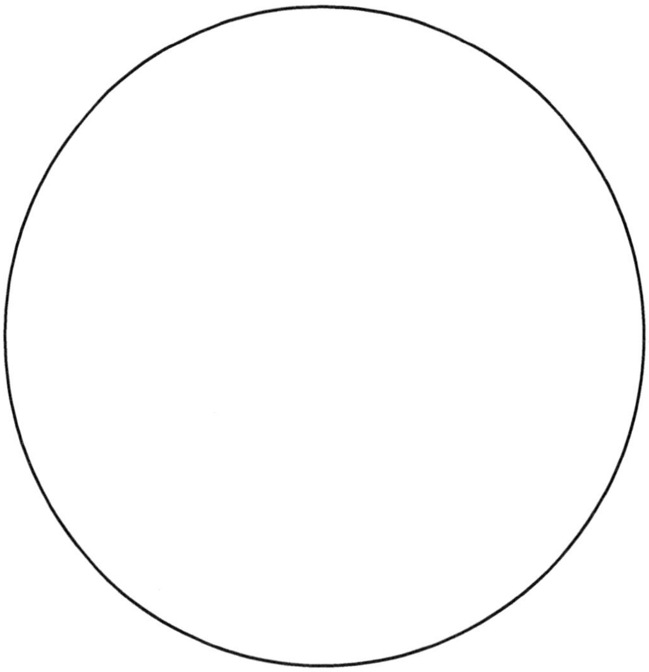

(3) Was haben Sie bisher unternommen, um mit Ihrem unter (1) beschriebenen Problem umzugehen?

....

....

....

....

(4) Was wünschen Sie sich bzgl. Ihres Problems für die Zukunft?

....

....

....

....

 © Kleinstäuber • Bleichhardt • Gottschalk • Rief, Therapie-Tools Somatoforme Störungen. Beltz, 2018

Meine zwischenmenschlichen Probleme im Alltag

Patienten wie Sie, die an langanhaltenden körperlichen Beschwerden leiden, können Probleme mit ihrem Umfeld in vielen verschiedenen Lebens- und zwischenmenschlichen Bereichen erleben, wie z. B. mit Familienangehörigen oder Freunden, mit dem Ehepartner oder Lebensgefährten oder mit Menschen an ihrem Arbeitsplatz. Liegen bei Ihnen zwischenmenschliche Probleme vor, helfen die folgenden Fragen, diese(s) Problem(e) klarer zu beschreiben.

(1) Denken Sie an eine entsprechende Situation zurück, in der Sie aufgrund Ihrer körperlichen Beschwerden negative Reaktionen in Ihrem Umfeld erlebt haben bzw. erleben und die Sie belastet. Das könnte z. B. eine Situation sein, in der Sie über Ihre Beschwerden gesprochen haben und negative Reaktionen der anderen beobachten konnten. Beschreiben Sie die Situation.

....

....

....

....

....

(2) Gibt es Menschen in Ihrem Umfeld, mit denen Sie eher ungern über Ihre Beschwerden sprechen? Aus welchen Gründen?

....

....

....

....

(3) Haben sich Beziehungen zu bestimmten Personen in Ihrem Umfeld verändert (zum Negativen) im Zusammenhang mit Ihren körperlichen Beschwerden? Wenn ja, zu welchen Personen? Worin liegen die Veränderungen? Haben Sie eine Erklärung für die Veränderungen? Können Sie mit diesen Menschen über die Veränderungen, die Ihnen in der Beziehung aufgefallen sind, sprechen?

....

....

....

....

© Kleinstäuber • Bleichhardt • Gottschalk • Rief, Therapie-Tools Somatoforme Störungen. Beltz, 2018

(4) Haben Sie das Gefühl, dass Sie, seitdem Sie an Ihren Beschwerden leiden, auf mehr Ablehnung in Ihrem Umfeld stoßen? Wenn ja, können Sie mir konkrete Situationen beschreiben, in denen Sie sich abgelehnt fühlten?

....

....

....

....

....

(5) Erleben Sie sich in Ihrem Umfeld manchmal unverstanden, vielleicht sogar abgelehnt? Wenn ja, von welchen Personen und warum fühlen Sie sich unverstanden? Wie reagieren diese Personen auf Sie bzw. an welchem Verhalten machen Sie es fest, dass Sie nicht verstanden werden?

....

....

....

....

....

(6) Haben Sie Menschen in Ihrem Umkreis, zu denen Sie ein vertrauensvolles Verhältnis haben und mit denen Sie auch über persönlich sehr belastende Themen, wie z. B. Ihre Körperbeschwerden, sprechen können? Aus welchen Gründen können Sie diesen Personen so gut vertrauen oder fühlen sich von ihnen verstanden?

....

....

....

....

....

 © Kleinstäuber • Bleichhardt • Gottschalk • Rief, Therapie-Tools Somatoforme Störungen. Beltz, 2018

Merkmale klagsamen Verhaltens

	Verhaltensmerkmale, die möglicherweise von anderen als klagsam erlebt werden...	Kann ich diese Merkmale bei mir selbst beobachten?	Welche weiteren Merkmale kann ich an mir selbst beobachten?	Was kann ich verändern?
Stimme/ Aussprache	▶ anhaltend traurig, weinerlich klingende Stimme (wenig Sprachmelodie) ▶ zaghaft ▶ undeutliche Aussprache			
Wortwahl	▶ Verwendung von Wörtern der Resignation ▶ fordernd			
Inhalt des Gesagten	▶ Ausrichtung vor allem auf Körperbeschwerden ▶ fehlende Zukunftsperspektive ▶ Vorwürfe ▶ Suche nach Hilfe ▶ »Schwarzsehen«			
Ausdruck von Gefühlen	▶ anhaltend negative Stimmung ▶ Hoffnungslosigkeit ▶ resignierte Stimmung			
Haltung des Körpers, Gesten, Gesichtsausdruck und Mimik	▶ eher resignierende Gestik: z. B. Kopf schütteln ▶ Gestik unterstreicht Schwere des Leidensdrucks ▶ Körperhaltung in sich zusammengesunken ▶ begleitende Laute und Gesten: z. B. Stöhnen, Zähne zusammen beißen ▶ trauriger, angespannter Gesichtsausdruck ▶ schmerzverzerrter Gesichtsausdruck, ernster Blick ▶ wenig Blickkontakt ▶ Blick eher nach unten gerichtet ▶ hilfesuchender Blick			

Leitfaden und Protokoll zum Rollenspiel »Wie verhalte ich mich, wenn ich mit anderen über meine körperlichen Beschwerden spreche?«

Schritt 1: Rollenspiel »Ich berichte einer anderen Person über meine Beschwerden« und Videoaufzeichnung

Versetzen Sie sich in eine Situation, die nicht zu lange zurück liegt und in der Sie mit einer anderen Person über Ihre körperlichen Beschwerden gesprochen haben. Erzählen Sie Ihrem Therapeuten kurz über die Situation, da dieser die Rolle der anderen Person einnehmen wird. Sie spielen im Rollenspiel sich selbst. Denken Sie während des Rollenspiels über Ihr Verhalten nicht zu viel nach, versuchen Sie, so gut es geht, Sie selbst zu sein. Das Rollenspiel sollte nicht länger als fünf Minuten dauern und soll auf Video aufgezeichnet werden.

Schritt 2: Anschauen der Videoaufzeichnung und Wechsel der Perspektive

Während Sie mit Ihrem Therapeuten das Video anschauen, versetzen Sie sich in die Rolle Ihres Gegenübers und stellen Sie sich vor, mit sich selbst über Ihre Beschwerden zu sprechen. Die Fragen unter Schritt 3 helfen Ihnen, tiefgründiger Ihr Verhalten zu beobachten.

Sie haben vielleicht die Rückmeldung erhalten, dass Sie sich klagsam verhalten oder andere die Art und Weise, wie Sie über Ihre Beschwerden sprechen, nicht mögen. Versuchen Sie gemeinsam mit Ihrem Therapeuten herauszufinden, was andere Personen damit meinen könnten und wie Sie selbst Ihr Verhalten erleben. Sie haben in der Therapie einen geschützten Raum, in dem Sie Ihr eigenes Verhalten besser kennenlernen können.

Schritt 3: Was können Sie an Ihrem Verhalten beobachten?

Besprechen Sie die folgenden Fragen mit Ihrem Therapeuten:

(1) Wie wirken Sie auf sich selbst, wenn Sie über Ihre körperlichen Beschwerden berichten?

(2) Stellen Sie sich vor, die Person, die in dem Video Ihnen gegenübersitzt, wäre eine andere Person: Was würden Sie über sie denken? Wie fühlen Sie sich in der Rolle des Gegenübers?

(3) Verspüren Sie Klagsamkeit im Verhalten der Person oder fällt Ihnen etwas anderes auf? Wenn ja, können Sie versuchen, Merkmale in Ihrem Verhalten zu beschreiben? Versuchen Sie auf die verschiedenen Ebenen Ihres Verhaltens einzugehen, wie z. B. Ihre Stimme, Wortwahl und Inhalt des Gesagten, Gestik/Mimik, Körperhaltung, und machen Sie ein paar Notizen.

....

....

....

....

....

 © Kleinstäuber • Bleichhardt • Gottschalk • Rief, Therapie-Tools Somatoforme Störungen. Beltz, 2018

Schritt 4: Kann ich mich in Zukunft anders verhalten?

Was nehmen Sie aus dem Rollenspiel und dem Wechsel in die Perspektive Ihres Gegenübers mit? Möchten Sie in Zukunft etwas in der Art und Weise, wie Sie über Ihre Beschwerden berichten, verändern? Machen Sie mit Ihrem Therapeuten einen Plan und, wenn möglich, üben Sie konkrete Veränderungen in Ihrem Verhalten in einem weiteren Rollenspiel mit Ihrem Therapeuten oder vielleicht sogar in einem realen Gespräch mit einer anderen Person.

....

....

....

....

....

....

© Kleinstäuber • Bleichhardt • Gottschalk • Rief, Therapie-Tools Somatoforme Störungen. Beltz, 2018

Die folgenden Punkte können Ihnen als Therapeut als Wegweiser dienen, wie Sie Angehörige Ihrer Patienten mit somatoformen Beschwerden in die Therapie einbeziehen können

Gespräch mit Patienten und Angehörigen

Holen Sie den Patienten, wenn möglich, mit seinen Angehörigen zusammen (ggf. getrennt) ins Gespräch und geben Sie einen sicheren, neutralen Raum für den Ausdruck von Gedanken und Gefühlen.

Die folgenden Hinweise können hilfreich sein, wenn Sie Patienten und Angehörige zum Gespräch einladen. Wichtig ist, dass Patient wie auch Angehörige Raum erhalten, ihre Gefühle und Gedanken frei zu äußern.

(1) **Achten Sie darauf, dass sich die Gesprächsteilnehmer gegenseitig ausreden lassen.** Richten Sie jedem Gesprächsteilnehmer einen festen, zeitlich begrenzten Zeitraum ein, in dem er über seine Gefühle und Gedanken offen sprechen kann. Ein Gesprächsteilnehmer sollte in diesem Zeitfenster nur dann unterbrochen werden, wenn es um Nachfragen geht, die zur Verbesserung des Verständnisses dienen.

(2) **Unterstützen Sie die Gesprächsteilnehmer, sich aufmerksam zuzuhören.** Die Gesprächsteilnehmer sollten sich aufmerksam gegenseitig zuhören, ohne das Gesagte sofort zu kommentieren. Sie als Therapeut spielen eine wichtige Rolle als Rollenmodell.

(3) **Unterstützen Sie die Gesprächsteilnehmer auf sofortige Kommentare und Bewertungen des Gesagten zu verzichten.** Wir neigen im Alltag häufig dazu, die Dinge, die uns unser Gegenüber äußert, schnell durch »unsere Brille« zu bewerten. Das kann zu Missverständnissen führen, da kein Raum ist, die wahren Motive einer Person für ihr Gesagtes herauszufinden. Von daher sollten in diesem sicheren und neutralen Gesprächsraum direkte Kommentare und Bewertungen eher vermieden werden. Ggf. können sich die Teilnehmer Notizen zu Punkten machen, die sie später vertieft besprechen möchten.

(4) **Helfen Sie den Gesprächsteilnehmern, ihre Gefühle direkt und in der Ich-Form auszudrücken.** Wenn Menschen in ihrem Alltag über Gefühle sprechen, kann es schnell passieren, dass man diese nicht in sich verankert. Viele verfallen z. B. in eine verallgemeinernde »man«-Sprache (»Man fühlt sich schnell resigniert, wenn einem ein Mensch jeden Tag sagt, dass er Schmerzen hat«). Alternativ kommt es zu Vorwürfen in der »Du«-Form (z. B. »Du bringst mich jedes Mal in eine hilflose Situation, wenn Du diesen leidenden Blick hast.«). Beide Formen, Gefühle auszudrücken, sollten vermieden werden und die »ich«-Form gewählt werden (z. B. »Ich fühle mich hilflos, wenn ich sehe, wie Du leidest«).

(5) **Unterstützen Sie die Gesprächsteilnehmer, Bezug auf konkrete Situationen und Beispiele zu nehmen.** In unserer Alltagssprache sind wir schnell geneigt, verallgemeinernd und absolut zu sprechen (z. B. »Er schaut mich *jeden* Morgen mit diesem leidenden Gesicht an«). Typische Signalworte sind z. B. *immer, jedes Mal, ausschließlich.* Im Gespräch wäre es hilfreich, wenn die Teilnehmer versuchen, sich auf konkrete Situationen und Beispiele zu beziehen.

(6) **Motivieren Sie die Gesprächsteilnehmer, bewusst auf positive Dinge und Ressourcen zu achten.** Zunächst muss natürlich Raum für die Angehörigen gegeben werden, über ihre Sorgen und die negativen Aspekte zu sprechen, die sie mit den Körperbeschwerden des Betroffenen assoziieren.

Allerdings sollte bewusst das Gespräch auch auf Aspekte gelenkt werden, die gut funktionieren oder die Ressourcen darstellen (z. B. »Obwohl wir in vielen Bereichen aufgrund der Körperbeschwerden eingeschränkt sind, schaffen wir es regelmäßig in den Verein zu gehen«).

Sie als Therapeut haben eine moderierende Rolle für das Gespräch und es empfiehlt sich, Aussagen der Angehörigen und des Patienten auf einem Flipchart zu protokollieren.

Einbezug der Angehörigen

Beziehen Sie die Angehörigen in die Psychoedukation zu medizinisch unerklärten Körperbeschwerden ein.

Für Angehörige können unerklärte Körperbeschwerden sehr diffus wirken. Je länger sie anhalten, umso schwieriger kann es sein, dass Angehörige den Leidensdruck des Patienten nachvollziehen können. Häufig entwickeln auch Angehörige ein starkes Bedürfnis, endlich eine Erklärung für die unerklärten Körperbeschwerden zu finden. Der Einbezug in die Psychoedukation kann helfen, auch das Ursachendenken von Angehörigen zu erweitern.

Die folgenden Arbeitsblätter aus diesem Buch können mit Patient und Angehörigen zusammen erarbeitet werden:

- Erklärungen des Patienten für Beschwerden (z. B. AB 8)
- menschliche Stressreaktion (z. B. AB 56 bis AB 61)
- Wirkung von Aufmerksamkeit (z. B. INFO 79 und 80)
- Zusammenhang zwischen Gedanken und körperlichen Veränderungen (z. B. INFO 36, AB 37, AB 38, AB 42)
- Teufelskreis des Schonverhaltens (z. B. INFO 95)
- zusammenfassendes Störungsmodell (z. B. INFO 159 und AB 160)

Des Weiteren besteht die Möglichkeit, dass Angehörige von Patienten mit somatoformen Beschwerden bestimmte Mythen über die Körpersymptome des Betroffenen vertreten. Beispiele dafür finden Sie im Folgenden.

BEISPIEL

(1) »Es kann keine organische Ursache gefunden werden, von daher sind die Beschwerden nur eingebildet und nicht real.«

(2) »Die Beschwerden gehen jetzt schon so lange. Ich kann mir nicht vorstellen, dass ... wirklich so stark leidet, obwohl keine Ursache gefunden werden kann.«

(3) »Es gibt nur *eine* Ursache und *eine* Therapie für die Beschwerden.«

(4) »Man kann nur körperlich *oder* seelisch krank sein. Körperliche Erkrankungen sind normal und glaubwürdig. Kann der Arzt jedoch keine Ursache finden, hat die Person ein krankhaftes psychisches Problem.«

Diese Mythen sollten vom Therapeuten exploriert und hinterfragt werden.

Unterstützung der Angehörigen

Geben Sie den Angehörigen Unterstützung, wie sie am besten mit der betroffenen Person umgehen können

Inwieweit Sie Angehörigen von Patienten mit somatoformen Störungen helfen können, sich in hilfreicher und funktionaler Weise dem Betroffenen gegenüber zu verhalten, hängt natürlich stark von der Situation ab. Im Folgenden finden Sie Ideen für die Unterstützung von Angehörigen, möglichst dysfunktionales Verhalten des Betroffenen nicht zu unterstützen bzw. verstärken. Man könnte den Angehörigen empfehlen:

- regelmäßiges Nachfragen nach den Beschwerden oder zu viel gut gemeinten Trost zu vermeiden, da dies die Aufmerksamkeit auf die Körpersymptome lenkt
- gut gemeinte Rücksichtnahme und damit Verstärkung von Vermeidungsverhalten zu vermeiden
- den Patienten in einer aktiven Lebensgestaltung und nicht im Krankheitserleben zu unterstützen und zu verstärken
- regelmäßige Termine zu vereinbaren, an denen der Betroffene und der Angehörige eine Freizeitaktivität zusammen ausüben, die (gegebenenfalls nach Absprache mit den Therapeuten) für den Patienten realistisch und gut zu bewältigen ist
- bewusst gemeinsam nach kleinen »Inseln« positiver Erfahrungen im Alltag zu suchen. Dies müssen keine kostspieligen Aktivitäten sein. Es reichen kleine genussvolle Aktivitäten aus (z. B. ein gemeinsames Mittagessen, ein Filmabend auf der Couch)
- sobald der Patient Vermeidungsverhalten oder klagsames Verhalten zeigt, zwischen Patient und Angehörigen ein Zeichen vereinbaren, was dem Patienten hilft, sein Verhalten zu reflektieren. Dieses Vorgehen soll auch verhindern, dass der Patient seinem Verhaltensimpuls folgt. Damit wird der Angehörige legitimiert und entlastet, das Krankenrollenverhalten anzusprechen.

© Kleinstäuber • Bleichhardt • Gottschalk • Rief, Therapie-Tools Somatoforme Störungen. Beltz, 2018

Fragenleitfaden zur Exploration sexueller Probleme bei Patienten mit somatoformen Beschwerden

Fragen zu sexuellen Problemen und dem Einfluss der Körperbeschwerden

- Können Sie mir das Problem zunächst genauer beschreiben?
- Inwieweit spielen Ihre körperlichen Beschwerden im Rahmen Ihrer sexuellen Probleme eine Rolle? (z. B. Schmerzen bei bestimmten Körperhaltungen; mangelnde sexuelle Lust in Folge anhaltender Körperbeschwerden bei sexuellen Aktivitäten)
- Können Sie genau beschreiben, bei welchen sexuellen Aktivitäten die Probleme auftreten? Beziehen Sie sich auf alle Ihre sexuellen Aktivitäten oder nur auf bestimmte? Beziehen Sie sich auf das Erreichen des Höhepunkts oder bereits auf Ihre sexuelle Lust und Erregung?
- Wann haben Ihre Probleme begonnen? Stand der Beginn im Zusammenhang mit der Entwicklung Ihrer körperlichen Beschwerden oder bestand es bereits vorher?
- Was meinen Sie (Körpersymptomträger), ist die Ursache? Sehen Sie die Ursache in den körperlichen Beschwerden oder vermuten Sie andere Ursachen? Wie denken Sie als Partner über mögliche Ursachen?
- Ist das sexuelle Problem immer gleichbleibend oder geht es mal besser bzw. schlechter?
- Wie häufig masturbieren Sie? Wie fühlen Sie sich dabei und haben Ihre körperlichen Beschwerden Einfluss auf das Erleben bei der Selbstbefriedigung?
- Haben Sie bisher schon Versuche unternommen, das Problem zu lösen? Haben Sie Vertrauenspersonen, mit denen Sie bereits über Ihre sexuellen Probleme gesprochen haben?
- Menschen, die an ähnlichen Beschwerden leiden, erleben manchmal Veränderungen in der Zufriedenheit mit ihrem Körper, z. B. haben Sie Eindruck, dass sie ihrem Körper nicht mehr vertrauen können, oder fühlen sich nicht mehr attraktiv. Wie denken Sie über Ihren Körper?

Fragen zu Einstellungen zu Sexualität im Allgemeinen

- Sexualität kann je nach Person verschiedene Bedeutungen haben. Was umfassen für Sie die Begriffe »Sexualität« bzw. »sexuelle Aktivitäten«?
- Was bedeutet für Sie »guter Sex«? Wenn es nach Ihnen allein ginge, was gehört zu gutem Sex für Sie?
- Fällt es Ihnen schwer über Sexualität zu sprechen, z. B. mit Ihrem Arzt oder mit mir?

Fragen zur Sexualität in der Partnerschaft

- Wann waren Sie zuletzt sexuell aktiv?
- Wie zufrieden sind Sie mit Ihrem Sexualleben? Haben Sie Sorgen über Ihre sexuelle Gesundheit?
- Wenn es allein nach Ihnen ginge, würden Sie sich irgendetwas wünschen, was in Ihrem Sexualleben anders sein sollte?
- Wie häufig waren Sie vor Beginn der körperlichen Beschwerden sexuell aktiv, wie häufig seit Beginn der Beschwerden?
- Wer ergreift bei Ihnen in der Partnerschaft in der Regel die Initiative zum Sex?

© Kleinstäuber • Bleichhardt • Gottschalk • Rief, Therapie-Tools Somatoforme Störungen. Beltz, 2018

Fragen zur Partnerschaft und Kommunikation zwischen den Partnern

- Wie können Sie mit Ihrem Partner über die sexuellen Probleme sprechen?
- Wie bringen Sie zum Ausdruck, wenn Sie sexuelle Wünsche haben? Ist es schwierig für Sie diese auszudrücken?
- Was machen Sie, wenn Sie keine Lust auf Sex haben, Ihr Partner aber sexuell aktiv sein möchte? Und umgekehrt: Wie reagieren Sie, wenn Ihr Partner nicht sexuell aktiv sein möchte, Sie aber Lust auf Intimität haben?
- Wo liegen Stärken und Schwächen Ihrer Beziehung?
- Zeigen Sie Zuneigung und Zärtlichkeit im Alltag? Wenn ja, wie?
- Gibt es Themen, bei denen zwischen Ihnen und Ihrem Partner häufig Konflikte entstehen? Wie gehen Sie damit um?
- Haben diese Konflikte Einfluss auf Ihr Sexualleben mit Ihrem Partner?
- Können Sie mir drei Dinge nennen, die Sie an Ihrem Partner ganz besonders schätzen?
- Wenn Sie drei Wünsche an Ihren Partner ganz allgemein hätten, welche wären diese?

 © Kleinstäuber • Bleichhardt • Gottschalk • Rief, Therapie-Tools Somatoforme Störungen. Beltz, 2018

Vorschlag für therapeutisches Vorgehen bei sexueller Unlust in Folge von chronischen Körperbeschwerden

Versuchen Sie das sexuelle Problem und dessen Zusammenhang zu den Körperbeschwerden Ihres Patienten und dessen Partner besser zu verstehen

- Explorieren Sie die Rolle der körperlichen Beschwerden sowie weiterer Einflussfaktoren (z. B. Erwartungsdruck, Körperunzufriedenheit beim Patienten) bei der Entstehung des sexuellen Problems und hinterfragen Sie die häufig anzutreffende, potenzielle Vermutung, dass unzureichend Liebe die Ursache für das sexuelle Problem ist.
- Versuchen Sie negative Gefühle im Zusammenhang mit sexuellen Problemen und körperlichen Beschwerden aufzudecken.

Instruieren Sie den Patient und seinen Partner zu Übungen aus dem Sensate Focus (Hoyndorf et al. 1995; Masters & Johnson, 1966) – gestufte Streichel- und Stimulationsübungen – und wie sie diese zu Hause durchführen können und Gedanken und Gefühle, die beide in den Übungen erlebt haben, protokollieren sollen. Diese Übungen sollen dem Paar helfen, unangenehme Gefühle im Zusammenhang mit der Lustlosigkeit Ausdruck zu verleihen. Bei den Sensate Focus-Übungen wird dementsprechend zunächst das Paar instruiert, den Aufmerksamkeitsfokus bewusst auf die störenden Gedanken, Gefühle und Empfindungen (beim Patienten auch auf die körperlichen Beschwerden) zu richten. Erklären Sie Ihrem Patienten, dass dieses Explorieren des Körpers, das nicht auf das Erleben eines Höhepunkts abzielt, für viele Paare zunächst eine neue Erfahrung ist und eine entlastende Wirkung haben kann, da dieses Vorgehen Leistungsdruck entgegenwirkt und Raum gibt, Strategien für ein genussvolles Erleben von Sexualität trotz körperlicher Symptome auszuprobieren.

Vermitteln Sie Ihrem Patienten und dessen Partner, dass sie genussvolle sexuelle Erfahrung trotz körperlicher Beschwerden erleben können

- Verdeutlichen Sie dem Paar, dass die gestuften Streichelübungen vor allem eine diagnostische Funktion haben.
- Sie sollen helfen, mit den Partnern dysfunktionale Gedanken zu hinterfragen und zu modifizieren bzw. nach Verhaltensstrategien zu suchen, die die sexuelle Aktivität in der Partnerschaft trotz körperlicher Beschwerden wieder zu einer positiven Erfahrung werden lässt.
- Verdeutlichen Sie, dass die Streichelübungen auch ermöglichen können, neue sexuelle Aktivitäten zu entdecken, die Partner als genussvoll empfinden und bisher noch nicht ausprobiert haben.
- Zeigen die Übungen, dass der Patient möglicherweise ein negativ verändertes Körperbild in Folge der anhaltenden Körperbeschwerden entwickelt hat, können die Übungen auch dazu genutzt werden, dass gezielt positive Aspekte des eigenen Körpers exploriert und benannt werden.

Ausdruck von sexuellem Interesse bzw. Desinteresse

- Betonen Sie, dass Streichelübungen auch sehr gut genutzt werden können, um die Kommunikation über sexuelles Interesse bzw. Desinteresse zwischen den Partnern zu üben.
- Missverständnisse zwischen Partnern sind häufig, weil einer der beiden erwartet, dass der andere »Gedanken lesen« kann, und die Signale von sexuellem Interesse und Desinteresse zwischen Partnern sind oft nicht klar genug. Versuchen Sie in der Therapie diese Signale mit dem Paar zu explorieren und unterstützen Sie beide, die Signale gegebenenfalls klarer und aussagekräftiger zu gestalten.

Übertragung in den Alltag

- Machen Sie wiederholt deutlich, dass das langfristige Ziel dieser Übungen nicht primär darin besteht, das Ausmaß sexueller Lust beider Partner anzugleichen und »Standards« für die Häufigkeit sexueller Aktivität zu setzen.
- Im Gegensatz dazu soll Leistungsdruck so gut wie möglich vermieden werden. Gegebenenfalls muss der Partner in einer akzeptierenden Haltung unterstützt werden, dass er möglicherweise mit einer anhaltenden Diskrepanz im sexuellen Interesse umgehen lernen muss.
- Ein langfristiges Ziel besteht darin, dass die sexuellen Kontakte, die zwischen den Partnern stattfinden, für beide Partner als so genussvoll wie möglich gestaltet werden sollen.

 © Kleinstäuber • Bleichhardt • Gottschalk • Rief, Therapie-Tools Somatoforme Störungen. Beltz, 2018

AB 125

Erklärungsmöglichkeiten für unser(e) sexuelles(n) Problem(e)

P 1/1

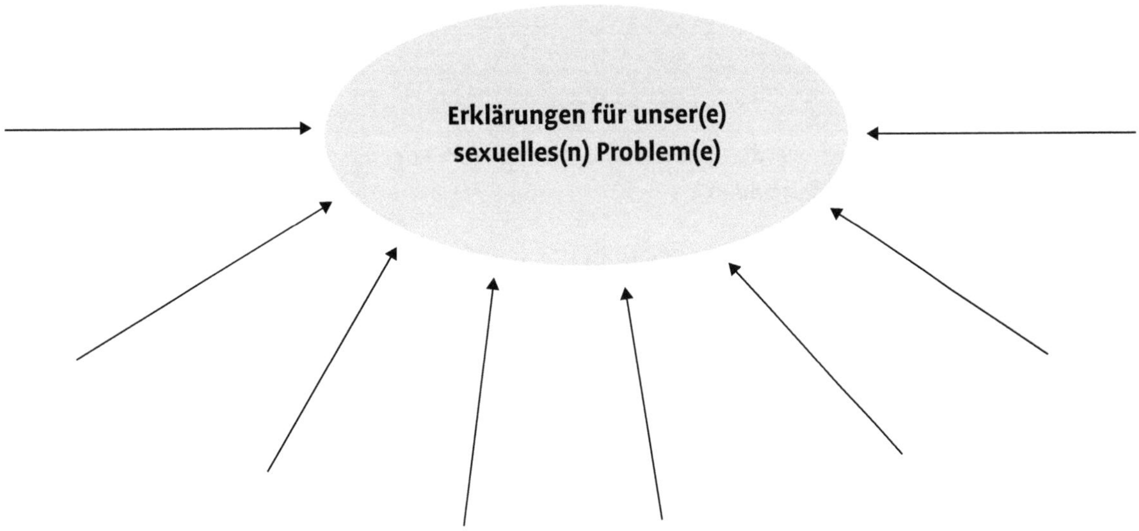

Übungen des Sensate Focus und Protokoll zu Erfahrungen mit den Übungen

Übungen des Sensate Focus

(1) Übung 1:
- Streicheln des Körpers
- Brüste und Genitalien werden nicht in die Übung einbezogen.
- Es sollte kein Koitus stattfinden.

(2) Übung 2:
- Streicheln des Körpers mit erkundendem Streicheln der Genitalien
- Es sollte kein Koitus stattfinden.

(3) Übung 3 »Quiet Vagina«:
- Einführen des Penis und Innehalten, gegebenenfalls ergänzende Koitusbewegungen, jedoch ohne Ziel des Höhepunktes

(4) Übung 4
- Koitus mit erkundenden und stimulierenden Bewegungen

Machen Sie sich bewusst, dass bei den Übungen weniger die Art der Berührung als das Explorieren des Erlebens, der Gefühle und Gedanken von Ihnen und Ihrem Partner entscheidend sind. Sie sollen als Partner herausfinden, was Ihnen gut tut. Insbesondere Sie als Betroffener von anhaltenden Körperbeschwerden sollen Ihre Aufmerksamkeit darauf ausrichten, wo die körperlichen Symptome Ihr Erleben der sexuellen Erfahrung negativ beeinflussen. Für die Übungsabschnitte sollten Sie 10 bis 15 Minuten einplanen und der Übergang von einer Übung zur nächsten hängt von Ihren Erfahrungen ab.

© Kleinstäuber • Bleichhardt • Gottschalk • Rief, Therapie-Tools Somatoforme Störungen. Beltz, 2018

Exploration wenig hilfreicher Gedanken im Zusammenhang mit den Sensate Focus Übungen

Sie finden im Folgenden ein paar Gedankenbeispiele, die möglicherweise auch Ihnen während der Übung durch den Kopf gegangen sind. Schauen Sie sich die Tabelle zunächst an, ob Sie einen oder mehrere dieser Gedanken ebenfalls erlebt haben?

trifft zu	Beispielgedanken
	Ich mache mir Sorgen, was mein Partner über mich denkt.
	Diese körperlichen Symptome machen alles kaputt, ich kann die Nähe zu meinem Partner nicht mehr genießen.
	Ich werde niemals wieder anziehend auf meinen Partner wirken.
	Ich werde nie wieder sexuelle Aktivitäten mit meinem Partner genießen können.
	Ich fühle mich unattraktiv.
	Mein Körper funktioniert nicht mehr so, wie ich möchte.
	Ich fühle überhaupt nichts.
	Ich beginne, ungeduldig zu werden.
	Ich kann nicht abschalten.
	Ich habe Angst, meinen Partner zur enttäuschen.
	Ich habe Angst, meinem Partner weh zu tun.
	Ich glaube, ich habe zu hohe Ansprüche.
	Ich muss alles tun, dass mein Partner keine körperlichen Symptome erlebt, während wir sexuell aktiv sind.
	Ich kann nicht bei der Sache bleiben.
	Ich bin angespannt.

AB 127

Positive und negative Konsequenzen meines Rückzugs aus partnerschaftlichen Aktivitäten

P

Machen Sie sich Gedanken, wie sich der Rückzug aus partnerschaftlichen Aktivitäten langfristig auf Sie selbst und Ihre Partnerschaft bzw. Ihren Partner auswirken kann. Berücksichtigen Sie negative wie auch mögliche positive Konsequenzen. Letztere sind v. a. Konsequenzen, die Sie zu diesem Verhalten motivieren und dieses aufrechterhalten.

	kurzfristige Konsequenzen	langfristige Konsequenzen
positiv		
negativ		

© Kleinstäuber • Bleichhardt • Gottschalk • Rief, Therapie-Tools Somatoforme Störungen. Beltz, 2018

Sozial kompetent über meine körperlichen Beschwerden am Arbeitsplatz sprechen

Anlass des Gespräches

Aus welchem Anlass möchten Sie das Gespräch führen?

....

....

Zielperson(en)

Mit welcher Person soll das Gespräch stattfinden (z. B. Vorgesetzter, Kollegen)? Gibt es vielleicht eine Vertrauensperson am Arbeitsplatz, mit der Sie sich vor dem geplanten Gespräch nochmal austauschen können, von der Sie Rat bekommen können und die die Zielperson kennt?

....

....

Gewünschtes Ergebnis des Gespräches

Mit welchem gewünschten Ergebnis möchten Sie aus dem Gespräch gehen? Ist Ihr gewünschtes Ergebnis realistisch? Was können Sie erwarten? Ist Ihr gewünschtes Ziel in Ihnen verankert, sprich können Sie es beeinflussen? (Z. B. wäre ein nicht im Patienten verankertes Ziel: »Mein Vorgesetzter soll meiner gestuften Wiedereingliederung am Arbeitsplatz zustimmen.« Demgegenüber könnte man ein in sich verankertes Ziel Folgendes formulieren: »Ich spreche meinen Wunsch nach einer gestuften Wiedereingliederung aus und lege ihm einen Vorschlag für die Wiedereingliederung vor.«)

....

....

Geplante Inhalte des Gespräches

Welche Inhalte sollten Sie in das Gespräch einbauen und wie sollten Sie es strukturieren? Ist es notwendig, dass Sie im Gespräch etwas über Ihre Beschwerden preisgeben? Was möchten Sie genau über Ihre Beschwerden sagen? Worüber möchten Sie nicht sprechen? Wie erklären Sie Ihre Beschwerden bzw. Ihr Problem der Zielperson?

....

....

....

Mein Verhalten während des Gespräches

Welche 2-3 Dinge nehme ich mir vor, bei meinem Verhalten zu beachten? (s. AB 130)

....

....

....

....

Schwierigkeiten im Gespräch? Wie kann ich damit umgehen?

Welche Reaktionen und Verhaltensweisen der Zielperson können Sie erwarten, die Ihnen das Gespräch erschweren?

....

....

....

Wie können Sie mit diesen Schwierigkeiten umgehen?

....

....

....

Nach dem Gespräch

Was habe ich gut gemacht?

....

....

....

 © Kleinstäuber • Bleichhardt • Gottschalk • Rief, Therapie-Tools Somatoforme Störungen. Beltz, 2018

Was könnte ich verbessern?

....

....

....

Meine Haltung zu meiner Arbeit

Was bedeutet Ihre Arbeit für Sie? Was gefällt Ihnen gut und was weniger gut an Ihrer Arbeit? Fühlen Sie sich an Ihrem Arbeitsplatz wohl? Was gefällt Ihnen gut und was weniger gut an Ihrem Arbeitsplatz?

....

....

....

Wenn Sie die Wahl hätten, würden Sie es bevorzugen, weiterhin in Ihrem Beruf und an Ihrem derzeitigen Arbeitsplatz tätig zu sein oder würden Sie eine andere Tätigkeit/einen anderen Arbeitsplatz bevorzugen oder würden Sie am liebsten ganz aufhören zu arbeiten?

....

....

....

Welche Funktionen hat Ihre Arbeit für Ihr alltägliches Leben? Wie würde Ihr Leben aussehen, wenn Sie von heute auf morgen keine Arbeit mehr hätten? Welchen Einfluss könnte Ihre Haltung zu Ihrer Arbeit auf das geplante Gespräch haben?

....

....

....

© Kleinstäuber • Bleichhardt • Gottschalk • Rief, Therapie-Tools Somatoforme Störungen. Beltz, 2018

INFO 129 Leitfragen zur Gestaltung eines Rollenspiels zur Bearbeitung zwischenmenschlicher Probleme

T

(1) Beschreibung der Problemsituation

- In welcher konkreten Situation möchte der Patient Abgrenzung bzw. Nein zu sagen üben?
- In dem Fall, dass das Rollenspielparadigma auf eine andere zwischenmenschliche Situation angewendet werden soll: Bitten Sie den Patienten, diese konkret zu beschreiben.

(2) Gewünschtes Ergebnis

- Welches Ziel verfolgt der Patient?
- Ist das Ziel realistisch? Handelt es sich gegebenenfalls um ein »verstecktes« Vermeidungsziel?
- Kann der Patient das Ziel selbst beeinflussen und ist es bei ihm verankert?

(3) Merkmale von selbstsicherem im Vergleich zu unsicherem oder aggressivem Verhalten

- Erarbeiten Sie mit dem Patienten, anhand welcher Aspekte (s. AB 130) er in dieser spezifischen Situation erkennen könnte, ob es sich um selbstsicheres in Abgrenzung zu selbstunsicherem oder aggressivem Verhalten handelt.
- Stimme, Wortwahl und Formulierungen, Inhalte, Gestik, Mimik und Körperhaltung
- Handelt es sich um eine andere zwischenmenschliche Problemsituation: Was wünscht sich der Patient, wie sein Zielverhalten aussehen muss? Was muss er für das Erreichen des Zielverhaltens an seinem aktuellen Verhalten verändern?

(4) Rollenverteilung und Vorhaben des Patienten für das Rollenspiel

- Worauf sollten Sie in Ihrer Rolle achten, damit das Rollenspiel einen möglichst realen Charakter erhält?
- Auf welche ein bis zwei Merkmale selbstsicheren Verhaltens möchte der Patient während des Rollenspiels achten?

(5) Durchführung des Rollenspiels

- Begrenzung des Rollenspiels auf fünf Minuten
- Das Rollenspiel sollte auf Video aufgezeichnet werden.

(6) Auswertung I ohne Video: Fragen an den Patienten

- »Wie haben Sie sich während des Rollenspiels gefühlt?«
- »Konnten Sie Ihr Vorhaben umsetzen?«
- »Was ist Ihnen gut gelungen?« (ggf. Patienten, die Schwierigkeiten haben, Positives an ihrem Verhalten zu formulieren, mit positivem Feedback unterstützen)
- »Woran könnten Sie noch arbeiten?«
- Ggf. kann der Therapeut auch dem Patienten Feedback geben, wie er sich in seiner Rolle gefühlt hat und wie der Patient auf ihn gewirkt hat.

 © Kleinstäuber • Bleichhardt • Gottschalk • Rief, Therapie-Tools Somatoforme Störungen. Beltz, 2018

(7) Auswertung II mit Video

- Bitten Sie den Patienten, das Video immer zu stoppen, wenn er sich in die gewünschte Richtung verhalten hat bzw. er Verbesserungsvorschläge hat.
- Falls der Patient Schwierigkeiten hat, zu erkennen und zu verbalisieren, an welchen Stellen er seine Vorhaben erfolgreich umsetzen konnte, sollte der Therapeut ihn unterstützen.
- Ggf. kann das Rollenspiel wiederholt und erneut ausgewertet werden.

(8) Ggf. wiederholte Durchführung und Auswertung des Rollenspiels

- Möchte der Patient ggf. seine Vorhaben von der ersten Rollenspielübung noch weiter vertiefen bzw. noch weitere Veränderungsvorhaben ergänzen, können die Schritte 5-7 wiederholt werden.

(9) Weitere Planungen nach dem Rollenspiel

- Die Inhalte des Rollenspiels können im nächsten Schritt im Rahmen eines Verhaltensexperiments bzw. einer realen Gesprächssituation geübt werden (siehe AB 132 und 133).

Merkmale von selbstsicherem im Vergleich zu selbstunsicherem und aggressivem Verhalten

Merkmal	sicher	unsicher	aggressiv
Stimme/ Aussprache	▶ gemäßigte Sprechgeschwindigkeit ▶ laut ▶ klar ▶ deutlich ▶ ruhig, eher tiefere Stimmlage	▶ eher hohe Sprechgeschwindigkeit ▶ leise ▶ zaghaft ▶ undeutlich, »nuscheln« ▶ eher hohe Stimmlage	▶ hohe versus niedrige Sprechgeschwindigkeit ▶ brüllend, schreiend ▶ hart ▶ zum Teil undeutlich ▶ drohender Unterton ▶ eher mittlere bis tiefe Stimmlage
Wortwahl	▶ eindeutig ▶ sachlich	▶ unklar ▶ vage	▶ unsachlich ▶ drohend ▶ beleidigend
Inhalt	▶ präzise Begründung ▶ Ausdrücken eigener Bedürfnisse ▶ Benutzung von »ich« ▶ Gefühle werden direkt ausgedrückt	▶ überflüssige Erklärungen ▶ Rechtfertigungen ▶ häufige Entschuldigungen ▶ Verleugnung eigener Bedürfnisse ▶ Benutzung von »man« ▶ Gefühle werden indirekt ausgedrückt	▶ keine Erklärung und Begründung ▶ Drohungen ▶ Beleidigungen ▶ Vorwürfe ▶ Kompromisslosigkeit ▶ Rechte anderer werden ignoriert
Gestik/Mimik/ Körperhaltung	▶ unterstreichend ▶ lebhaft und dynamisch ▶ entspannte Körperhaltung ▶ Blickkontakt	▶ kaum vorhanden ▶ verkrampfte Körperhaltung ▶ ggf. Sicherheitsverhalten (z. B. Finger spielen mit Kuli) ▶ kein Blickkontakt ▶ ggf. Kopf nach unten gerichtet	▶ unkontrolliert ▶ drohend ▶ angespannte Körperhaltung ▶ wild gestikulierend ▶ kein Blickkontakt oder »Anstarren«

© Kleinstäuber • Bleichhardt • Gottschalk • Rief, Therapie-Tools Somatoforme Störungen. Beltz, 2018

AB 131

Protokoll zu einem Rollenspiel zur Bearbeitung zwischenmenschlicher Probleme

T P

Beschreibung der Problemsituation und Rollenverteilung	
Gewünschtes Ergebnis des Gespräches (realistisch? vom Patienten beeinflussbar?)	
Vorhaben des Patienten für das Rollenspiel	
Nachbesprechung Rollenspiel	
Was habe ich gut gemacht?	**Was könnte ich verbessern?**
Vorhaben des Patienten für Wiederholung des Rollenspiels	
Nachbesprechung Rollenspiel II	
Was habe ich gut gemacht?	**Was könnte ich verbessern?**

© Kleinstäuber • Bleichhardt • Gottschalk • Rief, Therapie-Tools Somatoforme Störungen. Beltz, 2018

AB 132

Mein Verhaltensexperiment für verschiedene zwischenmenschliche Probleme – Planung

T P

(1) Welche Situation möchten Sie aufsuchen?

....

....

....

(2) Wann möchten Sie Ihr Verhaltensexperiment durchführen?

....

....

(3) Was muss vorbereitet werden, um die Situation aufsuchen zu können?

....

....

....

....

(4) Was möchten Sie in der Situation im Detail anders machen?

....

....

....

....

....

(5) Welche Befürchtungen, Erwartungen und Hoffnungen haben Sie?

....

....

....

....

....

© Kleinstäuber • Bleichhardt • Gottschalk • Rief, Therapie-Tools Somatoforme Störungen. Beltz, 2018

AB 133

Mein Verhaltensexperiment für verschiedene zwischenmenschliche Probleme – Protokoll

T P

Tag, Zeit: ____________________________________

Situation

....

....

Vorhersage

Was genau erwarten Sie, würde geschehen? Wahrscheinlichkeit, dass Überzeugung zutrifft (auf einer Skala von 0 bis 100)?

....

Experiment

Was machen Sie, um Ihre Vorhersagen zu überprüfen?

....

....

....

Ergebnis

Was geschah tatsächlich? War die Vorhersage richtig?

....

....

....

© Kleinstäuber • Bleichhardt • Gottschalk • Rief, Therapie-Tools Somatoforme Störungen. Beltz, 2018

Was ich daraus lerne

Hat sich die Überzeugung verändert?

....

....

....

Wahrscheinlichkeit, dass Überzeugung (in Zukunft) zutrifft auf einer Skala von 0 bis 100?

....

Sind Sie mit dem Ergebnis zufrieden?

....

....

War es gut oder weniger gut für Sie, dass Sie die Situation aufgesucht haben?

....

....

....

Würden Sie beim nächsten Mal etwas anders machen?

....

....

....

 © Kleinstäuber • Bleichhardt • Gottschalk • Rief, Therapie-Tools Somatoforme Störungen. Beltz, 2018

Vom Problem zur Lösung – in 6 Schritten

(1) **Beschreibung des Ist-Zustands.** Beschreiben Sie stichpunkthaft Ihr Problem!

....

....

....

(2) **Beschreibung des Ziels.** Beschreiben Sie möglichst konkret Ihr Ziel!

....

....

....

(3) **Sammlung von Lösungsideen**

....

....

....

....

....

(4) **Welche Lösungsidee(n) wollen Sie im nächsten Schritt umsetzen?**
Wer kann Sie dabei unterstützen?
Planen Sie möglichst konkret, wie Sie vorgehen wollen.
Welche Schwierigkeiten können bei der Umsetzung auftreten?

....

....

....

....

....

(5) **Umsetzung im Alltag.** Wann? Wo?

....

....

....

(6) **Überprüfung der Umsetzung.** Wie überprüfen Sie Ihre Umsetzung?

....

....

....

....

 © Kleinstäuber • Bleichhardt • Gottschalk • Rief, Therapie-Tools Somatoforme Störungen. Beltz, 2018

10 Emotionen und Körperbeschwerden

10.1 Hintergrund und Einführung

Emotionen hängen in komplexer und wechselseitiger Weise mit medizinisch unerklärten Körperbeschwerden zusammen. Einige dieser Pfade sind bereits gut untersucht. So zeigt sich z. B., dass negativer Affekt einen Risikofaktor dafür darstellt, mehr körperliche Symptome zu berichten (Bogaerts et al., 2015). Des Weiteren zeigt sich, dass negative Emotionen unsere Schwelle für die Wahrnehmung körperlicher Veränderungen senken und gesunde Menschen sensibler für diese machen (Bogaerts et al., 2005). Bei Patienten mit langanhaltenden chronischen Körperbeschwerden wurde beobachtet, dass diese in einem negativen Gefühlszustand noch sensibler für körperliche Veränderungen werden. Ein möglicher Prozess, der dabei eine Rolle spielen könnte, ist die sogenannte »kognitive Sensitivierung« – sprich anhaltende negative Gefühle im Zusammenhang mit körperlichen Symptomen können zu einer Sensitivierung oder »Überempfindlichkeit« von kognitiven Strukturen führen. Das kann sich in verschiedenen Verzerrungen wieder finden – z. B. auch dass sich die Aufmerksamkeit schneller auf mit negativen Emotionen besetzte körperliche Wahrnehmungen ausrichtet.

Das Modell zum emotionalen Netzwerk (für vertiefende Informationen s. Berking, 2010) erläutert insbesondere, wie Stress, negative Gefühle und Körpersymptome zusammenhängen. In diesem Modell kann ein bestimmter Stressor zunächst eine Stressreaktion in Form einer schnell auslösbaren, unspezifischen Aktivierung hervorrufen. Diese Aktivierung bereitet den Körper auf Handlungen vor, mit denen wir uns vor möglichen Bedrohungen schützen können (z. B. äquivalent zu den Stressreaktionen beschrieben in Kapitel 6). Dieser erste Schritt im Modell geht v. a. damit einher, dass die sogenannte Amygdala – eine für die Emotionsentstehung bedeutsame Struktur im Gehirn – aktiviert wird. Diese sendet elektrische Impulse an andere Regionen im Gehirn, die wiederum mit dem autonomen Nervensystem verknüpft sind. Eine entsprechende Aktivierung des sympathischen Nervensystems wird ausgelöst (s. Kap. 6). Diese Reaktion führt vor allem dazu, den Körper in einer potenziellen Gefahrensituation schnellstmöglich zu mobilisieren und zu aktivieren.

Um die Schutzmaßnahmen jetzt möglichst gut auf das abzustimmen, was in der Situation erforderlich ist, wird in einem zweiten Schritt die Situation parallel zu dieser Reaktion der Amygdala noch genauer analysiert. Diese genauere Analyse erfolgt vor allem im sogenannten präfrontalen Cortex. Je nachdem, was bei dieser Analyse herauskommt, werden jetzt spezifische Emotionen wie Angst, Ärger, Scham, Schuld, Traurigkeit etc. ausgelöst. Diese Emotionen sollen helfen, den Körper gerade auf diejenigen Handlungen vorzubereiten, die der genauen Analyse zufolge in dieser Situation hilfreich sind. Die Fähigkeit, relevante Situationen immer besser analysieren zu können und je nach Ergebnis dieser Analyse mit spezifischen Emotionen zu reagieren, hat sich im Laufe der menschlichen Entwicklung immer weiter verbessert.

Wie auch in Kapitel 6 besprochen, sind Stress- und emotionale Reaktionen im Laufe der Evolution entstanden, um uns zu helfen, unsere Bedürfnisse zu schützen und unsere Ziele möglichst gut zu erreichen. Dieser evolutionäre Vorteil hat dazu geführt, dass die Nachkommen der Ur-Menschen von ihren Eltern die genetische Ausstattung geerbt haben, negative Emotionen intensiver zu erleben. Für den konstruktiven Umgang mit Stress und negativen Gefühlen ist es wichtig, sich bewusst zu machen, dass die Grundmuster unserer emotionalen Reaktionen aus der Steinzeit stammen. In jener Zeit war es in der Regel hilfreich, auf Bedrohung mit starker Muskelanspannung und maximaler Aktivierung zu reagieren. Dieses Erbe schleppen wir auch heute noch mit uns herum und reagieren noch mit

Muskelanspannung, »aufgestellten Nackenhaaren« und »Zähnefletschen« auf die Bedrohung unserer Ziele. Das Problem dabei ist, dass die Situation heute oft ganz anders aussieht: Was wir heute in potenziell bedrohlichen Situationen meistens brauchen, ist vielmehr Gelassenheit und Ruhe, damit wir konzentriert nachdenken können, was wir jetzt am besten tun können. Emotionale Reaktionen sind der Versuch unseres Gehirns, uns zu helfen. Wir müssen jedoch lernen, auch kritisch zu überdenken, ob die Botschaft der Gefühle in der aktuellen Situation wirklich stimmt und wirklich hilfreich ist.

Aus diesem Modell wird somit deutlich, dass Stress wie auch damit einhergehende negative Emotionen körperliche Veränderungen hervorrufen können, die wiederum die bestehenden Körperbeschwerden des Patienten verschlimmern können. Somit ist der Bogen zwischen Stress, negativen Gefühlen und Körpersymptomen geschlossen.

In die entgegengesetzte Richtung zur Wirkung von Emotionen auf den Körper stellen die körperlichen Symptome natürlich selbst einen Stressor dar und können negative Gefühle hervorrufen oder verstärken. Zum einen ist ihre Wahrnehmung der Symptome für die Patienten eine anhaltende Belastung. Des Weiteren werden die vielseitigen Einschränkungen im Alltag aufgrund der Symptome, von Betroffenen als belastend erlebt. Von daher ist es nicht verwunderlich, dass die affektiven und Angststörungen die höchsten Komorbiditätsraten für die somatoformen Störungen aufweisen (van Eck van der Sluijs et al., 2015) – ca. 14 Prozent für die affektiven Störungen und 19 Prozent für die Angststörungen.

Somatoforme Patienten mit Depression

Eine komorbide depressive Störung kann in vielfältiger Weise mit den unerklärten Körperbeschwerden interagieren und deren Verlauf negativ beeinflussen. Im Folgenden werden dafür nur ein paar Beispiele genannt:

- Patienten mit unerklärten Körperbeschwerden und einer komorbiden Depression weisen stärkere Probleme in der Regulation ihrer Emotionen auf als Patienten mit unerklärten Körperbeschwerden ohne komorbide Depression (Schwarz et al., 2017).
- Depressivität geht als eines der Kardinalsymptome mit gemindertem Antrieb einher, was sich natürlich verstärkend auf Krankheitsverhalten, insbesondere Schon- und Vermeidungsverhalten im Zusammenhang mit unerklärten Körperbeschwerden auswirken kann (Leonhardt et al., 2007).
- Anhaltende negative Stimmungszustände im Rahmen einer depressiven Störung haben einen negativen Einfluss auf Körperfunktionen, wie z. B. die Immunfunktion (Herbert & Cohen, 1993).
- Personen mit erhöhten Depressivitätswerten weisen eine geringere Frustrationstoleranz auf, woraus möglicherweise geschlussfolgert werden kann, dass sie mit anhaltenden negativen Erfahrungen – wie anhaltende belastende und beeinträchtigen Körpersymptome – schwieriger umgehen können (Mahon et al., 2007) bzw. sie diese weniger aushalten können.
- Personen mit einer depressiven Störung sprechen schlechter auf Antidepressiva an, wenn sie zusätzlich Schmerzsymptome aufweisen (Bair et al., 2004).
- Schmerzsymptome bei Patienten mit Depressionen sagen einen verzögerten Wirkungseintritt von Antidepressiva vorher (Fishbain et al., 2014).
- Schmerzsymptome sind ein starker Prädiktor für den Rückfall bei einer Depression (Karp et al., 2005).
- Behandlungskosten und Krankheitsfolgen bei Schmerz und komorbider Depression liegen deutlich höher als bei einem der beiden Störungsbilder (Rayner et al., 2016).

Zudem gehen anhaltende negative Gefühle und Stimmungszustände auch mit Veränderungen in Strukturen einher, die mit der menschlichen Stressreaktion zusammenhängen (Keller et al., 2017) – wie z. B. dem autonomen Nervensystems und der Hypophysen-Hypothalamus-Nebennierenrinden-Achse.

10.2 Arbeitsmaterialien

- **AB 135** *Wie Gefühle und Emotionen mit meinen körperlichen Beschwerden zusammenhängen* (P/T). Das Arbeitsblatt fasst mögliche Zusammenhänge zwischen negativen Emotionen und körperlichen Beschwerden ohne organischen Befund zusammen, die bereits in der Einführung zu diesem Kapitel ausführlicher erklärt wurden. Die Übersicht erhebt keinen Anspruch auf Vollständigkeit, sondern soll eher die Komplexität des Zusammenwirkens von Emotionen und körperlichen Prozessen verdeutlichen.
- **AB 136** *Wie negative Gefühle körperliche Veränderungen und Symptome verstärken können* (T/P). Die Hauptaussagen des Modells zum emotionalen Netzwerk (für vertiefende Informationen s. Berking, 2010), welches weiter oben bereits ausführlich beschrieben wurde, wird auf diesesm Arbeitsblatt grafisch und patientenfreundlich zuammengefasst.
- **INFO 137** *Funktion und Bedeutung von Gefühlen und Emotionen* (P). Die Psychoedukation zu Gefühlen und Emotionen kann mit INFO 137 begonnen werden, welches einen Überblick zur Funktion und Bedeutung von Emotionen gibt. Ähnlich wie bei Stress haben viele Patienten eine negative Haltung zu negativen Emotionen. Dieses Arbeitsblatt kann Patienten verstehen helfen, dass negative Emotionen eine überlebenswichtige Funktion für uns haben.
- **AB 138** *Die eigenen Emotionen beobachten und verstehen lernen* (P). Die klinische Erfahrung zeigt, dass Patienten mit somatoformen Beschwerden häufig nur wenig Zugang zu ihrer Gefühlswelt haben. Ein erster wichtiger Schritt besteht darin, den Patienten dabei zu unterstützen, verschiedene emotionale Zustände – positive wie negative – bei sich selbst zu beobachten. Der Therapeut lässt den Patienten zunächst ein paar Ereignisse sammeln, in denen eine bestimmte Emotion theoretisch auftreten könnte oder die der Patient kürzlich selbst erlebt hat. Wenn der Patient dann Schwierigkeiten aufweist, zu dieser Situation die Emotion(en), begleitenden physiologischen Reaktionen, Kognitionen und Verhaltensweisen zu beschreiben, kann der Therapeut mit dem Patienten eine Situation imaginieren oder ihn detailliert über ein bestimmtes, passendes Ereignis erzählen lassen.
- **AB 139** *Emotionen bei sich selbst im Alltag beobachten* (P). Als therapeutische Übung für zu Hause kann der Patient in Alltagssituationen den Einfluss seiner Gefühle beobachten. Der Patient kann dazu auf Ab 139 die Situation, in der ein bestimmtes Gefühl aufgetreten ist, beschreiben sowie die Wahrnehmung des Gefühls. Der Patient sollte zudem beobachten und protokollieren, was in der Situation mit seinen körperlichen Beschwerden passiert ist.
- **AB 140** *Körperliche Symptome und eine begleitende Depression: Wie verstärkt sich beides?* (P). Dieses Arbeitsblatt ist vor allem für Patienten mit unerklärten Körperbeschwerden und einer komorbiden depressiven Störung gedacht. Es fasst zusammen, wie die Depression mit den Körperbeschwerden zusammenwirkt bzw. beide Bedingungen sich gegenseitig verstärken können.

Wie Gefühle und Emotionen mit meinen körperlichen Beschwerden zusammenhängen

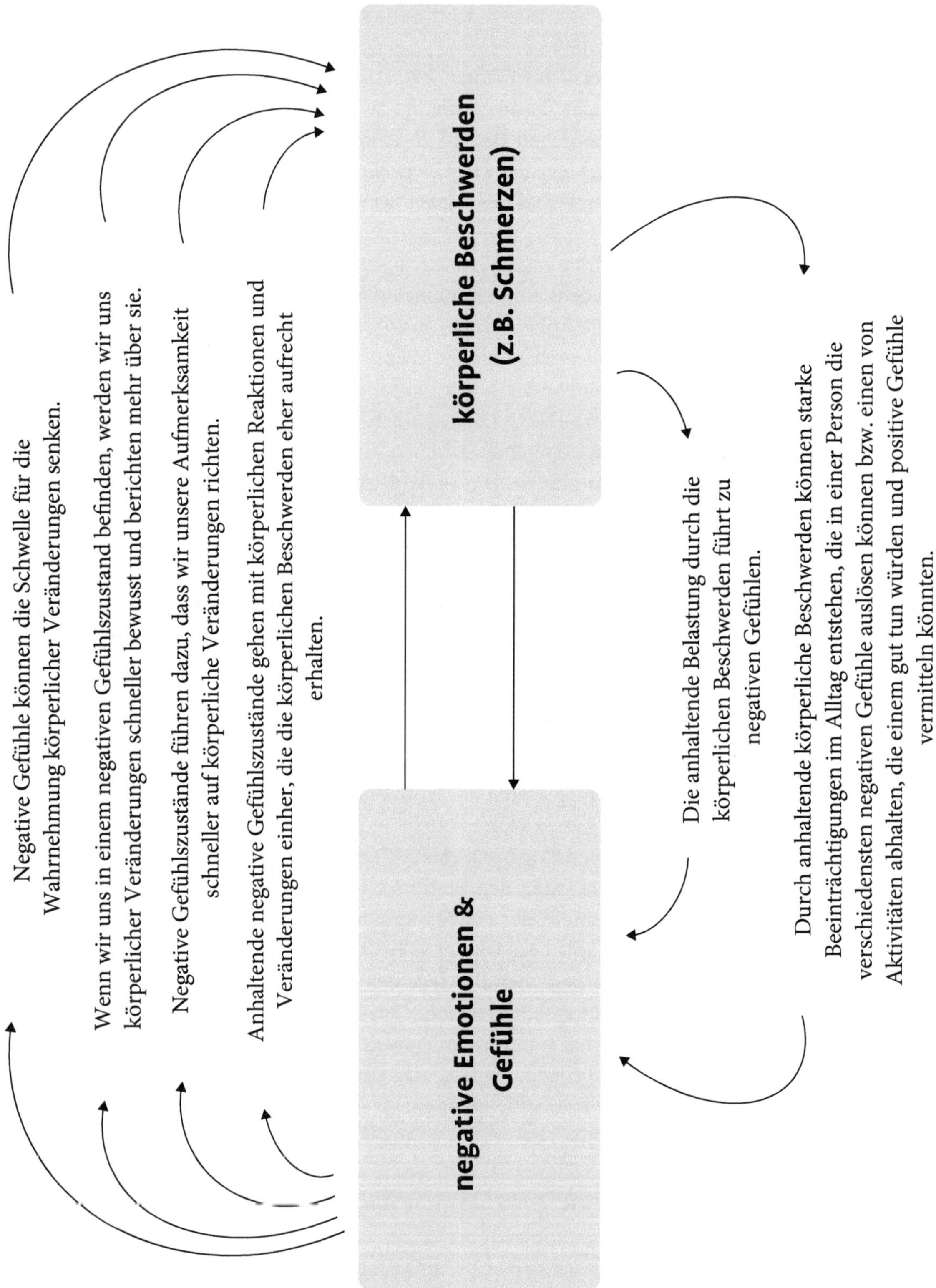

 © Kleinstäuber • Bleichhardt • Gottschalk • Rief, Therapie-Tools Somatoforme Störungen. Beltz, 2018

AB 136

Wie negative Gefühle körperliche Veränderungen und Symptome verstärken können

T P

1/1

1. schnelle Aktivierung der emotionalen Netzwerke (insbesondere der Amygdala) bei potenzieller Bedrohung
→ Stressreaktion des Körpers

2. nachträgliche langsamere und genauere Analyse der Situation erfolgt in höheren Regionen des Gehirns (v.a. präfrontaler Kortex)
→ Stress wird zu Gefühlen.

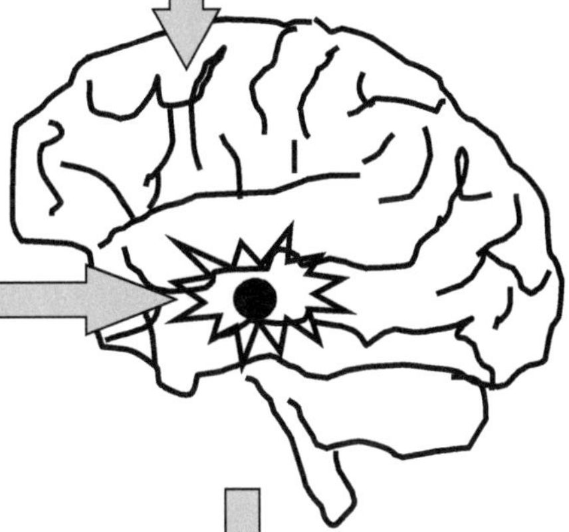

Aktivierung des autonomen Nervensystems

körperliche Veränderungen und Intensivierung körperlicher Beschwerden

! Emotionale Reaktionen sind im Laufe der Evolution entstanden, um uns zu helfen, unsere Bedürfnisse zu schützen und unsere Ziele möglichst gut zu erreichen.

Was wir über Emotionen wissen sollten!

Was sind Emotionen?

- Emotionen sind automatisierte und erlernte Reaktionen auf innere und äußere Reize oder Informationen.
- Emotionen bestimmen unser Verhalten, indem sie uns zu bestimmten – meist auch automatisierten oder erlernten – Handlungen veranlassen.
- Wir unterscheiden Emotionen (kurz und rasch wechselnd) und Stimmungen (länger und stabil).

Wie wirken Emotionen?

- Emotionen entstehen meist sehr rasch und vergehen auch wieder sehr schnell.
- Sie führen dazu, dass wir uns lebendig fühlen.
- Starke Emotionen gehen mit einer starken körperlichen Erregung einher.
- Emotionen stellen wichtige Signale dar, die uns Informationen vermitteln sollen, wie später noch deutlich wird. Daher ist es sinnvoll, dass sie nur vorübergehende Phänomene sind und der Körper sie von selbst wieder herunter reguliert. Stellen Sie sich vor, ein Feueralarm in einem Gebäude würde über Wochen laufen, damit würde er seine Signalfunktion verlieren, weil ihn keiner mehr ernst nimmt.

Welche Funktionen haben Emotionen?

- Gefühle liefern uns Informationen.
  - Emotionen können dazu dienen, unsere Wahrnehmung und Konzepte zu bestätigen. In manchen Situationen ist es z. B. gut, auf sein »Bauchgefühl« zu hören.
  - Unsere emotionale Reaktion kann uns Informationen über eine Situation geben, z. B. wie wir auf Menschen reagieren.
  - Emotionen können uns Signale geben, dass etwas Bestimmtes passiert.
- Emotionen beeinflussen unser Verhalten.
  - Emotionen können uns zu bestimmten Handlungen motivieren. Häufig wird unsere Motivation zu einem bestimmten Handeln durch unsere Emotionen beeinflusst.
  - Sie dienen als Vorbereitung auf unsere Handlungen. Z. B. vermeiden wir im Voraus Situationen, die möglicherweise mit negativen Emotionen verknüpft sind, während wir Situationen, die mit positiven Emotionen einhergehen, aufsuchen.
  - Sie können dazu dienen, in einer Situation, wenn nötig, rasch zu handeln.
  - Sie können uns helfen Hindernisse zu überwinden, sowohl Barrieren in unserer Umgebung, als auch in uns selbst.
- Emotionen sind ein Kommunikationsmittel.
  - Emotionen kommunizieren Botschaften an andere Menschen und beeinflussen diese.
  - Unsere Mimik und Gestik sind eng mit unseren Emotionen verbunden. Beispielsweise kommunizieren viele Tiere darüber. Die Mimik und Gestik bestimmter Emotionen sind in verschiedenen Kulturen und auch bei verschiedenen Tierarten gleich.
  - Die Informationsübermittlung mittels Emotionen funktioniert oft schneller als mit Worten.
  - Menschen beeinflussen sich mittels ihrer Emotionen gegenseitig, ob man das möchte oder nicht!

 © Kleinstäuber • Bleichhardt • Gottschalk • Rief, Therapie-Tools Somatoforme Störungen. Beltz, 2018

Freude

Welche Erlebnisse können das Gefühl »Freude« (bei mir oder allgemein) hervorrufen?

....

....

....

Welche Gedanken gehen mir durch den Kopf, wenn ich das Gefühl Freude empfinde?

....

....

....

Wie erlebe ich das Gefühl Freude? Was passiert in meinem Körper?

....

....

....

Wie verhalte ich mich, wenn ich mich freue? Wie bringe ich Freude zum Ausdruck?

....

....

....

Liebe

Welche Erlebnisse können das Gefühl »Liebe« (bei mir oder allgemein) hervorrufen?

....

....

....

Welche Gedanken gehen mir durch den Kopf, wenn ich das Gefühl Liebe empfinde?

....

....

....

Wie erlebe ich das Gefühl Liebe? Was passiert in meinem Körper?

....

....

....

Wie verhalte ich mich, wenn ich verliebt bin? Wie bringe ich Liebe zum Ausdruck?

....

....

....

Stolz

Welche Erlebnisse können das Gefühl »Stolz« (bei mir oder allgemein) hervorrufen?

....

....

....

Welche Gedanken gehen mir durch den Kopf, wenn ich das Gefühl Stolz empfinde?

....

....

....

 © Kleinstäuber • Bleichhardt • Gottschalk • Rief, Therapie-Tools Somatoforme Störungen. Beltz, 2018

Wie erlebe ich das Gefühl Stolz? Was passiert in meinem Körper?

....

....

....

Wie verhalte ich mich, wenn ich stolz bin? Wie bringe ich Stolz zum Ausdruck?

....

....

....

Andere positive Emotion: ______________________________

Welche Erlebnisse können das Gefühl »______________« (bei mir oder allgemein) hervorrufen?

....

....

....

Welche Gedanken gehen mir durch den Kopf, wenn ich das Gefühl ______________ empfinde?

....

....

....

Wie erlebe ich das Gefühl ________________? Was passiert in meinem Körper?

....

....

....

Wie verhalte ich mich, wenn ich __________ spüre? Wie bringe ich __________ zum Ausdruck?

....

....

....

Angst

Welche Erlebnisse können das Gefühl »Angst« (bei mir oder allgemein) hervorrufen?

....

....

....

Welche Gedanken gehen mir durch den Kopf, wenn ich das Gefühl Angst empfinde?

....

....

....

Wie erlebe ich das Gefühl Angst? Was passiert in meinem Körper?

....

....

....

Wie verhalte ich mich, wenn ich ängstlich bin? Wie bringe ich Angst zum Ausdruck?

....

....

....

 © Kleinstäuber • Bleichhardt • Gottschalk • Rief, Therapie-Tools Somatoforme Störungen. Beltz, 2018

Ärger

Welche Erlebnisse können das Gefühl »Ärger« (bei mir oder allgemein) hervorrufen?

....

....

....

Welche Gedanken gehen mir durch den Kopf, wenn ich das Gefühl Ärger empfinde?

....

....

....

Wie erlebe ich das Gefühl Ärger? Was passiert in meinem Körper?

....

....

....

Wie verhalte ich mich, wenn ich ärgerlich bin? Wie bringe ich Ärger zum Ausdruck?

....

....

....

Traurigkeit

Welche Erlebnisse können das Gefühl »Traurigkeit« (bei mir oder allgemein) hervorrufen?

....

....

....

© Kleinstäuber • Bleichhardt • Gottschalk • Rief, Therapie-Tools Somatoforme Störungen. Beltz, 2018

Welche Gedanken gehen mir durch den Kopf, wenn ich das Gefühl Traurigkeit empfinde?

....

....

....

Wie erlebe ich das Gefühl Traurigkeit? Was passiert in meinem Körper?

....

....

....

Wie verhalte ich mich, wenn ich traurig bin? Wie bringe ich Traurigkeit zum Ausdruck?

....

....

....

Scham

Welche Erlebnisse können das Gefühl »Scham« (bei mir oder allgemein) hervorrufen?

....

....

....

Welche Gedanken gehen mir durch den Kopf, wenn ich das Gefühl Scham empfinde?

....

....

....

 © Kleinstäuber • Bleichhardt • Gottschalk • Rief, Therapie-Tools Somatoforme Störungen. Beltz, 2018

Wie erlebe ich das Gefühl Scham? Was passiert in meinem Körper?

....

....

....

Wie verhalte ich mich, wenn ich Scham empfinde? Wie bringe ich Scham zum Ausdruck?

....

....

....

Schuld

Welche Erlebnisse können das Gefühl »Schuld« (bei mir oder allgemein) hervorrufen?

....

....

....

Welche Gedanken gehen mir durch den Kopf, wenn ich das Gefühl Schuld empfinde?

....

....

....

Wie erlebe ich das Gefühl Schuld? Was passiert in meinem Körper?

....

....

....

© Kleinstäuber • Bleichhardt • Gottschalk • Rief, Therapie-Tools Somatoforme Störungen. Beltz, 2018

Wie verhalte ich mich, wenn ich Schuld empfinde? Wie bringe ich Schuld zum Ausdruck?

....

....

....

Andere negative Emotion: ____

Welche Erlebnisse können das Gefühl »____________« (bei mir oder allgemein) hervorrufen?

....

....

....

Welche Gedanken gehen mir durch den Kopf, wenn ich das Gefühl ____________ empfinde?

....

....

....

Wie erlebe ich das Gefühl ________________? Was passiert in meinem Körper?

....

....

....

Wie verhalte ich mich, wenn ich __________ spüre? Wie bringe ich ____________ zum Ausdruck?

....

....

....

 © Kleinstäuber • Bleichhardt • Gottschalk • Rief, Therapie-Tools Somatoforme Störungen. Beltz, 2018

Gefühle bei sich selbst im Alltag beobachten

Beschreiben Sie kurz die Situation, in der Sie ein bestimmtes Gefühl empfunden haben:	**Welche/s Gefühl/e haben Sie wahrgenommen?** **Wie haben Sie das/die Gefühl/e wahrgenommen?**	**Wie haben sich Ihre körperlichen Beschwerden in der Situation entwickelt?**
	Welche Gedanken gingen Ihnen durch den Kopf? Was haben Sie körperlich beobachten können? Was haben Sie als Reaktion auf das Gefühl gemacht oder was hätten Sie am liebsten gemacht?	

© Kleinstäuber • Bleichhardt • Gottschalk • Rief, Therapie-Tools Somatoforme Störungen. Beltz, 2018

Körperliche Symptome und eine begleitende Depression: Wie verstärkt sich beides?

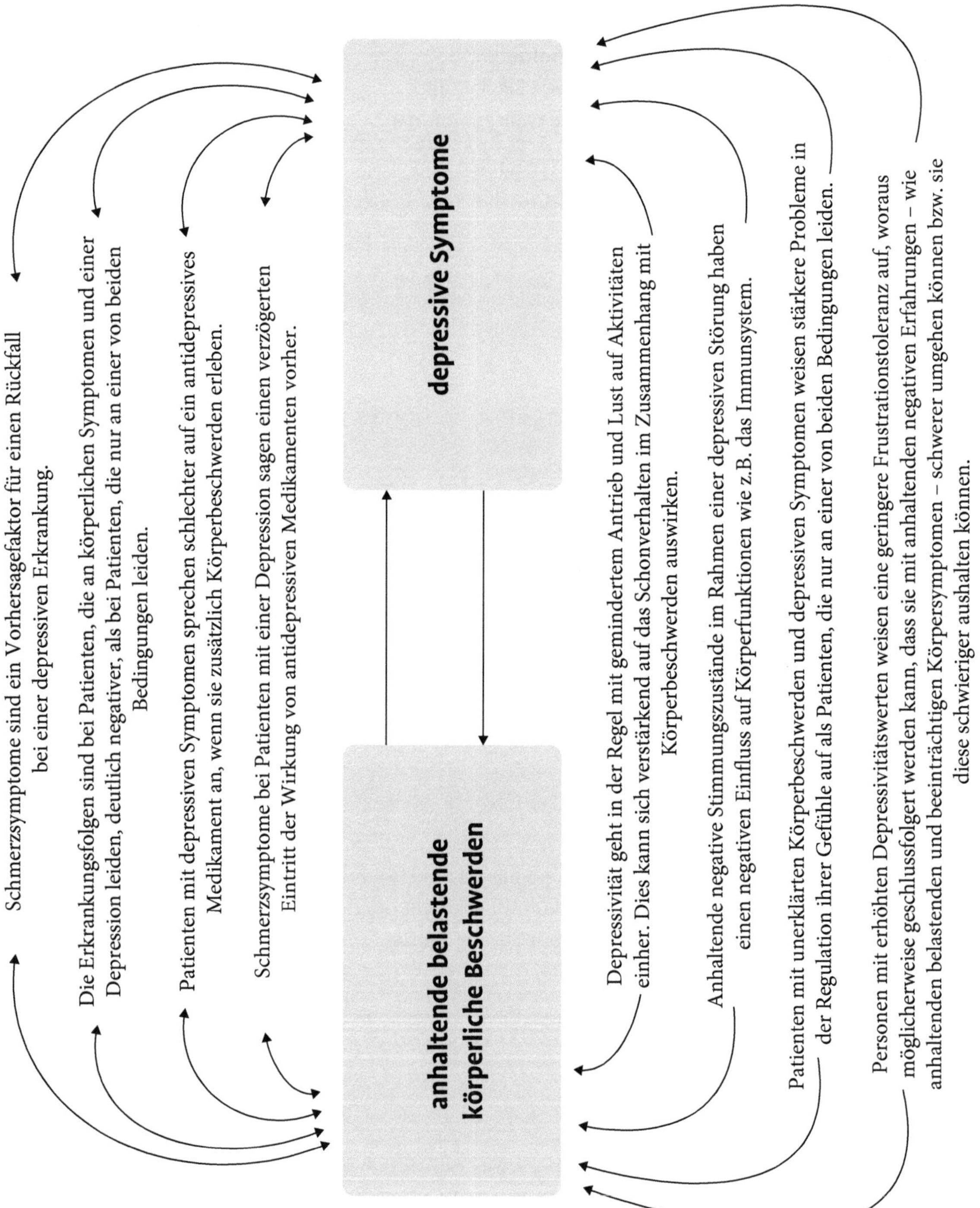

 © Kleinstäuber • Bleichhardt • Gottschalk • Rief, Therapie-Tools Somatoforme Störungen. Beltz, 2018

11 Körperbild im Rahmen somatoformer Störungen

11.1 Hintergrund und Einführung

Nach Cash und Pruzinsky (2002) beschreibt das Körperbild eine mentale Repräsentation des eigenen Erscheinungsbildes, damit verbundener Gefühle und Gedanken über den eigenen Körper und dessen Funktionen und Kapazitäten. Riebel und Kollegen (2013) untersuchten im Rahmen einer experimentellen Studie das sogenannte gesundheitsbezogene Selbstkonzept bei Patienten mit somatoformen Störungen. Sie konnten nachweisen, dass dieser Teil des Selbstkonzepts bei somatoformen Patienten im Vergleich zu gesunden Personen stark mit dem Empfinden körperlicher Schwäche zusammenhängt. Zugleich hing das gesundheitsbezogene Selbstkonzept auch stark mit der Anzahl und Schwere körperlicher Symptome zusammen. In einer Längsschnittuntersuchung von Klaus et al. (2013) konnte nachgewiesen werden, dass ein auf körperliche Schwäche fokussiertes Körperbild mit der Anzahl und Schwere körperlicher Symptome ein Jahr später zusammenhing. Rief und Hiller (1998) zeigten in einer großen Stichprobe von somatoformen Patienten im Vergleich zu gesunden Personen oder Personen mit anderen psychischen Störungen deutlich erhöhte Werte hinsichtlich des Erlebens von körperlicher Schwäche und Intoleranz gegenüber Stress. Des Weiteren ergab sich das Erleben von körperlicher Schwäche als wichtiger differenzierender Faktor zwischen somatoformen Patienten, die starke Probleme im Umgang mit ihren Körperbeschwerden aufwiesen, im Vergleich zu Patienten, die ein besseres Bewältigungsverhalten aufwiesen (Rief et al., 2010). Aus bisherigen wissenschaftlichen Untersuchungen zeichnet sich ab, dass sich Körperbildprobleme bei Patienten mit somatoformen Störungen vor allem auf Gesundheits- und Funktionsaspekte (weniger Attraktivität und Erscheinungsbild) beziehen (Löwe & Clement, 1998; Martens et al., 2010). Ergänzend fanden Scheffers und Kollegen (2015), dass Patienten mit somatoformen Beschwerden im Vergleich zu gesunden Menschen neben einer niedrigeren wahrgenommen körperlichen Vitalität, auch eine schlechtere Akzeptanz ihres Körpers aufweisen sowie hinsichtlich sexueller Erfahrungen Unzufriedenheit mit ihrem Körper empfinden (z. B. sich nicht gerne von anderen Personen berühren lassen, sich sexuell weniger erfüllt fühlen oder ihren Körper auch nicht als Quelle von sexueller Anziehungskraft sehen).

Zusammenfassend kann man sagen, dass das Thema Körperbild im Rahmen somatoformer Störungen eher wenig Beachtung erhalten hat. Aus der klinischen Arbeit mit Patienten mit langanhaltenden chronischen Körpersymptomen zeichnet sich klar ab, dass Veränderungen im Körperbild bei vielen Patienten ein wichtiges Therapiethema ist. Auf kognitiver Ebene kann sich das z. B. in Gedanken wiederspiegeln, dem eigenen Körper und dessen Funktion nicht mehr vertrauen zu können oder sich im Zusammenhang mit spezifischen Symptomen (z. B. gastrointestinalen Symptomen) nicht mehr attraktiv zu fühlen. Obwohl wir bisher noch nicht viel über die Rolle des Körperbildes im Rahmen somatoformer Störungen wissen, halten wir es für wichtig, mit dem Patienten Gedanken zu seinem Körper zu eruieren. Die Arbeitsmaterialien im vorliegenden Kapitel helfen, dem Patienten das Konzept des Körperbildes zu vermitteln und die Kognitionen im Zusammen mit dem Körperbild zu explorieren. Mithilfe von Arbeitsmaterialien aus Kapitel 5 können diese mit Methoden der kognitiven Umstrukturierung bearbeitet werden.

11.2 Arbeitsmaterialien

- **INFO 141** *Das Körperbild und seine Bestandteile* (P)
  AB 142 *Mein Körperbild: Wie stehe ich zu meinem eigenen Körper?* (P). INFO 141 und AB 142 dienen dazu, dem Patienten zunächst zu vermitteln, was man unter einem Körperbild und dessen Komponenten versteht. Auf AB 142 kann der Patient sich Gedanken zu seinem eigenen Körperbild machen.
- **AB 143** *Ein Brief an meinen Körper* (P). Eine hilfreiche Methode, um Gedanken und Gefühle zum eigenen Körper zu explorieren, kann darin bestehen, den Patienten einen Brief an seinen eigenen Körper schreiben zu lassen. Der Therapeut sollte sich in seinen Instruktionen zu dieser Übung begrenzen und dem Patienten »freie Hand« lassen.
- **AB 144** *Häufig auftretende, wenig hilfreichen Gedanken über den eigenen Körper bei Patienten mit anhaltenden Körperbeschwerden* (P)
  AB 145 *Meine eigenen wenig hilfreiche Gedanken über meinen Körper und dessen Funktionsfähigkeit* (P). Eine weitere Hilfestellung, um körperbildbezogene Gedanken zu explorieren, stellt eine Liste auf AB 144 mit häufig von Patienten mit somatoformen Störungen berichteten Kognitionen dar. Sie können diese Liste Ihrem Patienten vorlegen und mit ihm besprechen, welche dieser Gedanken auf ihn zutreffen. Ergänzend dazu könnte dem Patienten als therapeutische Übung die Aufgabe gegeben werden, in Alltagssituationen seine Gedanken zu seinem Körper zu beobachten. Typische körperbildrelevante Situationen können z. B. sein, wenn sich der Patient fortbewegt, wenn er die Körpersymptome besonders wahrnimmt, wenn er im Bett liegt, wenn er mit seinem Partner zusammen ist oder wenn er vor dem Spiegel steht.
- **AB 146** *Was mein Körper alles leisten kann? – Früher, heute, zukünftig* (P). Eine der häufigsten Klasse von dysfunktionalen körperbildbezogenen Gedanken bei Patienten mit somatoformen Störungen bezieht sich auf das Erleben von körperlicher Schwäche und Funktionsverlust. Das folgende Arbeitsblatt soll Patienten helfen, zunächst eine realistische Perspektive zu entwickeln, zu was ihr Körper bevor Beginn der Körperbeschwerden alles fähig war. Welchen körperlichen Aktivitäten ist die Person nachgegangen (dazu zählen nicht ausschließlich sportliche Aktivitäten, sondern jegliche körperliche Aktivitäten, die im Alltag relevant sein können)? Der Therapeut sollte mit dem Patienten besprechen, was von diesen Aktivitäten im aktuellen Zustand noch möglich ist. Abschließend sollte die Perspektive darauf gelenkt werden, was der Patient für seine Zukunft anstreben kann, was realistisch an körperlicher Aktivität möglich wäre und was notwendig ist, diese Ziele zu erreichen.

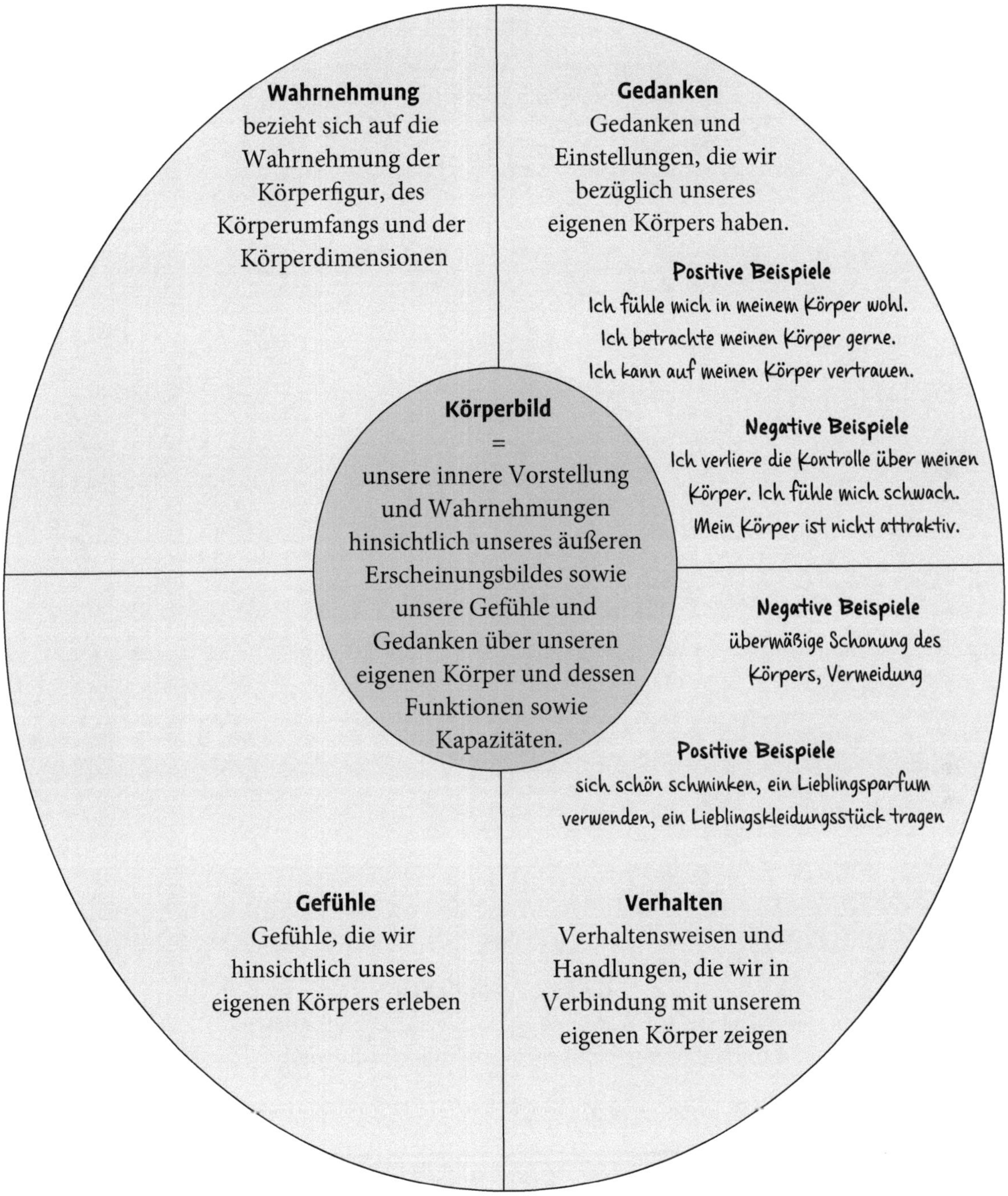
Wahrnehmung
bezieht sich auf die Wahrnehmung der Körperfigur, des Körperumfangs und der Körperdimensionen
Gedanken
Gedanken und Einstellungen, die wir bezüglich unseres eigenen Körpers haben.
Positive Beispiele
Ich fühle mich in meinem Körper wohl.
Ich betrachte meinen Körper gerne.
Ich kann auf meinen Körper vertrauen.
Negative Beispiele
Ich verliere die Kontrolle über meinen Körper. Ich fühle mich schwach.
Mein Körper ist nicht attraktiv.
Körperbild
=
unsere innere Vorstellung und Wahrnehmungen hinsichtlich unseres äußeren Erscheinungsbildes sowie unsere Gefühle und Gedanken über unseren eigenen Körper und dessen Funktionen sowie Kapazitäten.
Negative Beispiele
übermäßige Schonung des Körpers, Vermeidung
Positive Beispiele
sich schön schminken, ein Lieblingsparfum verwenden, ein Lieblingskleidungsstück tragen
Gefühle
Gefühle, die wir hinsichtlich unseres eigenen Körpers erleben
Verhalten
Verhaltensweisen und Handlungen, die wir in Verbindung mit unserem eigenen Körper zeigen

AB 142

Mein Körperbild: Wie stehe ich zu meinem eigenen Körper?

P

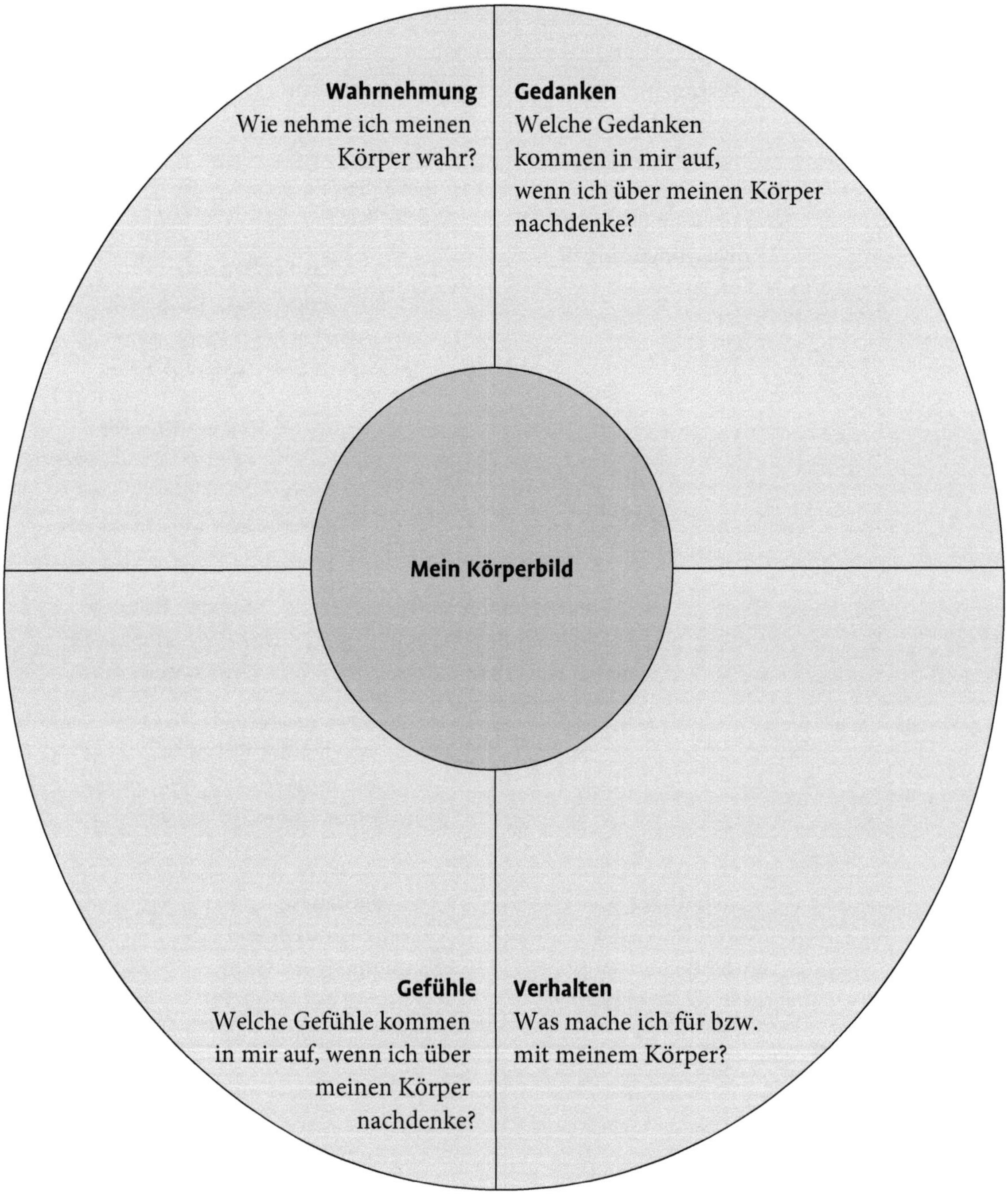

 © Kleinstäuber • Bleichhardt • Gottschalk • Rief, Therapie-Tools Somatoforme Störungen. Beltz, 2018

AB 143 Brief an meinen Körper

Was ich meinem Körper schon immer einmal sagen wollte...

© Kleinstäuber • Bleichhardt • Gottschalk • Rief, Therapie-Tools Somatoforme Störungen. Beltz, 2018

AB 144 Häufig auftretende, wenig hilfreiche Gedanken über den eigenen Körper bei Patienten mit anhaltenden Körperbeschwerden

Im Folgenden finden Sie eine Auflistung mit häufig von Patienten mit chronischen Körperbeschwerden geäußerten Gedanken zu ihrem eigenen Körper und dessen Funktionsfähigkeit.

Können Sie davon Gedanken bei sich wiedererkennen?

Mein Körper ist nicht mehr funktionsfähig.	☐
Ich kann meinem Körper nicht mehr vertrauen/mich nicht mehr auf ihn verlassen.	☐
Mein Körper ist sehr empfindlich.	☐
Ich fühle mich meinem Körper gegenüber hilflos und ausgeliefert.	☐
Ich bin schwach.	☐
Ich bin nicht mehr belastbar.	☐
Meine körperlichen Beschwerden machen mich unattraktiv.	☐
Ich bin nicht normal.	☐
Meine Kleidung passt nicht mehr.	☐
Ich werde alt und gebrechlich.	☐
Mein Körper verliert immer mehr an Leistungsfähigkeit.	☐
Ich bin nicht so gesund wie die meisten meiner Bekannten.	☐
Nach körperlicher Beanspruchung fühle ich mich oft schwach.	☐
Mein Körper macht mit mir, was er will.	☐
Ich habe keinen Einfluss auf die Veränderungen in meinem Körper.	☐
Ich wünschte, mein Körper würde wieder so funktionieren wie früher.	☐
Ich bezweifele, dass mich noch jemand mit den körperlichen Beschwerden, die ich habe, berühren möchte.	☐
Ich berühre meinen Körper nicht mehr gern.	☐
Ich versuche körperliche Anstrengung zu vermeiden, um meinen Körper nicht noch mehr zu schwächen.	☐
Mein Körper hält nichts mehr aus.	☐
Ich lasse mich aufgrund meiner Körperbeschwerden nur ungern berühren.	☐
Mir fehlt es einfach an Kraft.	☐
Ich verliere an Vitalität.	☐
Ich wünschte, ich hätte einen anderen Körper.	☐
Ich fühle mich einfach nicht fit.	☐
Mein Körper verliert an sexueller Anziehungskraft.	☐

 © Kleinstäuber • Bleichhardt • Gottschalk • Rief, Therapie-Tools Somatoforme Störungen. Beltz, 2018

AB 145

Meine eigenen wenig hilfreichen Gedanken über meinen Körper und dessen Funktionsfähigkeit

P 1/1

Beobachten Sie Gedanken über Ihren eigenen Körper und dessen Funktionsfähigkeit in ihrem Alltag.

Situationen, in denen Sie Ihre körperbezogenen Gedanken besonders gut beobachten können, sind z. B. wenn Sie sich fortbewegen/gehen/einen Spaziergang machen, wenn Sie Ihre Körpersymptome besonders stark wahrnehmen, wenn Sie im Bett liegen, wenn Sie mit Ihrem Partner zusammen sind oder wenn Sie vor dem Spiegel stehen. Aber es gibt noch viele weitere Situationen.

Machen Sie sich im Folgenden Notizen zu der Situation und schreiben Sie Ihre Gedanken auf.

Situation	**Was ging mir über meinen Körper und dessen Funktionsfähigkeit durch den Kopf?**

Was mein Körper alles leisten kann? – Früher, heute, zukünftig

Machen Sie sich im Folgenden Gedanken darüber, welche körperlichen Aktivitäten Sie vor Beginn Ihrer körperlichen Beschwerden durchgeführt haben. Beziehen Sie sich dabei nicht allein auf sportliche Aktivitäten. Jegliche Aktivitäten in Ihrem Alltag zählen.

Schauen Sie, was Sie von diesen Aktivitäten aktuell durchführen (unabhängig davon, ob Sie in Ihrem aktuellen Zustand dazu fähig wären oder nicht). Machen Sie sich dann Gedanken, was Sie gerne im Therapieverlauf und darüber hinaus bzgl. dieser körperlichen Aktivitäten erreichen möchten. Inwieweit könnten Sie versuchen, diese körperlichen Aktivitäten, die Sie vor Beginn Ihrer Körperbeschwerden als Teil Ihres Alltags hatten, wieder – vielleicht auf einem geringeren Niveau – durchzuführen?

Was benötigen Sie dafür und wie könnten Sie dieses Ziel erreichen?

körperliche Aktivitäten vor Beginn meiner körperlichen Beschwerden	**Führe ich diese Aktivitäten aktuell noch durch? Wenn ja, in vollem Ausmaß oder eingeschränkt?**	**Wie könnte ich diese körperlichen Aktivitäten in Zukunft wieder Teil meines Alltags lassen werden? Was benötige ich für dieses Ziel?**

 © Kleinstäuber • Bleichhardt • Gottschalk • Rief, Therapie-Tools Somatoforme Störungen. Beltz, 2018

12 Probleme in der Kommunikation mit dem Arzt

12.1 Hintergrund und Einführung

In Kapitel 8 sind wir bereits auf Probleme in der Beziehung zwischen Arzt und einem Patient mit medizinisch unerklärten Körperbeschwerden eingegangen. Dabei lag der Schwerpunkt jedoch auf typischen Krankheitsverhaltensweisen, die bei Patienten mit somatoformen Beschwerden zum Problem werden können (z. B. Rückversicherungsverhalten im ärztlichen Gespräch oder das Doctor-Hopping). In dem vorliegenden Kapitel liegt der Schwerpunkt eher auf Schwierigkeiten in der Kommunikation zwischen Patient und Arzt. Der Arzt stellt in der Regel den ersten Ansprechpartner für Patienten mit medizinisch unerklärten Körperbeschwerden dar. Er trägt damit die Hauptverantwortung dafür, den Weg in eine angemessene Behandlung für den Betroffenen zu ebnen. Weiterhin spielt der behandelnde Arzt als Kooperationspartner der Psychotherapeuten auch im Therapieverlauf eine wichtige Rolle.

Leider ist die Arzt-Patient-Beziehung bei somatoformen Patienten häufig sehr stark belastet und durch Konflikte geprägt. Somatoforme Patienten sammeln in der Regel über mehrere Jahre zum Teil sehr widersprüchliche Erfahrungen mit verschiedenen Ärzten. Ihr stark ausgeprägtes Bedürfnis, eine Ursache und damit auch einen Behandlungsansatz für ihre Beschwerden zu finden, kann ggf. dazu führen, dass sie sich mit dem fehlenden organischen Befund für ihre Symptome nur schwer abfinden können. Die Hoffnung sich bei einem weiteren Arzt eine weitere Meinung einzuholen und vielleicht dort eine Erklärung zu finden, kann stark ausgeprägt sein. Verständlicherweise kann das auf Seiten des Arztes zu Hilflosigkeit und Frustration führen. Der Umgang mit diesen Hilflosigkeits- und Frustrationsgefühlen kann in verschiedener Art und Weise erfolgen. Viele behandelnde Ärzte weisen Ängste auf, etwas zu übersehen. Andere Ärzte hingegen können zunehmend ihren Patienten nicht mehr ernst nehmen.

Diese Darstellung macht deutlich, dass sich in der Kommunikation zwischen Arzt und Patient viele Hürden entwickeln können. Mit den Arbeitsmaterialien des vorliegenden Kapitels soll der Patient sich mit diesen Kommunikationsbarrieren auseinander setzen und einen für ihn hilfreichen Umgang entwickeln. Dabei soll der Patient sich auch bewusst in die Arztrolle begeben und Verständnis bzw. Akzeptanz entwickeln. Die Erwartungen des Patienten an das Arztgespräch sollen hinterfragt werden.

12.2 Arbeitsmaterialien

- **INFO 147** *Hürden in der Kommunikation – Aus der Perspektive des Arztes und Patienten* (T/P). Dieses Informationsblatt fasst typische Hürden und Barrieren zusammen, die sich in der Kommunikation zwischen Arzt und Patient ergeben können. Die Beispiele, die auf diesem Informationsblatt gegeben werden, basieren auf einer Zusammenfassung von verschiedenen empirischen Untersuchungen zur Arzt-Patient-Kommunikation (orientiert an Murray et al., 2016). Sie sind hauptsächlich für den Therapeuten gedacht, um diesen für mögliche Kommunikationsschwierigkeiten zu sensibilisieren. Der Therapeut muss dann einschätzen, wie offen der Patient sich für dieses Thema zeigt und kann ggf. mit ihm dieses Informationsblatt besprechen.
- **INFO 148** *Anleitung zu Rollenspielen »Verschiedene ärztliche Perspektiven zu meinen Beschwerden«* (T). Dieses Informationsblatt dient für den Therapeuten zur Planung, Durchführung und Auswertung von drei Rollenspielen, in denen der Patient bewusst in einen Perspektivenwechsel in die Rolle des Arztes geführt werden soll. Im Rahmen dieser Rollenspiele soll der Patient sich in

drei verschiedenen ärztlichen Haltungen gegenüber medizinisch unerklärten Körperbeschwerden erproben. Dies hat zum einen zum Ziel, dass der Perspektivwechsel dem Patienten hilft, sich mehr in die Rolle seines Gegenübers zu versetzen. Zugleich soll der Patient für sich eine hilfreiche Haltung gegenüber seinen Beschwerden entwickeln, die er dann auch in weiteren Interaktionen mit seinem Arzt vertreten kann. Dieses Rollenspiel ist eher für Patienten geeignet, bei denen der Therapeut absehen kann, dass sie sich gut auf den Perspektivenwechsel einlassen können. Erwartet der Therapeut diesbezüglich Schwierigkeiten, kann er sich eher auf die Rollenspiele zum »Gespräch mit meinem Arzt I & II« (s. INFO 154) beschränken.

- **AB 149** *Rollenspiel – Instruktion zu Arztrolle 1: Der Arzt mit ängstlichen und katastrophisierenden Gedanken* (P/T)
  AB 150 *Rollenspiel – Instruktion zu Arztrolle 2: Der Arzt mit beschwichtigenden und herunterspielenden Gedanken* (P/T)
  AB 151 *Rollenspiel – Instruktion zu Arztrolle 3: Der Arzt mit einer ausgewogenen Perspektive* (P/T)
  AB 152 *Rollenspiel – Instruktion zur Patientenrolle* (P/T). Diese Arbeitsblätter liefern Anregungen für die Ausgestaltung verschiedener ärztlicher Rollen (gespielt vom Patienten) und der Patientenperspektive (gespielt vom Therapeuten) in den Rollenspielen zu »verschiedenen ärztlichen Perspektiven zu meinen Beschwerden« (s. INFO 148).
- **AB 153** *Rollenspiel – Auswertungsblatt zu den Rollenspielen »Verschiedene ärztliche Perspektiven zu meinen Beschwerden«* (P/T). Dieses Arbeitsblatt kann zur Protokollierung der Erfahrungen des Patienten während der drei Rollenspiele »Verschiedene ärztliche Perspektiven zu meinen Beschwerden« genutzt werden.
- **INFO 154** *Anleitung zu Rollenspielen »Das Gespräch mit meinem Arzt I & II«* (T). Die beiden Rollenspiele »Das Gespräch mit meinem Arzt I & II« sollen dem Patienten ermöglichen ein konkretes, anstehendes reales Gespräch mit seinem Arzt zunächst im geschützten Rahmen mit Videofeedack im Rollenspiel zu üben. Dabei soll der Patient eine begrenzte Zahl an Zielen für das Gespräch und Informationen definieren, die er sich von seinem Arzt erhofft. Zudem soll er maximal zwei Schwierigkeiten auf seiner Seite, die sich im Gespräch ergeben können, herausgreifen und dafür passende Umgangsstrategien im Rollenspiel erproben.
- **INFO 155** *Schwierigkeiten und Strategien zur Verbesserung der Kommunikation mit dem Arzt* (P)
  INFO 156 *Schwierige Verhaltensweisen auf Seiten des Arztes oder Schwierigkeiten der Situation und Umgangsstrategien* (P). Diese beiden INFOs vermitteln Beispiele für Schwierigkeiten in der Kommunikation auf Patientenseite und Probleme, die sich aus der Situation des Arztgespräches bzw. aus dem Verhalten des Arztes ergeben können. Es werden Vorschläge für den Umgang mit diesen Problemen gegeben, die in den Rollenspielen »Das Gespräch mit meinem Arzt I & II« aufgegriffen und geübt werden können. Beide Listen erheben keinen Anspruch auf Vollständigkeit und können von Therapeut und Patient beliebig ergänzt werden.
- **AB 157** *Rollenspiel – Auswertungsblatt zu den Rollenspielen »Das Gespräch mit meinem Arzt I & II«* (P). Dieses Arbeitsblatt kann zur Protokollierung der Erfahrungen des Patienten während der beiden Rollenspiele »Das Gespräch mit meinem Arzt I & II« genutzt werden.
- **AB 158** *Protokoll für ein in-vivo-Verhaltensexperiment »Gespräch mit meinem Arzt«* (P). Basierend auf den Erfahrungen, die der Patient bei den vorherigen Rollenspielen gesammelt hat, kann ein in-vivo-Verhaltensexperiment zu einem realen, anstehenden Gespräch des Patienten mit seinem Arzt geplant werden. AB 158 dient dafür als Leitfaden und Protokoll.

INFO 147 Hürden in der Kommunikation – aus der Perspektive des Arztes und Patienten

T P 1/2

Aus wissenschaftlichen Untersuchungen (Murray et al., 2016) zur Interaktion zwischen Patienten mit medizinisch unerklärten Körperbeschwerden und ihren (Haus-)Ärzten (HÄ) konnten die folgenden Barrieren herausgefunden werden:

Aus Sicht der Patienten:

- Der Bericht der Patienten über ihre Beschwerden kann komplex, chaotisch, inkonsistent, unvollständig, implizit und für den Arzt überfordernd sein.
- Manche Patienten lassen psychosoziale Aspekte ihrer Beschwerden aus ihrem Bericht aus oder versuchen ihren Arzt in ihrem Bericht nicht mit ihrem Leidensdruck zu »belästigen«.
- Manchmal können Patienten mit ihren Symptomschilderungen beim Arzt den Eindruck hinterlassen, fordernd zu sein bzw. ein bestimmtes Ziel erreichen zu wollen, was den Arzt unter Druck setzen kann.
- Manche Patienten fühlen sich aufgrund der fehlenden Ursache für ihre Beschwerden so, als hätten sie kein Recht auf die Inanspruchnahme ärztlicher Konsultationen, und versuchen mit sehr bildlicher und emotionaler Sprache den Arzt von der Ernsthaftigkeit ihrer Beschwerden zu überzeugen.
- Manche Patienten haben in Folge ihrer vielen Arztbesuche ein stark biomedizinisches Modell zur Erklärung ihrer Beschwerden und entsprechende Erwartungen (z. B. eine medikamentöse Behandlung zu erhalten) entwickelt.
- Patienten können besorgt sein, dass das Gespräch über psychosoziale Aspekte ihrer Beschwerden von der »organischen Natur« ihrer Symptome ablenken könnte bzw. zur Stigmatisierung und anderen negativen Folgen führen könnte.
- Einige Patienten sehen das hausärztliche Setting als wenig angemessen, um psychosoziale Aspekte ihrer Beschwerden zu besprechen; dies schließt die Erwartung ein, dass es kaum Behandlungsmöglichkeiten gibt.
- Die gelegentliche Abwehr der Kommunikation über psychosoziale Aspekte von Körperbeschwerden kann auch auf negative Erfahrungen der Patienten mit Vorbehandlungen zurückgeführt werden.
- Teils haben Patienten wenig Vertrauen in die Kompetenz des Allgemeinarztes, ihre Beschwerden behandeln zu können.
- Patienten bringen das Bedürfnis zum Ausdruck, mehr in Behandlungsentscheidungen einbezogen zu werden.

Aus Sicht der Ärzte:

- HÄ haben häufig nicht die Zeit, alle Probleme der Patienten ausführlich zu explorieren.
- HÄ geben selten Antworten, die wissenschaftlich belegt sind.
- HÄ nutzen häufig eher vage Erklärungen für Patientenbeschwerden.
- HÄ bringen manchmal einen Mangel an Empathie bzw. eine emotionale Losgelöstheit bei der Besprechung der Beschwerden mit dem Patienten zum Ausdruck.

- Aus der Angst heraus, schwerwiegende somatische Diagnosen zu übersehen, haben viele HÄ ein eher biomedizinisches Krankheitsmodell.
- HÄ haben eher wenig Vertrauen in den Nutzen psychosozialer Interventionen.
- HÄ können bestimmte Vorurteile gegenüber Patienten mit somatoformen Störungen aufweisen und deren Betreuung als frustrierend und stressreich empfinden.
- HÄ glauben häufig, dass Patienten wenig Einsicht in die psychosoziale Natur ihrer Beschwerden haben, und erwarten, dass ihre Patienten eine biopsychosoziale Erklärung ihrer Beschwerden ablehnen werden.
- HÄ fühlen sich manchmal, als hätten sie wenig Einfluss auf das Krankheitsverständnis ihrer Patienten bzw. als ob ihre Empfehlungen von Patienten nicht angenommen werden.
- HÄ kann es an Erfahrungen und Wissen bzgl. funktionellen Syndromen und somatoformen Störungen fehlen, sie betrachten somatoforme Symptome ggf. nicht als medizinisches Anliegen bzw. glauben, dass solche Symptome die Inanspruchnahme von medizinischen Dienstleistungen nicht rechtfertigten.
- Häufig trauen sich HÄ nicht zu, Patienten mit somatoformen Beschwerden angemessen versorgen zu können (z. B. sie richtig erklären zu können), was verständlicherweise zu Frustration führen kann.
- HÄ möchten kompetent und wissend auftreten und dieses Bedürfnis kann durch ungewisse Fälle medizinisch unerklärter Symptome herausgefordert werden.
- HÄ können es als »Fehler« interpretieren, keine organische Ursache für Symptome finden zu können.
- …

Sonstige Barrieren:

- Zeitmangel und hohe Anzahl an Patienten bei HÄ
- Diagnosestellungen können durch Abrechnungsentscheidungen beeinflusst sein
- Patienten werden nicht kontinuierlich von *einem* HA bzw. parallel von mehreren Ärzten versorgt.
- Mangel an ausreichenden regionalen psychotherapeutischen Versorgungsstrukturen
- Unerklärte Körpersymptome sind oft vorübergehender Natur, werden nicht vollständig berichtet und können durch Erinnerungsverzerrungen beeinflusst werden.
- starke Überlappungen der somatoformen Symptome mit anderen psychischen und körperlichen Erkrankungen
- kulturelle Unterschiede und Einflüsse der Medien auf die Diagnosestellung
- Kulturelle Unterschiede zwischen Patient und Arzt können die Kommunikation über Körperbeschwerden erschweren und zu Missverständnissen führen.
- Körper-Seele-Dualismus ist in vielen HÄ noch präsent.
- Irrglaube, dass Medizin »alles erklären können sollte«
- HÄ können unrealistische Erwartungen bzgl. des Erfolgs ihrer Behandlungsansätze haben und zum Krankheitsverlauf haben
- Zum Teil können aus medizinisch diagnostischen Verfahren keine ganz klaren Schlussfolgerungen gezogen werden, v. a. wenn z. B. keine klaren objektiven Laborbefunde für eine Diagnosestellung vorhanden sind.

© Kleinstäuber • Bleichhardt • Gottschalk • Rief, Therapie-Tools Somatoforme Störungen. Beltz, 2018

Anleitung zu Rollenspielen »Verschiedene ärztliche Perspektiven zu meinen Beschwerden«

Ziele der drei Rollenspiele »Verschiedene ärztliche Perspektiven zu meinen Beschwerden« und des Videofeedbacks

- Perspektivenwechsel des Patienten in die ärztliche Rolle
- Hineinversetzen in verschiedene Haltungen gegenüber körperlichen Beschwerden
- Experimentieren mit verschiedenen Stilen der Kommunikation über Körperbeschwerden
- Exploration und Herausforderung der Erwartungen des Patienten an ein Arztgespräch
- Exploration der Bedürfnisse des Patienten für das Gespräch mit dem Arzt
- Ableitung von Strategien, mit denen der Patient effektiv im Arztgespräch das vermitteln kann, was ihm wichtig ist

Durchführung von drei Rollenspielen, in denen der Patient die Rolle des Arztes übernimmt

- ca. 5 Minuten pro Rollenspiel
- Therapeut übernimmt Patientenrolle
- Patient übernimmt Arztrolle
- Anregungen zur Gestaltung der Arzt- und Patientenrollen werden in den AB 149 bis 162 beschrieben
- Videoaufzeichnung aller drei Rollenspiele
- Der Patient wird instruiert, bewusst mit den verschiedenen Arztrollen zu experimentieren und sich in die verschiedenen ärztlichen Haltungen gegenüber chronischen, medizinisch unerklärten Körperbeschwerden hineinzuversetzen.

Nachbesprechung der drei Rollenspiele

- Wie hat sich der Patient in den verschiedenen Arztrollen gefühlt?
- Was denkt der Patient, könnten die Gedanken und Motive des Arztes in den jeweils verschiedenen Rollenspielen sein?
- Wie hat sich der Patient gefühlt, die verschiedenen ärztlichen Botschaften zu kommunizieren? Was fand er schwierig?
- Hat der Perspektivenwechsel dem Patienten geholfen, sich in das Verhalten seines Arztes besser hineinzuversetzen?
- Was bedeutet die Rollenspielerfahrung für den Patienten? Was bringt es dem Patienten, am Verhalten des Arztes was zu verändern? Was könnte der Patient machen, um die Arztperspektive besser zu verstehen und sich darauf einzustellen?
- Protokollierung der Erfahrungen auf AB 153

Videofeedback: Der Patient versetzt sich in die Patientenrolle

- Patient und Therapeut schauen sich die drei Rollenspiele auf Video an.
- Der Patient wird instruiert, sich bewusst in die Patientenrolle zu versetzen.

- *Wie fühlen Sie sich als Patient jeweils in jedem der drei Arztgespräche? Wir wirken die verschiedenen Stile, in denen der Arzt über die Körperbeschwerden spricht, auf Sie? Welches der drei Rollenspiele hat sich für Sie am angenehmsten angefühlt?*
- Protokollierung der Erfahrungen auf AB 153

Der Patient findet seine eigene, hilfreiche Haltung

- Unterstützung des Patienten, aus den Erfahrungen in den Rollenspielen eine hilfreiche eigene Haltung gegenüber den Körperbeschwerden zu entwickeln, die er auch vor dem Arzt vertreten kann (Protokollierung s. AB 153).

AB 149

Rollenspiel – Instruktion zu Arztrolle 1: Der Arzt mit ängstlichen und katastrophisierenden Gedanken

T P

- Sie arbeiten als Hausarzt in Ihrer Praxis.
- Es herrscht hoher Patientenandrang und das Wartezimmer ist voll.
- Die Zeit für ein Patientengespräch ist knapp.
- Ein Patient kommt zu Ihnen, der schon seit sechs Monaten über körperliche Beschwerden klagt [*ggf. Symptome des Patienten einsetzen*].
- Der Patient war bereits vor drei Monaten zur Abklärung bei Ihnen.
- Untersuchungen hatten keinen organischen Befund ergeben.
- Der Patient erwartet Hilfe von Ihnen. Sie sind jedoch überzeugt, dass Sie alle notwendigen Untersuchungsmöglichkeiten ausprobiert haben und Sie ihm keine befriedigende Lösung für seine Probleme geben können.
- Zugleich sind Sie besorgt, dass die Beschwerden noch immer anhalten. Sie zweifeln, ob Sie was übersehen haben könnten, und machen sich Sorgen, dass Ihnen Fehler unterlaufen könnten.
- Sie haben das Bedürfnis, sich abzusichern, und überweisen ihren Patienten zu einem weiteren Facharzt (z. B. Neurologe, Kardiologe).
- Sie ordnen zusätzliche diagnostische Maßnahmen und noch einige weitere bildgebende Untersuchungen an (z. B. eine Computertomographie).
- Sie müssen dann jedoch zügig zum Gesprächsende kommen, denn es sitzen noch viele Patienten im Wartezimmer.
- Sie informieren Ihren Patienten, dass Sie es für wichtig halten, lieber vorsichtiger zu sein, und diese Maßnahmen wichtig seien, um weitere mögliche Ursachen für die körperlichen Beschwerden ausschließen zu können.
- Sie sprechen ehrlich aus, dass Sie sich sorgen, weil die Beschwerden des Patienten nun schon längere Zeit ohne Veränderung anhalten.
- Sie vereinbaren einen neuen Termin mit dem Patienten, um mit ihm die Befunde der weiteren Untersuchungen zu besprechen.
- Sie bieten ihm abschließend an, dass er sich jederzeit melden könne, wenn die Beschwerden sich weiter verstärken.

Rollenspiel – Instruktion zu Arztrolle 2: Der Arzt mit beschwichtigenden und herunterspielenden Gedanken

- Sie arbeiten als Hausarzt in Ihrer Praxis.
- Es steht eine Grippewelle an und es herrscht hoher Patientenandrang.
- Die Zeit für den einzelnen Patienten ist knapp.
- Ein Patient kommt zu Ihnen, der schon seit sechs Monaten über körperliche Beschwerden klagt [*ggf. Symptome des Patienten einsetzen*].
- Der Patient war bereits vor drei Monaten zur Abklärung bei Ihnen.
- Untersuchungen hatten keinen organischen Befund ergeben.
- Der Patient erwartet Hilfe von Ihnen. Sie sind jedoch überzeugt, dass Sie alle notwendigen Untersuchungsmöglichkeiten ausprobiert haben und Sie ihm keine befriedigende Lösung für seine Probleme geben können.
- Aufgrund der Fülle Ihres Wartezimmers können Sie nicht viel Zeit in das Gespräch investieren.
- Für Sie steht fest, dass Sie dem Patienten keine weiteren Untersuchungen oder Behandlungsmaßnahmen verordnen möchten.
- Versuchen Sie ihn zu beschwichtigen.
- Sagen sie ihm, dass es viele Menschen mit ähnlichen Beschwerden wie wie seinen gibt und dass es nicht so schlimm sei.
- Er müsse lernen, mit diesen Beschwerden zu leben.
- Am wichtigsten sei, dass er sich von den Beschwerden ablenken und einfach versuchen müsse, sein Leben so weiter zu leben wie zuvor.
- Er werde sich an die Symptome gewöhnen und dürfe sie nicht so wichtig nehmen.
- Es stehe auf jeden Fall fest, dass es keinen Grund zur Sorge gäbe.
- Geben Sie Ihrem Patienten zeitnah zu verstehen, dass Sie jetzt leider keine weitere Zeit haben und der nächste Patient bereits wartet.

 © Kleinstäuber • Bleichhardt • Gottschalk • Rief, Therapie-Tools Somatoforme Störungen. Beltz, 2018

AB 151

Rollenspiel – Instruktion zu Arztrolle 3: Der Arzt mit einer ausgewogenen Perspektive

T P

- Sie arbeiten als Hausarzt in Ihrer Praxis.
- Es herrscht hoher Patientenandrang und das Wartezimmer ist voll.
- Ein Patient kommt zu Ihnen, der schon seit sechs Monaten über körperliche Beschwerden klagt [*ggf. Symptome des Patienten einsetzen*].
- Der Patient war bereits vor drei Monaten zur Abklärung bei Ihnen.
- Untersuchungen hatten keinen organischen Befund ergeben.
- Der Patient erwartet Hilfe von Ihnen. Sie sind jedoch überzeugt, dass Sie alle notwendigen Untersuchungsmöglichkeiten ausprobiert haben und Sie ihm keine befriedigende Lösung für seine Probleme geben können.
- Obwohl die Zeit knapp ist, möchten Sie mit dem Patienten ausführlich reden.
- Ihnen ist bewusst, dass Sie Ihren Patienten frühzeitig darauf vorbereiten müssen, alles zu tun, damit die Beschwerden nicht beginnen, sein Leben zu dominieren.
- Das braucht Zeit, die sich langfristig aber in einer guten Beziehung zum Patienten auszahlen soll.
- Sie reden zunächst mit dem Patienten über seine Fragen und Unklarheiten, die ihn bedrücken.
- Sie möchten ihm folgende Dinge vermitteln:
  - Sie drücken ihrem Patienten Verständnis für seine Sorgen aus.
  - Sie vermitteln ihm, dass obwohl keine gefährliche Erkrankung als Erklärung für die Beschwerden gefunden wurde, es wichtig ist, dass er anfängt seinen Lebensstil zu verändern.
  - Dies kann dabei helfen, dass die Beschwerden langfristig nicht noch stärker werden oder noch länger anhalten.
  - Schwierig daran ist, dass der Patient geduldig sein muss.
  - Veränderungen als Folge der Änderung des Lebensstils stellen sich nur langsam ein.
  - Sie machen Ihm konkrete Vorschläge zu einem verbesserten Umgang mit den Symptomen.
  - Die Beschwerden sollen nicht das Leben des Patienten dominieren.
  - Es ist wichtig, dass der Patient trotz der Beschwerden versucht, sein Leben so gut wie möglich weiterzuführen.
  - Dabei soll der Patient aufpassen, dass er keine gesunden Bewegungen vermeidet bzw. sich eine Schonhaltung angewöhnt.
  - Sie diskutieren weiterführende, unterstützende Maßnahmen, wie z. B. die Verschreibung von Physiotherapie, Reha-Sport im Fitnessstudio oder die Teilnahme an einer Walking-Gruppe.
- Sie vereinbaren einen festen Termin in sechs Wochen mit dem Patienten, um Fortschritte und Probleme bei der Umsetzung der Maßnahmen zu besprechen.

Rollenspiel – Instruktion zur Patientenrolle

- Sie leiden durchgängig sechs Monate an körperlichen Beschwerden [*Symptome des Patienten einsetzen*].
- Anfänglich haben Sie sich kaum Gedanken gemacht.
- Nach den ersten drei Monaten wurden Ihre Beschwerden aber nochmals stärker und das hat Sie beunruhigt.
- Sie sind daraufhin zu Ihrem Hausarzt gegangen, der Sie zu einem Facharzt zur Abklärung überwiesen hat.
- Hausarzt wie auch Facharzt haben Ihnen verschiedene Maßnahmen zur Abklärung Ihrer Beschwerden vorgeschlagen, die Sie auch befolgt haben.
- Keine der Untersuchungen hat einen Befund ergeben.
- Dies ist natürlich zum einen gut, zum anderen halten Ihre Beschwerden jedoch unverändert an.
- Sie entscheiden sich von daher, Ihren Hausarzt noch mal aufzusuchen.
- Schildern Sie ihm kurz Ihren Fall [*an dieser Stelle können Inhalte aus der Krankengeschichte des Patienten eingebaut werden*].
- Stellen Sie ihm einige Fragen, die Sie bedrücken, wie z. B.:
  - Was können Sie gegen die Symptome noch unternehmen?
  - Warum kann Ihnen keiner sagen, woher die Beschwerden kommen? Es muss doch eine Erklärung geben!
  - Werden die Symptome jemals wieder weggehen?
  - Was ist jetzt das Beste, was Sie tun können? Sollen Sie sich schonen?
  - Hätten Sie den Arzt vielleicht schon früher als erst nach drei Monaten aufsuchen sollen?
- Bleiben Sie hartnäckig!

 © Kleinstäuber • Bleichhardt • Gottschalk • Rief, Therapie-Tools Somatoforme Störungen. Beltz, 2018

Rollenspiel – Auswertungsblatt zu den Rollenspielen »Verschiedene ärztliche Perspektiven zu meinen Beschwerden« T P

(1) Die drei Rollenspiele aus der Arztperspektive

Wie haben Sie die ärztliche Rolle in den drei Rollenspielen erlebt? Machen Sie sich in den folgenden Kästen Notizen und nutzen Sie die folgenden Fragen, um über Ihre Rolle als Arzt nachzudenken:

- Wie haben Sie sich in der Rolle des Arztes gefühlt?
- Haben Sie Vermutungen, warum der Arzt sich so verhält, wie es die Rollenbeschreibung vorgibt?
- Wie ist es Ihnen mit der Rückmeldung an »Ihren Patienten« über seine Beschwerden ergangen? Was fanden Sie daran schwierig?
- Was bedeuten die Erfahrungen für Sie, die Sie während des Rollenspiels gemacht haben? Wie können Sie sie nutzbar machen?

Erfahrungen in der *ängstlich-katastrophisierenden* Arztrolle	**Erfahrungen in der *beschwichtigenden* Arztrolle**	**Erfahrungen in der *ausgewogenen* Arztrolle**

(2) Die drei Rollenspiele aus der Patientenperspektive (Videoaufnahme)

Wie würde es Ihnen als Patient ergehen, wenn Ihr Arzt so über Ihre Beschwerden mit Ihnen sprechen würde, wie es in der Rolleninstruktion beschrieben wurde?

Mit welchem der drei Ärzte hätten Sie sich am wohlsten gefühlt?

Erfahrungen mit *ängstlich-katastrophisierendem* Arzt aus Patientenperspektive	**Erfahrungen mit *beschwichtigendem* Arzt aus Patientenperspektive**	**Erfahrungen mit *ausgewogenem* Arzt aus Patientenperspektive**

(3) Zusammenfassung der Erfahrungen während der Rollenspiele

Mit welcher der drei ärztlichen Haltungen können Sie sich als Patient am besten identifizieren?

....

Welche Haltung möchten Sie für sich selbst annehmen und Ihrem eigenen Arzt gegenüber vertreten? Was erwarten Sie (realistischerweise), wie Ihr Arzt mit Ihrer Haltung umgehen wird?

....

 © Kleinstäuber • Bleichhardt • Gottschalk • Rief, Therapie-Tools Somatoforme Störungen. Beltz, 2018

Anleitung zu Rollenspielen »Das Gespräch mit meinem Arzt I & II«

Ziele der zwei Rollenspiele »Das Gespräch mit meinem Arzt I & II«

- Patient reflektiert seine Erwartungen an ein anstehendes reales Arztgespräch.
- Entwicklung einer akzeptierenden Haltung im Patienten, dass der Arzt ggf. nicht auf alle Erwartungen und Bedürfnisse des Patienten eingehen kann
- Reflexion über Ziele, die der Patient im Arztgespräch erreichen möchte, und der sozial kompetenten Umsetzung
- Antizipation von Schwierigkeiten, die im Gesprächsverlauf auf Patientenseite (INFO 155) und auf Arztseite bzw. in der Situation (INFO 156) auftreten können, und Anwendung von 1-2 Strategien, die dem Patienten helfen können, mit diesen Schwierigkeiten umzugehen

Vorbereitung & Durchführung des Rollenspiels »Das Gespräch mit meinem Arzt I – Unter leichteren Bedingungen«

- Patient soll Ziele planen, die er umsetzen möchte, und sich Informationen überlegen, die er vom Arzt erhalten möchte (siehe AB 157).
- Patient soll ein bis zwei Strategien anwenden, um eigene Kommunikationsprobleme zu überwinden (Anregungen s. INFO 155).
- Dauer: ca. 8-10 Minuten
- Therapeut übernimmt Arztrolle und lässt sich vom Patienten instruieren, die Rolle des Arztes möglichst realistisch zu spielen.
- Patient übernimmt seine Rolle als Patient.
- Aufzeichnung auf Video

Vorbereitung & Durchführung des Rollenspiels »Das Gespräch mit meinem Arzt II – Unter erschwerten Bedingungen«

- Wiederholung von Rollenspiel I, nur unter erschwerten Bedingungen: Der Therapeut zeigt als Arzt ein bis zwei schwierige Verhaltensweisen und der Patient versucht mit diesen umzugehen (Anregungen siehe AB 156).

Nachbesprechung der beiden Rollenspiele

- mit Videofeedback orientiert am sozialen Kompetenztraining:
  - Patient stoppt Video an Stellen, an denen er seiner Meinung nach etwas gut gemacht hat oder er etwas verändern möchte.
  - Der Therapeut gibt verstärkendes positives Feedback und macht ggf. konstruktive Verbesserungsvorschläge.
- Wichtig! Der Therapeut soll funktionale und dysfunktionale Anteile in den Erwartungen des Patienten herausarbeiten und die letzteren hinterfragen.
- Je nach Situation unterstützt der Therapeut Strategien des Patienten, die auf eine Verhaltensänderung beim Arzt abzielen (z. B. Bitte um konkrete Hinweise für eine Lebensstiländerung anstatt vage Äußerungen) oder die helfen, im Patienten eine akzeptierende und selbstschützende Haltung gegenüber dem Arzt zu entwickeln.

Planung eines in-vivo-Verhaltensexperiments

- Basierend auf den Erfahrungen aus den beiden Rollenspielen sollen Patient und Therapeut ein Verhaltensexperiment für ein reales anstehendes Arztgespräch planen (AB 158).

Schwierigkeiten und Strategien zur Verbesserung der Kommunikation mit dem Arzt

Hürden und Schwierigkeiten auf Patientenseite	**Was können Sie als Patient dagegen tun?**
selbstunsicheres Auftreten	▶ Benutzen Sie die »Ich«- Form und sprechen Sie direkt Ihre Gefühle aus. ▶ Versuchen Sie, klar und deutlich zu sprechen. ▶ Behalten Sie eine ruhige Stimme. ▶ Halten Sie Blickkontakt mit Ihrem Gegenüber. ▶ Üben Sie mit Ihrem Therapeuten freundliches und zugleich bestimmtes, überzeugtes Auftreten. ▶ Wählen Sie möglichst folgende Körperhaltung: aufrecht sitzen, beide Füße haben Kontakt mit dem Boden, entspannte Körperhaltung. ▶ Die Auswahl der Kleidung kann Einfluss auf Ihre Außenwirkung haben.
einen klagsamen Eindruck hinterlassen	▶ Berichten Sie Ihre Beschwerden mit neutralem, sachlichem Gesichtsausdruck. ▶ Vermeiden Sie eine zu »emotionale« Sprache. ▶ Beschreiben Sie sachlich Ihre Beschwerden mit dem Schwerpunkt auf der Wahrnehmung der Beschwerden und ihren Konsequenzen. ▶ Über die Gefühle im Zusammenhang mit Ihren körperlichen Beschwerden zu berichten, ist wichtig, sollte jedoch in »Ich«-Form erfolgen und das Gespräch nicht dominieren.
Sie vergessen leicht, was Sie sagen wollen.	▶ Machen Sie sich Notizen, die Sie entweder vor dem Gespräch gut durchlesen oder mit ins Gespräch nehmen.
Sie verlieren den roten Faden und vergessen die Aspekte, die Ihnen wichtig sind, anzusprechen.	▶ Gliedern Sie Ihre Notizen für das Arztgespräch und nehmen Sie nur wirklich wichtige Punkte auf. ▶ Verwenden Sie eine Selbstinstruktionskarte (z. B. orientiert an folgenden Fragen: Welche Beschwerden habe ich? Seit wann habe ich sie? Wie häufig treten sie auf? Treten sie immer oder nur zu bestimmten Tageszeiten auf?). ▶ Wenn Sie Vorbefunde/Arztbriefe mit in das Gespräch nehmen, wählen Sie bewusst die wichtigsten aus (z. B. Abschlussbericht von einem Klinikaufenthalt).
Sie lassen sich schnell einschüchtern.	▶ Finden Sie heraus, wie sich Einschüchterung bei Ihnen ankündigt. ▶ Erkunden Sie Ihre »Sicherheitsverhaltensweisen«, die Sie ggf. zeigen, um mit der Einschüchterung umzugehen (z. B. allem zuzustimmen, was der Gesprächspartner sagt; mangelnder Blickkontakt; Verhalten zur Kompensation von Nervosität).
Sie reagieren schnell verärgert und gereizt.	▶ Finden Sie heraus, wie sich Ärger bei Ihnen ankündigt: körperliche und emotionale Reaktionen, auslösende Gedanken, Handlungsimpulse und Verhalten. ▶ Versuchen Sie sich von voreiligen Bewertung des Verhaltens ihres Arztes zu lösen und sich sein Verhalten zu erklären. ▶ Arbeiten Sie mit selbstberuhigenden Selbstinstruktionen (z. B. »Ich spüre gerade, dass ich verärgert werde. Für das Erreichen meiner Ziele ist es jetzt wichtig, dass ich meinen Ärgergedanken und -gefühlen nicht folge, sondern von ihnen Abstand nehme.«).

INFO 156

Schwierige Verhaltensweisen auf Seiten des Arztes oder Schwierigkeiten der Situation und Umgangsstrategien

P 1/1

schwierige Verhaltensweisen auf ärztlicher Seite/ Schwierigkeiten in der Situation	Wie kann man als Patient damit umgehen?
Ihr Arzt fällt Ihnen ins Wort.	▶ Drücken Sie in der »Ich«-Form aus, welche Gefühle dieses Verhalten bei Ihnen hervorruft. ▶ Weisen Sie Ihren Arzt freundlich darauf hin, dass Sie gerne aussprechen möchten und noch etwas Wichtiges zu sagen haben. ▶ Nehmen Sie einen Notizzettel mit den wichtigsten Fakten in das Gespräch.
Der Arzt steht unter hohem Zeitdruck.	▶ Nehmen Sie einen Notizzettel mit den wichtigsten Fakten in das Gespräch. ▶ Vereinbaren sie ggf. einen Termin zu Öffnungszeiten, in denen die Praxis weniger stark besucht ist.
Der Arzt spricht über Dinge, die für Sie als Patient weniger relevant sind (z. B. über eigene Erfahrungen).	▶ Versuchen Sie, mit Sätzen wie z. B. »Ich würde gerne noch mal zu … zurückkommen«, »Mir würde es viel helfen, wenn wir konkret über meine Situation sprechen und was ich tun kann…« zu Ihrem Thema zurückzuführen.
Der Arzt macht nur vage Aussagen über Ihren Zustand bzw. gibt keine klare Diagnose.	▶ Hinterfragen Sie selbst, inwieweit es realistisch ist, vom Arzt immer eine klare Diagnose erhalten zu können.
Der Arzt ist wenig konkret bzgl. des weiteren Vorgehens.	▶ Versuchen Sie in der »Ich«-Form auszudrücken, wie es Ihnen mit der Unklarheit über das weitere Vorgehen geht. ▶ Versuchen Sie freundlich die Bitte zu formulieren, dass Sie konkrete Vorschläge bzw. einen Plan für das weitere Vorgehen benötigen.
Der Arzt meldet Ihnen hauptsächlich zurück, dass Sie sich »einfach ablenken sollen«/»Ihr Leben einfach weiterführen sollen wie zuvor«/…	▶ Äußern Sie bewusst Ihren Willen, Veränderungen in Ihrer Lebensweise umzusetzen. ▶ Bitten Sie in freundlicher Weise um konkrete Strategien, die Sie in Ihrem Alltag umsetzen können, oder um Quellen, von denen Sie entsprechende Informationen erhalten können.

Rollenspiel – Auswertungsblatt zu den Rollenspielen »Das Gespräch mit meinem Arzt I & II«

(a) Beschreiben Sie kurz die Situation des Arzt-Gespräches.
Welcher Arzt? Anlass für das Aufsuchen des Arztes?
Räumliche Gegebenheiten in der Praxis?
Wo sitzen Sie, wo sitzt Ihr Arzt?

....

....

....

....

(b) Benennen Sie ein konkretes Ziel, das Sie für das Arzt-Gespräch im Rollenspiel haben.
Prüfen Sie gemeinsam mit Ihrem Therapeuten, wie realistisch dieses Ziel ist!

....

....

(c) Was möchten Sie Ihrem Arzt sagen?
Versuchen Sie Inhalte, die Sie Ihrem Arzt im Gespräch mitteilen möchten, nach »ganz wichtig« und »weniger wichtig« zu sortieren. Achten Sie darauf, dass die Reihenfolge, in der Sie Inhalte mit Ihrem Arzt besprechen möchten, einem roten Faden folgt.

....

....

....

....

(d) Wenn Sie »Schwachstellen« Ihrerseits für das Gespräch befürchten, wählen Sie eine aus, mit der Sie lernen möchten umzugehen.
Notieren Sie ein bis zwei Strategien, wie Sie mit dieser Schwachstelle umgehen könnten.

....

....

....

 © Kleinstäuber • Bleichhardt • Gottschalk • Rief, Therapie-Tools Somatoforme Störungen. Beltz, 2018

(e) Feedback nach Rollenspiel 1

– Was haben Sie gut gemacht?

....

....

– Was könnten Sie besser machen?

....

....

(f) Was würde Ihnen im Gespräch Schwierigkeiten bereiten (z. B. Schwierigkeiten in der Situation wie Zeitdruck? Schwierige Verhaltensweisen Ihres Arztes?)?

Notieren Sie eine Schwierigkeit und überlegen Sie sich zwei Strategien, wie Sie mit der Schwierigkeit umgehen möchten.

....

....

....

....

(g) Feedback nach Rollenspiele

– Was haben Sie gut gemacht?

....

....

....

– Was könnten Sie besser machen?

....

....

....

AB 158	Protokoll für ein in-vivo Verhaltensexperiment »Gespräch mit meinem Arzt«	P	1/2

(a) Benennen Sie ein konkretes Ziel, das Sie für das Arzt-Gespräch im Rollenspiel haben:
Prüfen Sie gemeinsam mit Ihrem Therapeuten, wie realistisch dieses Ziel ist!

....

....

....

....

(b) Was möchten Sie Ihrem Arzt sagen?
Versuchen Sie Inhalte, die Sie Ihrem Arzt im Gespräch mitteilen möchten, nach »ganz wichtig« und »weniger wichtig« zu sortieren. Achten Sie darauf, dass die Reihenfolge, in der Sie Inhalte mit Ihrem Arzt besprechen möchten, einem roten Faden folgt.

....

....

....

....

....

(c) Wenn Sie »Schwachstellen« Ihrerseits für das Gespräch befürchten, wählen Sie eine aus, mit der Sie lernen möchten umzugehen.
Notieren Sie ein bis zwei Strategien, wie Sie mit dieser Schwachstelle umgehen könnten.

....

....

....

....

....

© Kleinstäuber • Bleichhardt • Gottschalk • Rief, Therapie-Tools Somatoforme Störungen. Beltz, 2018

Protokoll für ein in-vivo Verhaltensexperiment »Gespräch mit meinem Arzt«

(d) Was würde Ihnen im Gespräch Schwierigkeiten bereiten (z. B. Schwierigkeiten in der Situation wie Zeitdruck? Schwierige Verhaltensweisen Ihres Arztes?).
Notieren Sie eine Schwierigkeit und überlegen Sie sich zwei Strategien, wie Sie mit der Schwierigkeit umgehen möchten.

....

....

....

....

(e) Vor dem Gespräch: Welche Erwartungen haben Sie an das Gespräch?

....

....

....

(f) Nach dem Arztgespräch:

- Was haben Sie gut gemacht?

....

....

- Was möchten Sie verbessern?

....

....

- Haben sich Ihre Erwartungen bewahrheitet?

....

....

© Kleinstäuber • Bleichhardt • Gottschalk • Rief, Therapie-Tools Somatoforme Störungen. Beltz, 2018

13 Bewältigungsmodell, Therapieabschluss und Rückfallprophylaxe

13.1 Hintergrund und Einführung

Störungsmodell

Es mag vielleicht verwunderlich sein, dass wir ein Arbeitsblatt zum Störungsmodell erst im letzten Abschnitt dieses Buches zur Verfügung stellen. Insbesondere für Patienten mit medizinisch unerklärten Körperbeschwerden kann es jedoch von Vorteil sein, die Therapie mit dem Störungsmodell abzuschließen anstatt einzuleiten. Dies erklärt sich dadurch, dass Patienten, die über einen langen Zeitraum ihrer Behandlungsgeschichte vor allem auf medizinischer Ebene diagnostiziert und behandelt wurden, häufig eher ein biomedizinisch geprägtes Symptomkonzept entwickelt haben. Wenn sie zu früh mit einem biopsychosozialen Behandlungsmodell konfrontiert werden, kann es sein, dass dieses Modell abgelehnt wird und die Patienten sich nicht darauf einlassen können. Das Störungsmodell kann dementsprechend eher als Zusammenfassung der Therapie und der Erfahrungen des Patienten während der Therapie genutzt werden.

Die einzelnen Kapitel in diesem Buch beinhalten jeweils kleine psychoedukative Abschnitte (z. B. Kapitel 7 enthält Arbeitsmaterialien zur Funktionsweise des Aufmerksamkeitssystems), sodass die Zusammenhänge zwischen psychischen Prozessen und den Körperbeschwerden über den Therapieverlauf schrittweise vermittelt werden können. Das Störungsmodell in diesem abschließenden Kapitel basiert auf dem funktionalen Modell somatoformer Störungen nach Rief und Hiller (2011) und wurde um die Komponente »soziale Reaktionen aus dem Umfeld des Patienten«, die Teil des multifaktoriellen Modells somatoformer Beschwerden nach Kirmayer und Taillefer (1997) ist, erweitert.

Faktoren des Störungsmodells. In dem Modell, das wir auf INFO 159 darstellen, lassen sich unter den *prädisponierenden Faktoren* genetische Einflüsse, biologische Prozesse sowie die individuelle Lerngeschichte zusammenfassen. Hier zählen auch Persönlichkeitsfaktoren (z. B. Neurotizismus oder negativer Affekt) und Besonderheiten im Stil der Informationsverarbeitung sowie früh erworbene Denkstile dazu. Eine Neigung zur somatosensorischen Verstärkung (Barsky et al., 1988), die bereits in Kapitel 7 erklärt wurde, kann ebenfalls als eine Prädisposition betrachtet werden. *Auslösende Faktoren* für körperliche Veränderungen können vielseitiger Natur sein. Stress spielt natürlich eine wichtige Rolle – neben einschneidenden, stressreichen Lebensereignissen, tiefgreifenden Veränderungen der Lebensgewohnheiten (auch positive Ereignisse wie z. B. Hochzeit) können vor allem auch die Häufung von »kleineren« Alltagsbelastungen über einen längeren Zeitraum körperliche Veränderungen hervorrufen. Des Weiteren zählen zu den Auslösern körperlicher Veränderungen auch Erkrankungen (z. B. ein verschleppter Infekt) oder hormonelle Veränderungen (z. B. bei Eintreten der Menopause oder Schwangerschaft), die in der Regel nicht bedrohlich sind, oder die häufige Konfrontation mit Informationen über Erkrankungen (z. B. über Medienberichte, Gespräche oder wiederholter Kontakt mit erkrankten Bekannten).

Teufelskreise. Das Modell umfasst des Weiteren zwei Teufelskreise, die die Mechanismen der Aufrechterhaltung der Körperbeschwerden beschreiben. Der »innere Teufelskreis« des Modells stellt den Kreislauf der somatosensorischen Verstärkung dar, der bereits in Kapitel 7 vorgestellt wurde. Das funktionale Modell umfasst noch einen »äußeren Teufelskreis«, der veranschaulicht, dass jegliche Arten von Krankheitsverhalten langfristig mit negativen Konsequenzen für den Patienten assoziiert sind und im Endeffekt dazu führen, dass die Körperbeschwerden immer mehr in den Lebensmittelpunkt des Patienten rücken und sich dadurch auch verstärken.

> **!** Wir vermeiden bei der Herleitung möglicher Pathomechanismen der unerklärten Körperbeschwerden bewusst den Begriff des »Störungsmodells«. Es geht darum, die Erklärungsansätze, die der Patient hat, wertzuschätzen und um andere Faktoren zu erweitern. Der Begriff des »Störungsmodells« ist sehr negativ und fokussiert zu sehr auf die Störungsmerkmale. Der Patient hat jedoch im Rahmen der Therapie viele Erfahrungen gesammelt, die ihm hoffentlich Erklärungen auf unbeantwortete Fragen gegeben haben und neue Erklärungsansätze für seine Beschwerden vermittelt haben. Von daher führt der Begriff des »Erklärungsmodells« mehr zu einer bewältigungsorientierten Perspektive.

Bewältigungsmodell

Zum Abschluss der Therapie ist es jedoch neben der Zusammenfassung wichtiger Entwicklungsmechanismen somatoformer Störungen wichtig, einen Fokus auf die Bewältigungserfahrungen, die der Patient während der Therapie gemacht hat, zu richten. Von daher empfehlen wir, das Störungsmodell mit einem Bewältigungsmodell zu verknüpfen, wofür wir ebenfalls Arbeitsmaterialien zur Verfügung stellen. Das Bewältigungsmodell ebnet den Weg in die Rückfallprophylaxe und richtet den Blick in die Zukunft. Im Sinne des Selbstmanagementansatzes (Kanfer et al., 2006) trägt der Patient die Strategien zusammen, die er als besonders hilfreich empfunden hat, und bespricht mit dem Therapeuten, wie er sich auf zukünftige Situationen, in denen die Symptome möglicherweise wieder stärker werden können oder neuartige Symptome auftreten, vorbereiten kann.

13.2 Arbeitsmaterialien

- **INFO 159** *Erklärungsmodell für medizinisch unerklärte Körperbeschwerden* (P/T). Das Arbeitsblatt stellt das Störungsmodell vor.
- **AB 160** *Mein Erklärungsmodell* (P). Auf diesem Arbeitsblatt sollte der Patient mit Hilfe des Therapeuten das Modell auf seinen individuellen Fall übertragen. Es kann beliebig mit Beispielen des Patienten ergänzt und adaptiert werden.
- **INFO 161** *Bewältigungsmodell für medizinisch unerklärte Körperbeschwerden* (P/T)
  AB 162 *Mein Bewältigungsmodell* (P). Neben dem Erklärungsmodell haben wir bewusst Blätter für ein Bewältigungsmodell erstellt. Der Patient kann diese nutzen, um all seine Bewältigungserfahrungen aus der Therapie zusammenzutragen und in einen Gesamtzusammenhang zu bringen.
- **AB 163** *Der Blick in die Zukunft* (P). Zunächst soll der Patient eine Bilanz darüber ziehen, welche der in der Therapie erlernten Bewältigungsstrategien er als hilfreich empfunden hat. Der Therapeut sollte bei dieser Bilanz berücksichtigen, dass nicht alle Strategien in allen Situationen helfen. Der Therapeut sollte versuchen mit dem Patienten situationsspezifisch hilfreiche Strategien zusammenzutragen. Der Therapeut sollte mit dem Patienten in die Zukunft blicken. Es sollten a) die Situation, dass sich die Beschwerden, mit denen der Patient ursprünglich die Therapie aufgesucht hat, wieder verstärken und b) die Situation, dass neue Körperbeschwerden auftreten, antizipiert werden.
- **INFO 164** *Weiterführende Literatur: Behandlungsleitlinien, vertiefende Literatur für Therapeuten und Selbsthilferatgeber* (T). Abschließend stellen wir dem Therapeuten eine Zusammenstellung verschiedener weiterführender und vertiefender Literatur jeweils mit einem kurzen Kommentar, für welchen Zweck die jeweilige Ressource hilfreich sein könnte, zur Verfügung.

Erklärungsmodell für medizinisch unerklärte Körperbeschwerden

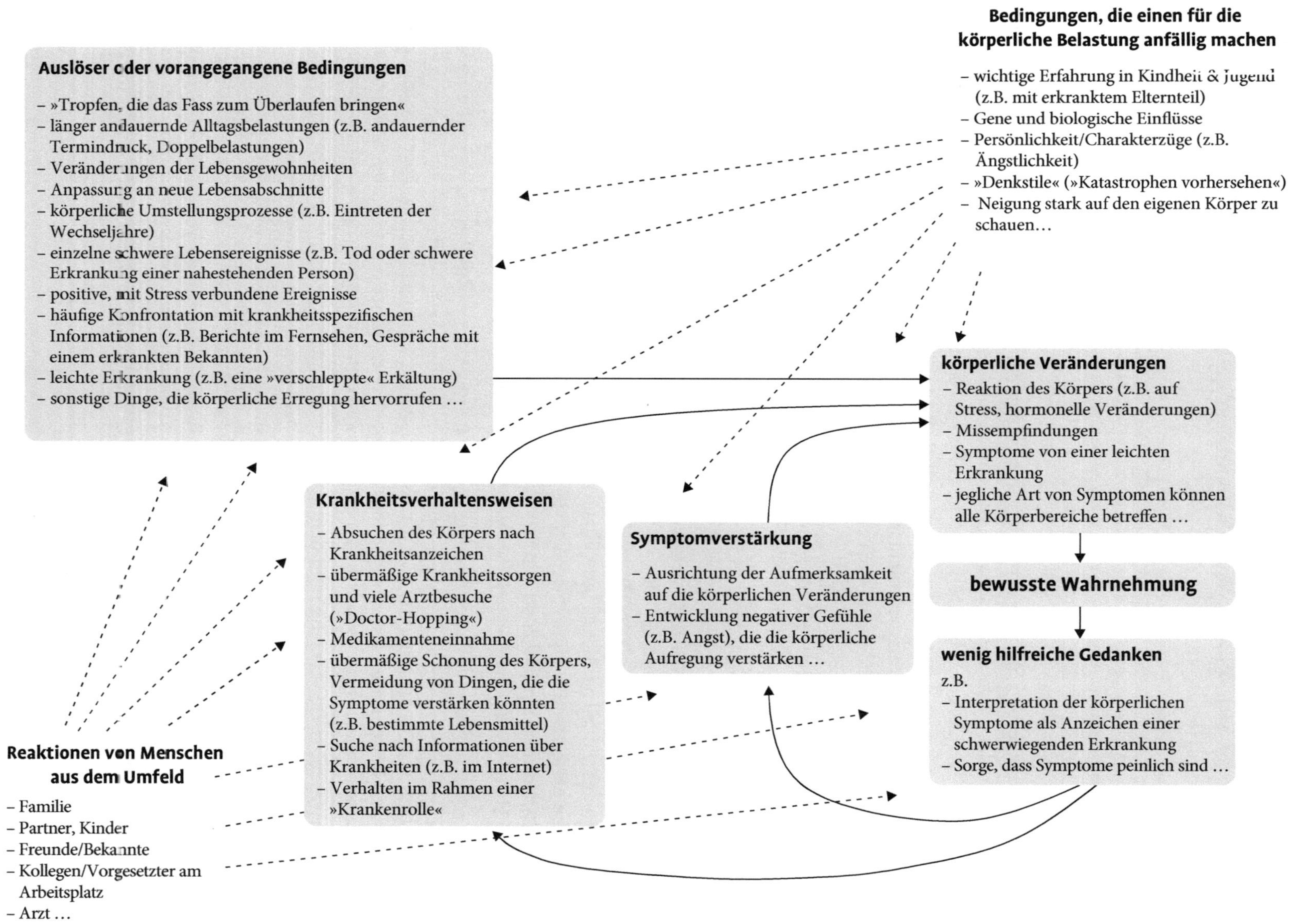

 © Kleinstäuber • Bleichhardt • Gottschalk • Rief, Therapie-Tools Somatoforme Störungen. Beltz, 2018

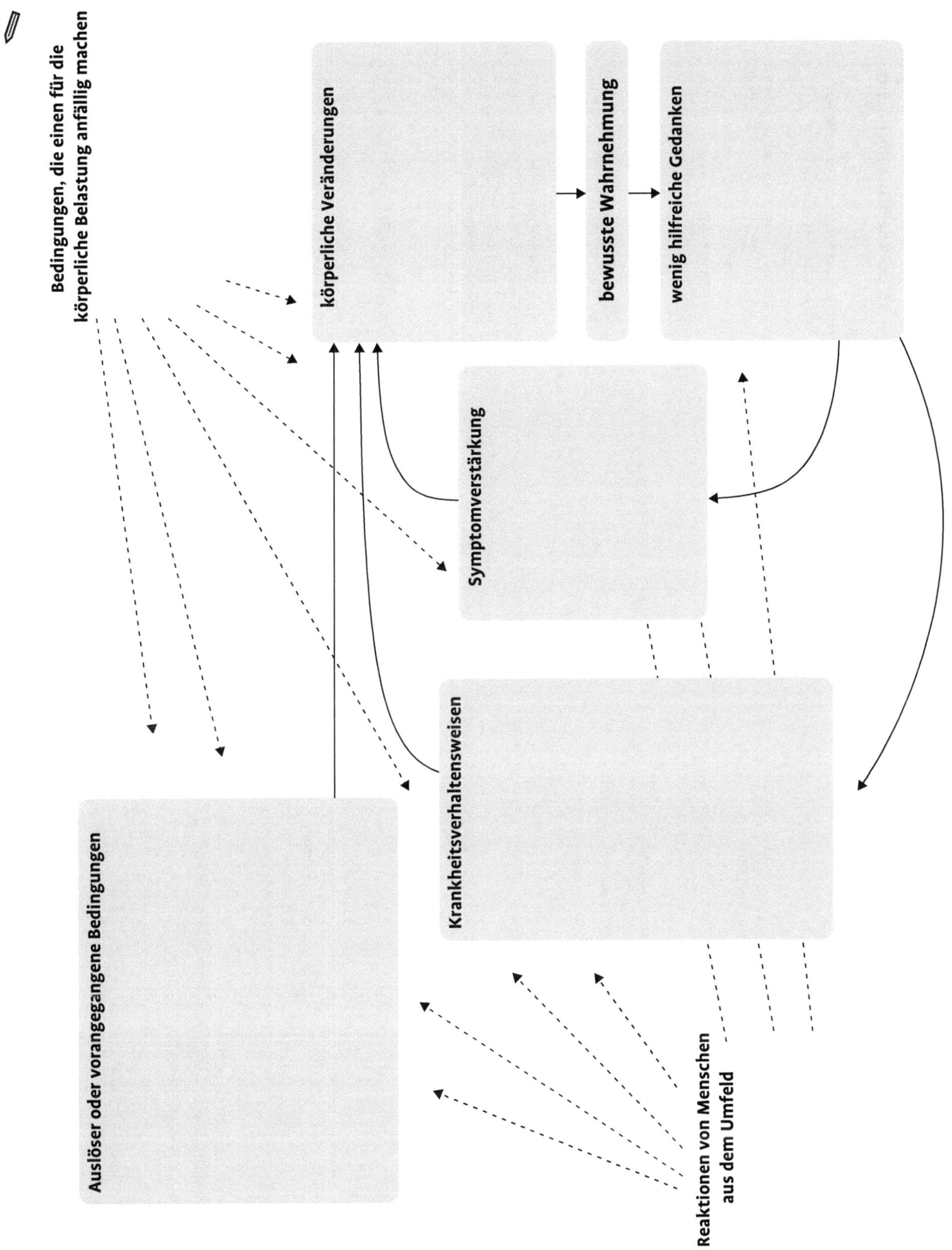
Bedingungen, die einen für die körperliche Belastung anfällig machen
körperliche Veränderungen
bewusste Wahrnehmung
wenig hilfreiche Gedanken
Symptomverstärkung
Krankheitsverhaltensweisen
Auslöser oder vorangegangene Bedingungen
Reaktionen von Menschen aus dem Umfeld

Bewältigungsmodell für medizinisch unerklärte Körperbeschwerden

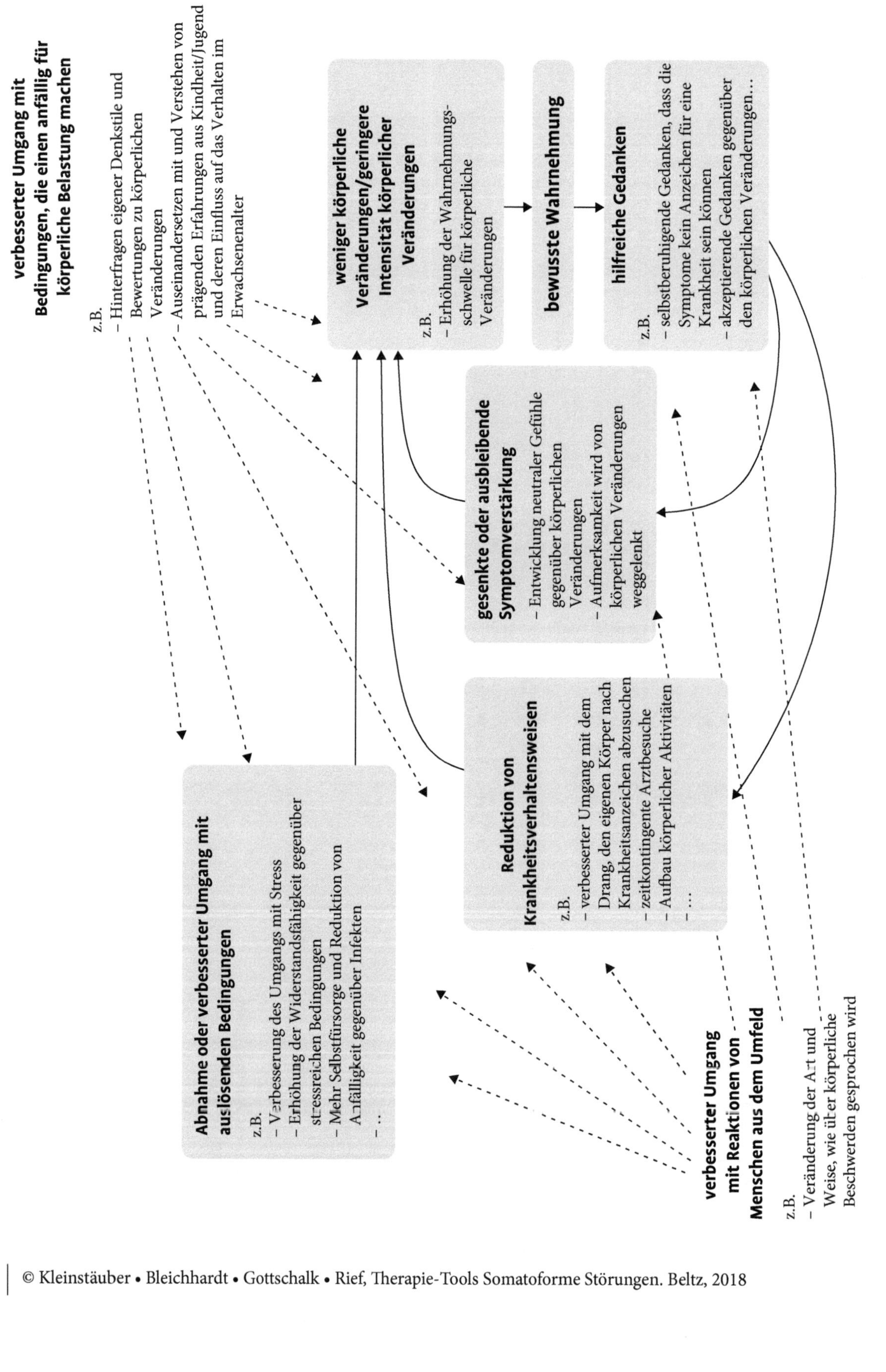

 © Kleinstäuber • Bleichhardt • Gottschalk • Rief, Therapie-Tools Somatoforme Störungen. Beltz, 2018

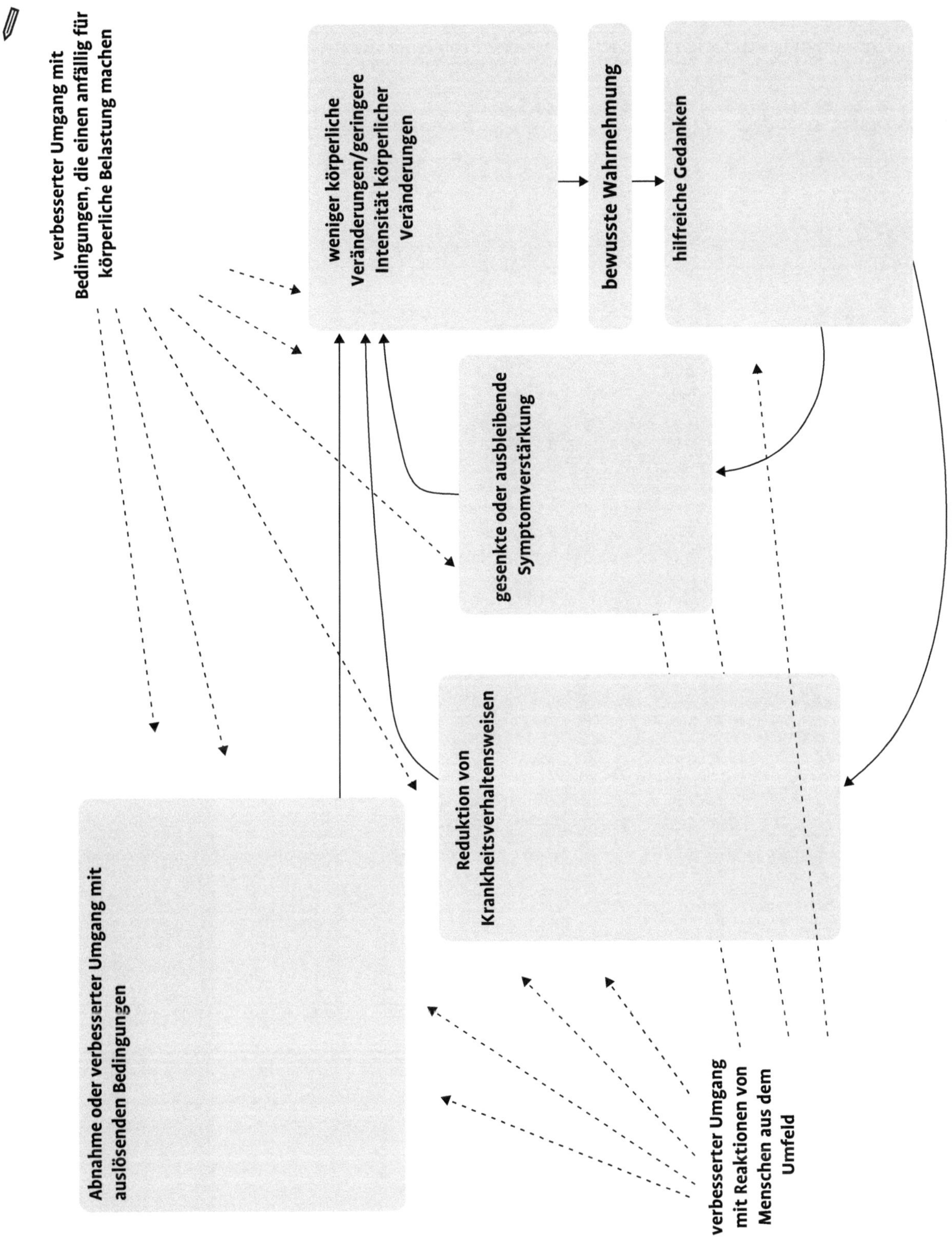
verbesserter Umgang mit Bedingungen, die einen anfällig für körperliche Belastung machen
weniger körperliche Veränderungen/geringere Intensität körperlicher Veränderungen
bewusste Wahrnehmung
hilfreiche Gedanken
gesenkte oder ausbleibende Symptomverstärkung
Reduktion von Krankheitsverhaltensweisen
Abnahme oder verbesserter Umgang mit auslösenden Bedingungen
verbesserter Umgang mit Reaktionen von Menschen aus dem Umfeld

Was habe ich mit Hilfe der Therapie gelernt?
Welche Bewältigungsstrategien finde ich für welche Probleme/Situationen besonders hilfreich?

Bewältigungsstrategie:	...für folgendes Problem:
....	....
....	....
....	....
....	....
....	....

 © Kleinstäuber • Bleichhardt • Gottschalk • Rief, Therapie-Tools Somatoforme Störungen. Beltz, 2018

Was kann ich tun, wenn in Zukunft…
… meine körperlichen Beschwerden wieder stärker werden sollten oder mich wieder mehr belasten?

……

……

……

……

… sich neuartige körperliche Beschwerden entwickeln sollten?

……

……

……

……

© Kleinstäuber • Bleichhardt • Gottschalk • Rief, Therapie-Tools Somatoforme Störungen. Beltz, 2018

INFO 164 Weiterführende Literatur: Behandlungsleitlinien, Vertiefende Literatur für Therapeuten und Selbsthilferatgeber **T**

Grundlagenliteratur

Rief, W. & Hiller, W. (2011). Somatisierungsstörung. Göttingen: Hogrefe.

▶ Therapeuten erhalten in diesem Buch einen kompakten Überblick über die Grundlagen der Somatisierungsstörung: Epidemiologie, Diagnostik, Ätiologie und Behandlung.

Kröner-Herwig, B., Frettlöh, J., Klinger, R. & Nilges, P. (2016). Schmerzpsychotherapie. Grundlagen – Diagnostik – Krankheitsbilder – Behandlung (8. Aufl.). Berlin: Springer.

▶ Therapeuten, die Patienten mit einem bestimmten Schmerzsyndrom behandeln, erhalten in diesem Buch einen sehr guten Überblick über verschiedenste Arten von Schmerzsyndromen.

Bleichhardt, G. & Martin, A. (2010). Hypochondrie und Krankheitsangst (Bd. 41). Göttingen: Hogrefe.

▶ Therapeuten erhalten in diesem Buch einen kompakten Überblick über die Grundlagen der Hypochondrie: Epidemiologie, Diagnostik, Ätiologie und Behandlung.

Evidenzbasierte Behandlungsleitlinien

Arbeitsgemeinschaft der Wissenschaftlichen Medizinischen Fachgesellschaften (AWMF). (2012). S3-Leitlinie. Umgang mit Patienten mit nicht-spezifischen, funktionellen und somatoformen Körperbeschwerden (Registernr.: 051-00). Abruf von: AWMF Online Website: http://www.awmf.org/leitlinien/detail/ll/051-001.html, 18.10.2017.

▶ Diese Leitlinie von der AWMF verleiht einen guten Überblick über die medizinische und medikamentöse Behandlung als Ergänzung zu psychotherapeutischen Behandlungsansätzen bei medizinisch unerklärten Körpersymptomen.

Martin, A., Härter, M., Henningsen, P., Hiller, W., Kröner-Herwig, B. & Rief, W. (2013). Evidenzbasierte Leitlinie zur Psychotherapie somatoformer Störungen (Bd. 4). Göttingen: Hogrefe.

▶ Es handelt sich um die Leitlinie der Deutschen Gesellschaft für Psychologie (DGPs). Sie verleiht einen umfassenden Überblick über jegliche Arten psychotherapeutischer Behandlungssätze für die alle somatoformen Störungen und ausgewählte funktionelle Syndrome und deren empirischen Wirksamkeitsbelege.

Therapiemanuale

Kleinstäuber, M., Thomas, P., Witthöft, M. & Hiller, W. (2017). Kognitive Verhaltenstherapie bei medizinisch unerklärten Körperbeschwerden und somatoformen Störungen (2. Aufl.). Heidelberg: Springer.

▶ Dieses Therapiemanual ist für Therapeuten hilfreich, die neu in die kognitiv-verhaltenstherapeutische Behandlung von Patienten mit multiplen medizinisch unerklärten Körperbeschwerden einsteigen und eine ausführlichere Anleitung benötigen.

Bleichhardt, G. & Weck, F. (2015). Kognitive Verhaltenstherapie bei Hypochondrie und Krankheitsangst (3. Aufl.). Heidelberg: Springer.

 © Kleinstäuber • Bleichhardt • Gottschalk • Rief, Therapie-Tools Somatoforme Störungen. Beltz, 2018

- Dieses Therapiemanual ist für Therapeuten hilfreich, die neu in die kognitiv-verhaltenstherapeutische Behandlung von Patienten mit einer hypochondrischen Störung einsteigen und eine ausführlichere Anleitung benötigen.

Selbsthilferatgeber

Kleinstäuber, M. & Hiller, W. (2015). Psychoedukative Ansätze und Legitimierung. In W. Rief & P. Henningsen (Hrsg.), Psychosomatik und Verhaltensmedizin. Eine Einführung in die Psychosomatische Medizin und Gesundheitspsychologie (S. 330-352). Stuttgart: Schattauer.

- Dieses Buchkapitel gibt einen Überblick über verschiedene Selbsthilferatgeber zu somatoformen Beschwerden.

Rauh, E. & Rief, W. (2006). Ratgeber Somatoforme Beschwerden und Krankheitsängste (Band 11). Göttingen: Hogrefe

Heintz, E. & Groebner, S. (2010). Der Hypochonder. Das Handbuch für alle, die gerne leiden. München: Südwest.

Kröner-Herwig, B. (2004). Ratgeber Rückenschmerz: Informationen für Betroffene und Angehörige (Band 3). Göttingen: Hogrefe.

- Die drei genannten Bücher sind ausgewählte Selbsthilferatgeber mit jeweils verschiedenen Symptomschwerpunkten, die besonders aus Sicht der Autoren dieses Tools-Buches besonders empfehlenswert sind.

Vertrauenswürdige Webseiten zum Thema »Schmerz«

Deutsche Gesellschaft zum Studium des Schmerzes: www.dgss.org

International Association for the Study of Pain: www.iasp-pain.org

Deutsche Migräne- und Kopfschmerzgesellschaft e.V.: www.Dmkg.de/downloadbereich

Rückenschmerzen: McKenzie Institut: www.mckenzie.de/images/PDFs/rueckenschmerzen.pdf

Verzeichnis der Arbeits- und Informationsblätter

1 Die Grundhaltung des Therapeuten

2 Exploration und diagnostische Klassifikation somatoformer Beschwerden

3 Biografische Arbeit, Mikro- und Makroanalyse

4 Die frustrierende Suche nach Erklärungen – Erwartungen an die Therapie und Behandlungsziele

5 Kognitive Interventionen bei somatoformen Beschwerden

6 Stresserleben und -bewältigung

7 Flexibilisierung der Aufmerksamkeitsausrichtung

8 Krankheitsverhalten

9 Lebens- und Kommunikationsprobleme im Zusammenhang mit Körperbeschwerden

10 Emotionen und Körperbeschwerden

11 Körperbild im Rahmen somatoformer Störungen

12 Probleme in der Kommunikation mit dem Arzt

13 Bewältigungsmodell, Therapieabschluss und Rückfallprophylaxe

Literatur

American Psychiatric Association. (2000). Diagnostic and Statistical Manual for Mental Disorders. Washington, DC: American Psychiatric Press.

American Psychiatric Association. (2013). Diagnostic and Statistical Manual of Mental Disorders. DSM-5. Washington, DC: APA.

Arbeitsgemeinschaft der Wissenschaftlichen Medizinischen Fachgesellschaften. (2012). S3 Leitlinie. Umgang mit Patienten mit nicht-spezifischen, funktionellen und somatoformen Körperbeschwerden (Registernr.: 051-00). AWMF Online http://www.awmf.org/leitlinien/detail/ll/051-001.html, 28.01.2014.

Bailer, J., Rist, F., Müller, T., Mier, D., Diener, C., Ofer, J., Fenske, S. & Witthöft, M. (2013). Erfassung von Krankheitsangst mit dem Short Health Anxiety Inventory (SHAI). Verhaltenstherapie & Verhaltensmedizin, 34, 378-398.

Bair, M. J., Robinson, R. L., Eckert, G. J., Stang, P. E., Croghan, T. W. & Kroenke, K. (2004). Impact of pain on depression treatment response in primary care. Psychosomatic Medicine, 66, 17-22.

Barke, A., Bleichhardt, G., Rief, W. & Doering, B. K. (2016). The Cyberchondria Severity Scale (CSS): German Validation and Development of a Short Form. International Journal of Behavioral Medicine, 23, 595–605.

Barsky, A. J. & Wyshak, G. (1990). Hypochondriasis and somatosensory amplification. British Journal of Psychiatry, 157, 404-409.

Barsky, A. J., Goodson, J. D., Lane, R. S. & Cleary, P. D. (1988). The amplification of somatic symptoms. Psychosomatic Medicine, 50, 510-519.

Basler, H.-D. & Kröner-Herwig, B. (1998). Psychologische Therapie bei Kopf- und Rückenschmerzen (2. Aufl.). München: Quintessenz.

Bennett-Levy, J., Butler, G., Fennell, M., Hackman, A., Müller, M. & Westbrook, D. (Hrsg.). (2004). The Oxford guide to behavioural experiments in cognitive therapy. Oxford, UK: Oxford University Press.

Berking, M. (2010). Training emotionaler Kompetenzen (2. Aufl.). Berlin: Springer.

Bleichhardt, G. & Weck, F. (2011). Kognitive Verhaltenstherapie bei Hypochondrie und Krankheitsangst (2. Aufl.). Heidelberg: Springer.

Bogaerts, K., Notebaert, K., Van Diest, I., Devriese, S., De Peuter, S. & Van den Bergh, O. (2005). Accuracy of respiratory symptom perception in different affective contexts. Journal of Psychosomatic Research, 58, 537-543.

Bogaerts, K., Janssens, T., De Peuter, S., Van Diest, I. & Van den Bergh, O. (2010). Negative affective pictures can elicit physical symptoms in high habitual symptom reporters. Psychology & Health, 25, 685-698.

Bogaerts, K., Rayen, L., Lavrysen, A., Van Diest, I., Janssens, T., Schruers, K. & Van den Bergh, O. (2015). Unraveling the relationship between trait negative affectivity and habitual symptom reporting. Plos One, 10.

Burton, C., Weller, D. & Sharpe, M. (2009). Functional somatic symptoms and psychological states: An electronic diary study. Psychosomatic Medicine, 71, 77-83.

Cash, T. F. & Pruzinsky, T. (2002). Body image. A handbook of theory, research, and clinical practice. New York: Guilford Press.

Cramer, A. (2012). Tinnitus: Wirksame Selbsthilfe mit Musiktherapie. Stuttgart: Trias/Thieme.

De Wied, M. & Verbaten, M. N. (2001). Affective pictures processing, attention, and pain tolerance. Pain, 90, 163-172.

Deutsche Schmerzgesellschaft. (2017). Definition, Pathophysiologie, Diagnostik und Therapie des Fibromyalgiesyndroms. http://www.awmf.org/leitlinien/detail/ll/145-004.html, 15.10.2017.

Dilling, H. & Freyberger, H. J. (2015). Taschenführer zur ICD-10-Klassifikation psychischer Störungen (9. Aufl.). Mannheim: Huber.

Donker, T., van Straten, A., Marks, I. & Cuijpers, P. (2009). A brief Web-Based Screening Questionnaire for Common Mental Disorders: Development and validation. Journal of Medical Internet Research, 11, e19.

Egan, K. J. (1989). Behavioral analysis: the use of behavioral concepts to promote change of chronic pain patients. In J. D. Loeser & K. J. Egan (Hrsg.), Managing the chronic pain patient (S. 81-93). New York: Raven Press.

Eifert, G. H. (2011). Akzeptanz- und Commitment-Therapie (ACT). Fortschritte der Psychotherapie (Band 45). Göttingen: Hogrefe.

Faßbinder, E., Klein, J. P., Sipos, V. & Schweiger, U. (2015). Therapie-Tools Depression. Mit Arbeitsmaterial. Weinheim: Beltz.

Fischer, S., Lemmer, G., Gollwitzer, M. & Nater, U. M. (2014). Stress and resilience in functional somatic syndromes - A structural equation modeling approach. Plos One, 9.

Fishbain, D. A., Cole, B., Lewis, J. E. & Gao, J. R. (2014). Does Pain Interfere with Antidepressant Depression Treatment Response and Remission in Patients with

Depression and Pain? An Evidence-Based Structured Review. Pain Medicine, 15, 1522-1539.

Hackmann, A., Bennett-Levy, J. & Homes, E. (2012). Imaginationstechniken in der Kognitiven Therapie. Weinheim: Beltz.

Hald, H. J., Danz, B., Schwab, R., Burmeister, K. & Bahren, W. (1995). Röntgenologisch nachweisbare Wirbelsäulenveränderungen asymptomatischer junger Männer. Fortschritte auf dem Gebiet der Röntgenstrahlen und der Neuen Bildgebenden Verfahren, 163, 4-8.

Heckhausen, H. & Gollwitzer, P. M. (1987). Thought Contents and Cognitive Functioning in Motivational versus Volitional States of Mind. Motivation and Emotion, 11, 101-120.

Henare, D., Hocking, C. & Smythe, L. (2003). Chronic pain: Gaining understanding through the use of art. British Journal of Occupational Therapy, 66, 511-518.

Herbert, T. B. & Cohen, S. (1993). Depression and Immunity - a Meta-Analytic Review. Psychological Bulletin, 113, 472-486.

Hiller, W., Rief, W., Elefant, S., Margraf, J., Kroymann, R., Leibbrand, R. & Fichter, M. M. (1997). Dysfunktionale Kognitionen bei Patienten mit Somatisierungssyndrom. Zeitschrift für Klinische Psychologie - Forschung und Praxis, 26, 226-234.

Hiller, W., Zaudig, M. & Mombour, W. (1997). IDCL - Internationale Diagnosen Checklisten für DSM-IV und ICD-10. Göttingen: Hogrefe.

Hillman, J. (2012). Sexuality and Aging. New York: Springer.

Hinsch, R. & Pfingsten, U. (2015). Gruppentraining sozialer Kompetenzen (GSK). Weinheim: Beltz Psychologie Verlags Union.

Houtveen, J. H. & van Doornen, L. J. P. (2007). Medically unexplained symptoms and between-group differences in 24-h ambulatory recording of stress physiology. Biological Psychology, 76, 239-249.

Hoyndorf, S., Reinhold, M. & Christmann, F. (1995). Behandlung sexueller Störungen. Ätiologie, Diagnostik, Therapie: Sexuelle Dysfunktionen, Missbrauch, Delinquenz. Weinheim: Beltz Psychologie Verlags Union.

Jensen, M. C., Brantzawadzki, M. N., Obuchowski, N., Modic, M. T., Malkasian, D. & Ross, J. S. (1994). Magnetic-Resonance-Imaging of the Lumbar Spine in People without Back Pain. New England Journal of Medicine, 331, 69-73.

Kaluza, G. (2012). Gelassen und sicher im Stress. Berlin: Springer.

Kanfer, F. H., Reinecker, H. & Schmelzer, D. (2006). Selbstmanagement-Therapie. Ein Lehrbuch für die klinische Praxis (4. Aufl.). Berlin: Springer.

Karp, J. F., Scott, J., Houck, P., Reynolds, C. F., Kupfer, D. J. & Frank, E. (2005). Pain predicts longer time to remission during treatment of recurrent depression. Journal of Clinical Psychiatry, 66, 591-597.

Katsamanis, M., Lehrer, P. M., Escobar, J. I., Gara, M. A., Kotay, A. & Liu, R. (2011). Psychophysiologic treatment for patients with medically unexplained symptoms: A randomized controlled trial. Psychosomatics, 52, 218-229.

Keller, J., Gomez, R., Williams, G., Lembke, A., Lazzeroni, L., Urphy, G. M. & Schatzberg, A. F. (2017). HPA axis in major depression: cortisol, clinical symptomatology and genetic variation predict cognition. Molecular Psychiatry, 22, 527-536.

Kirmayer, L. J. & Taillefer, S. (1997). Somatoform disorders. In S. M. Turner & M. Hersen (Hrsg.), Adult psychopathology and diagnosis (3. Aufl., S. 333-383). New York: Wiley.

Kirn, T., Echelmeyer, L. & Engberding, M. (2015). Imagination in der Verhaltenstherapie. Berlin: Springer.

Klaus, K., Rief, W., Brahler, E., Martin, A., Glaesmer, H. & Mewes, R. (2013). The distinction between «medically unexplained" and «medically explained" in the context of somatoform disorders. International Journal of Behavioral Medicine, 20, 161-171.

Kleinstäuber, M., Thomas, P., Witthöft, M. & Hiller, W. (2017). Kognitive Verhaltenstherapie bei medizinisch unerklärten Körperbeschwerden und somatoformen Störungen. (2. Aufl.). Berlin: Springer.

Köteles, F. & Witthöft, M. (2017). Somatosensory amplification – An old construct from a new perspective. Journal of Psychosomatic Research, 101, 1-9.

Kroenke, K., Spitzer, R. L. & Williams, J. B. W. (2002). The PHQ-15: Validity of a new measure for evaluating the severity of somatic symptoms. Psychosomatic Medicine, 64, 258-266.

Layer, P., Andresen, V., Pehl, C., Allescher, H., Bischoff, S. C., Classen, M. et al. (2011). S3-Leitlinie Reizdarmsyndrom: Definition, Pathophysiologie, Diagnostik und Therapie. Gemeinsame Leitlinie der Deutschen Gesellschaft für Verdauungsund Stoffwechselkrankheiten (DGVS) und der Deutschen Gesellschaft für Neurogastroenterologie und Motilität (DGNM) AWMF-Registriernummer: 021/016. Zeitschrift für Gastroenterologie, 49, 237-293.

Lazarus, R. S. & Launier, R. (1978). Stress-related transactions between person and environment. In L. A. Pervin & M. Lewis (Hrsg.), Perspectives in international psychology (S. 287-327). New York: Plenum Press.

Leonhardt, C., Keller, S., Becker, A., Luckmann, J., Baum, E., Donner-Banzhoff, N., Pfingsten, M., Hildebrandt, J., Chenot, J. F., Kochen, M. M. & Basler, H. D. (2007). Depression, fear-avoidance beliefs, and physical activity in patients with low back pain. Zeitschrift für Sportpsychologie, 14, 29-43.

Longstreth, G. F., Thompson, W. G., Chey, W. D., Houghton, L. A., Mearin, F. & Spiller, R. C. (2006). Functional bowel disorders. Gastroenterology, 130, 1480-1491.

Löwe, B. & Clement, U. (1998). Somatoform disorders and body image - a comparative study. Zeitschrift für Psychosomatische Medizin und Psychoanalyse, 44, 268-278.

Mahon, N. E., Yarcheski, A., Yarcheski, T. J. & Hanks, M. M. (2007). Relations of low frustration tolerance beliefs with stress, depression, and anxiety in young adolescents. Psychological Reports, 100, 98-100.

Martens, U., Czerwenka, S., Schrauth, M., Kowalski, A., Enck, P., Hartmann, M., Zipfel, S. & Sammet, I. (2010). Body image and psychiatric comorbidity in patients with somatoform gastrointestinal disorders. Zeitschrift für Psychosomatische Medizin und Psychotherapie, 56, 47-55.

Martin, A. & Rief, W. (2010). Somatoforme Störungen. In W. Rief & N. Birbaumer (Hrsg.), Biofeedback: Grundlagen, Indikationen, Kommunikation, praktisches Vorgehen in der Therapie (3. Aufl., S. 82-105). Stuttgart: Schattauer.

Martin, A., Härter, M., Henningsen, P., Hiller, W., Kröner-Herwig, B. & Rief, W. (2013). Evidenzbasierte Leitlinie zur Psychotherapie somatoformer Störungen (Band 4). Göttingen: Hogrefe.

Masters, W. H. & Johnson, V. E. (1966). Human sexual response. Boston: Little, Brown.

McEwen, B. & Lasley, E. L. (2003). The End of Stress as we know it. Washington D.C. : National Academic Press.

Mellner, C., Krantz, G. & Lundberg, U. (2005). Medically unexplained symptoms in women as related to physiological stress responses. Stress and Health, 21, 45-52.

Michalak, J., Heidenreich, T. & Williams, J. M. G. (2012). Achtsamkeit (Fortschritte der Psychotherapie). Göttingen: Hogrefe.

Murray, A. M., Toussaint, A., Althaus, A. & Löwe, B. (2016). The challenge of diagnosing non-specific, functional, and somatoform disorders: A systematic review of barriers to diagnosis in primary care. Journal of Psychosomatic Research, 80, 1-10.

Nanke, A. & Rief, W. (2003). Biofeedback-based interventions in somatoform disorders: a randomized controlled trial. Acta Neuropsychiatrica, 15, 249-256.

Nilges, P. & Rief, W. (2010). F45.41 Chronische Schmerzstörung mit somatischen und psychischen Faktoren. Schmerz, 24, 209-212.

Nilges, P., & Diezemann, A. (2016). Schmerzanamnese und Verhaltensanalyse. In B. Kröner-Herwig, J. Frettlöh, R. Klinger & P. Nilges (Hrsg.), Schmerzpsychotherapie: Grundlagen - Diagnostik - Krankheitsbilder - Behandlung (8. Aufl., S. 179-214). Berlin: Springer.

Nizami, K.A., »Fakir«, in: Encyclopedia of Islam, Second Edition, Herausgeber: P. Bearman, T. Bianquis, C. E. Bosworth, E. van Donzel, W. P. Heinrichs. Internetabruf am 30.09.17.

Prochaska, J. O. & DiClemente, C. C. (1982). Transtheoretical therapy: Toward a more integrative model of therapy. Psychotherapy: Theory, Research, and Practice, 19, 267-288.

Rayner, L., Hotopf, M., Petkova, H., Matcham, F., Simpson, A. & McCracken, L. M. (2016). Depression in patients with chronic pain attending a specialised pain treatment centre: prevalence and impact on health care costs. Pain, 157, 1472-1479.

Riebel, K., Egloff, B. & Witthöft, M. (2013). The implicit health-related self-concept in somatoform disorders. Journal of Behavior Therapy and Experimental Psychiatry, 44, 335-342.

Rief, W. & Hiller, W. (2011). Somatisierungsstörung (Vol. 1). Göttingen: Hogrefe.

Rief, W. & Nanke, A. (2003). Psychologische Grundkonzepte der Verhaltensmedizin. In U. Ehlert (Ed.), Verhaltensmedizin (S. 95-132). Berlin: Springer.

Rief, W., Hiller, W. & Margraf, J. (1998). Cognitive aspects of hypochondriasis and the somatization syndrome. Journal of Abnormal Psychology, 107, 587-595.

Rief, W., Ihle, D. & Pilger, F. (2003). A new approach to assess illness behaviour. Journal of Psychosomatic Research, 54, 405-414.

Rief, W., Mewes, R., Martin, A., Glaesmer, H. & Braehler, E. (2010). Are psychological features useful in classifying patients with somatic symptoms? Psychosomatic Medicine, 72, 648-655.

Roelofs, K. & Spinhoven, P. (2007). Trauma and medically unexplained symptoms towards an integration of cognitive and neuro-biological accounts. Clinical Psychology Review, 27, 798-820.

Schauer, M., Elbert, T., Gotthardt, S., Rockstroh, B., Odenwald, M. & Neuner, F. (2006). Wiedererfahrung durch Psychotherapie modifiziert Geist und Gehirn. Verhaltenstherapie, 16, 96-103.

Scheffers, M. W. J., Kalisvaart, H. J. B., Van Busschbach, J. T., Van Broeckhuysen-Kloth, S., Bosscher, R. J., Schoevers, R. A. & Geenen, R. (2015). Body-relatedness in severe somatoform disorder: Evaluation of the Dresden Body Image Questionnaire. Journal of Psychosomatic Research, 78, 622-622.

Schwarz, J., Rief, W., Radkovsky, A., Berking, M. & Kleinstäuber, M. (2017). Negative affect as mediator between emotion regulation and medically unexplained symptoms. Journal of Psychosomatic Research, 101, 114-121.

Semino, E., Zakrzewska, J. M. & Williams, A. (2017). Images and the dynamics of pain consultations. The Lancet, 389, 1186-1187.

Sifneos, P. E. (1972). Short-term psychotherapy and emotional crisis. Cambridge, UK: Harvard University Press.

Silverthorn, D. U. & Michael, J. (2013). Cold stress and the cold pressor test. Advances in Physiology Education, 37, 93-96.

Subic-Wrana, C., Beutel, M. E., Knebel, A. & Lane, R. D. (2010). Theory of mind and emotional awareness deficits in patients with somatoform disorders. Psychosomatic Medicine, 72, 404-411.

Tait, R. C., Chibnall, J. T. & Krause, S. (1990). The Pain Disability Index - psychometric properties. Pain, 40, 171-182.

van Eck van der Sluijs, J. V., Ten Have, M., Rijnders, C., van Marwijk, H., de Graaf, R. & van der Feltz-Cornelis, C. (2015). Medically unexplained and explained physical symptoms in the general population: Association with prevalent and incident mental disorders. Plos One, 10.

Watzlawick, P. (2007). Anleitung zum Unglücklichsein. Vom Schlechten des Guten (5. Aufl.). München: Piper.

Williams, A. (1990). Euroqol – A new facility for the measurement of health-related quality of life. Health Policy, 16, 199-208.

Wittchen, H.-U., Pfister, H. & Garcynski, E. (1998). CIDI - Composite International Diagnostic Interview nach ICD-10 und DSM-IV (der Weltgesundheitsorganisation). Deutsche Version. Göttingen: Hogrefe.

Wolfe, F., Clauw, D. J., Fitzcharles, M. A., Goldenberg, D. L., Häuser, W., Katz, R. S., Mease, P., Russell, A. S., Russell, I. J. & Winfield, J. B. (2011). Fibromyalgia criteria and Severity Scales for Clinical and Epidemiological Studies: A modification of the ACR preliminary diagnostic criteria for fibromyalgia. Journal of Rheumatology, 38, 1113-1122.

Wolfe, F., Clauw, D. J., Fitzcharles, M. A., Goldenberg, D. L., Katz, R. S., Mease, P., Russell, A. S., Russell, I. J., Winfield, J. B. & Yunus, M. B. (2010). The American College of Rheumatology preliminary diagnostic criteria for fibromyalgia and measurement of symptom severity. Arthritis care & research, 62, 600-610.

World Health Organization. (1996). International Statistical Classification of Diseases. 10th revision (ICD-10). Genf: WHO.

World Health Organization. (2010). WHODAS 2.0 Handbuch Measuring Health and Disability: Manual for WHO Disability Assessment Schedule – WHODAS 2.0. Genf: WHO.

World Health Organization. (2016). ICD-11 Beta Draft (Foundation). http://apps.who.int/classifications/icd11/browse/f/en, 24.04.2016.

Mein Körper, meine Erfahrungen

- Zugang zur eigenen »Körpererfahrung«
- Den Körper durch einfache Übungen besser kennenlernen und erleben
- Anschauliche Illustrationen für alle Übungen

Jede Erfahrung ist verkörpert

Bergmeditation, Ganzkörpergähnen, Body Percussion– Körpererfahrung ist sehr vielseitig. Eine positive Körpererfahrung ist eng mit allgemeinem Wohlbefinden, emotionaler Gesundheit und Selbstwahrnehmung verbunden. Ulrike Juchmann zeigt, wie man gezielt Übungen und Reflexionen einsetzen kann, um bewusster mit dem eigenen Körper umzugehen, Stress abzubauen, emotionale Blockaden zu lösen und die persönliche Entwicklung zu fördern.

- 70 Impulskarten zu Achtsamkeit, Bewegung, Reflexion und Tanz
- Mit Ideen für passende Musiktitel im Booklet

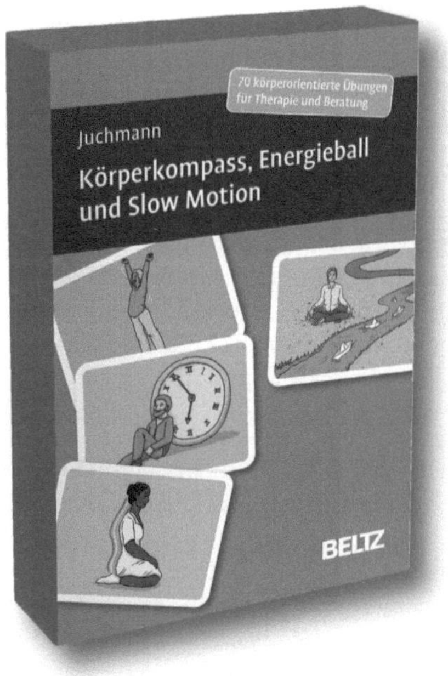

Juchmann
Körperkompass, Energieball und Slow Motion
70 körperorientierte Übungen für Therapie und Beratung
2025. 70 Karten.
GTIN 4019172101916

www.beltz.de **BELTZ**

Gemeinsam mit Patient:innen kreativ werden

- Impulse für die therapeutische Praxis und zur Selbstreflexion
- Leicht umsetzbare Anleitungen
- Einsetzbar in verschiedensten Settings

»Ein Bild sagt mehr als 1000 Worte« – dieses Sprichwort trifft auf kunsttherapeutisches Arbeiten ganz besonders zu. Mit vielfältigen Werkstoffen, Schere, Farbe, Pinsel und Leinwand gemeinsam mit Klient:innen kreativ zu arbeiten, kann sichtbar machen, was (noch) nicht in Worte zu fassen ist, und den therapeutischen Prozess voranbringen.

Das Kartenset stellt kompakt und übersichtlich die kunsttherapeutische Praxis dar. Es bietet einen reichen Fundus für angehende wie auch erfahrene Kunsttherapeut:innen, die in Psychotherapie, Beratung und Coaching ihre Arbeit mit Wissen und Methoden aus der Kunsttherapie bereichern möchten.

8 Module: Setting • Kunsttherapeutische Ansätze • Einstieg • Material • Beziehungen • Der künstlerische Prozess und mögliche Stolpersteine • Ethik • Abschied

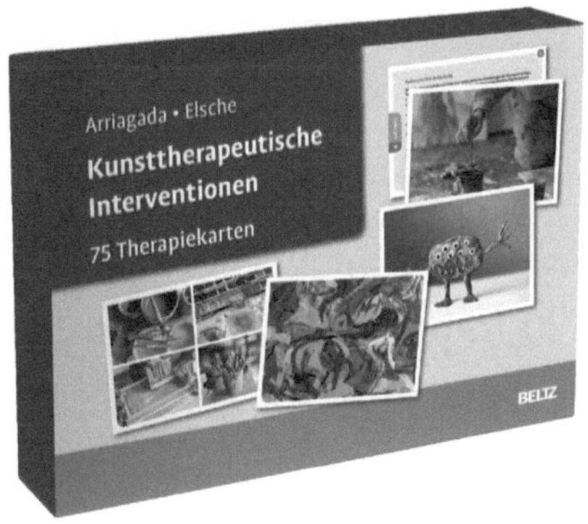

Arriagada • Elsche
Kunsttherapeutische Interventionen
75 Therapiekarten mit 28-seitigem Booklet in hochwertiger Klappkassette, Kartenformat 16,5 x 24 cm.
2025
GTIN 4019172101619

www.beltz.de **BELTZ**

Mit 120 Fragen die Paarbeziehung vertiefen

- Kartenset zur Vertiefung der Paarbeziehung
- 120 Impulse für ein besseres Verständnis der Paardynamik
- Gemeinsam das Positive in der Partnerschaft stärken

Einen Brief für die Zukunft schreiben, Erwartungen klären und gemeinsame Werte entdecken. In Paarbeziehungen können verschiedene Herausforderungen auftreten, für die es offene Kommunikation, gegenseitige Wertschätzung und Verständnis braucht. 120 ausgewählte Fragen helfen dabei, die Beziehungsdynamik zu verstehen und Ressourcen zu stärken, damit der gemeinsame Weg gelingt.

- Für Therapeut:innen, Berater:innen und Paare
- 12 Module für thematische Vielfalt
- (z. B. Neues ausprobieren, Kraftquellen nutzen, Lösungen finden)

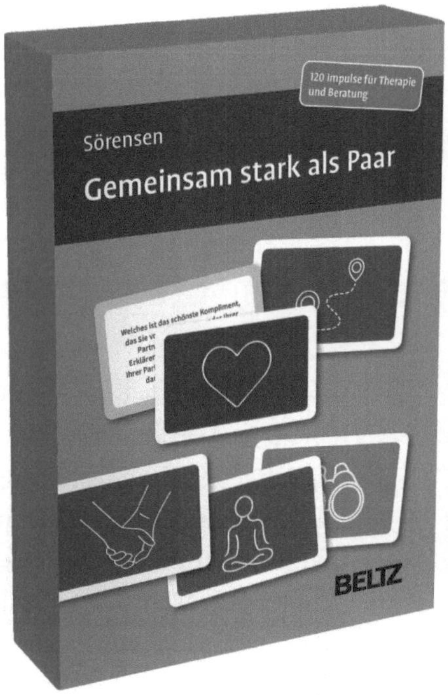

Maren Sörensen
Gemeinsam stark als Paar
120 Impulse für Therapie und Beratung. Mit 12-seitigem Booklet in stabiler Box.
Kartenformat 5,9 x 9,2 cm
2025. 120 Karten.
GTIN 4019172101596